Wöhrmann-Repenning – Parasiten

Angela Wöhrmann-Repenning – Parasiten

Parasiten

Von Schurken, Schmarotzern und anderen tierischen Mitbewohnern

Quelle & Meyer Verlag Wiebelsheim

Die Angaben in diesem Buch sind von der Autorin und dem Verlag sorgfältig erwogen und geprüft, dennoch kann keine Garantie übernommen werden. Eine Haftung der Autorin bzw. des Verlags und seiner Beauftragten für Personen-, Sach- und Vermögensschäden ist ausgeschlossen.

Bibliografische Information der Deutschen Nationalbibliothek
Die Deutsche Nationalbibliothek verzeichnet diese Publikation in der Deutschen Nationalbibliografie; detaillierte bibliografische Daten sind im Internet über http://dnb.d-nb.de abrufbar.

www.quelle-meyer.de

Umschlagabbildungen: iStock, Pixabay
Druck und Verarbeitung: TZ - Verlag & Print GmbH
Printed in Germany/Imprimé en Allemagne
ISBN 978-3-494-01940-6

Inhalt

Vorwort ... 9
Einleitung ... 11
Was sind Parasiten und was nicht? ... 14
Von alten Griechen und dem Unterschiedzwischen Parasiten und Räubern ... 14
Auch enge Verwandte können unterschiedlich leben ... 15
Viren und Bakterien sind keine Parasiten ... 16
Scheinbare Parasiten ... 17
Mitessen ist noch halblegal ... 19
Symbiose, eine geglückte Partnerschaft ... 20
Echte Parasiten und ihre Charakteristika ... 22
Parasitenbefall muss nicht krank machen ... 22
Wo wird schmarotzt? ... 24
Vollzeit- oder Teilzeitparasit ... 24
Tierstämme, die Parasiten hervorgebracht haben ... 26
Innerartlicher Parasitismus ... 29
Bau und Gestalt eines Parasiten ... 31
Einfache Baupläne werden bevorzugt ... 32
Organe, die zur Rückbildung neigen ... 32
Festhalten ist die Devise ... 38
Die passende Figur für jeden Zweck ... 40
Der Lebensraum bestimmt die Färbung ... 41
Parasiten sind nicht alle klein, es gibt auch Monster ... 43
Fortpflanzung als Lebensinhalt ... 44
Wirtsfindung gezielt oder per Zufall ... 46
Erfolgreich den Wirt besiedeln ... 48
Parasitenkreisläufe ... 50
Einzellige Parasiten ... 50
Die Einzeller, ein buntes Völkchen ... 52
Leishmania, klein aber oho! ... 55
Wichtige Leishmaniosen des Menschen ... 57
Trypanosomen: klein, schlank und gefährlich ... 61
Die Schlafkrankheit ... 62
Symptome und Therapie der Schlafkrankheit ... 64
Die Nagana-Seuche und warum Zebras Streifen tragen ... 65
Ein Kuss und seine Folgen ... 68

Ein Parasit, der die Liebe stört 71
Die Amöbenruhr – Dauergast auf der Toilette 73
Eine Amöbenattacke, die nur wenige überleben 76
Ein Parasit – mal harmlos, mal gefährlich 77
Die Malaria – eine bekannte Unbekannte 80
Historische Betrachtungen 80
Die Malaria-Mücke 81
Plasmodium, der Malaria-Erreger 83
Der Malaria-Kreislauf 85
Malaria tropica, die gefährlichste Plasmodien-Infektion 91
Eine Malaria-Infektion verhindern oder behandeln 92
Malaria und noch immer kein Ende 94
Nun kommen die Würmer 97
Plattwürmer – platt wie eine Flunder 98
Hakensaugwürmer – die Plagen im Wasser 99
Ein Leben im Aquarium 100
Doppeltiere und Russische Puppen 102
Trematoden, gefährliche Saugwürmer ohne Haken 104
Nie wieder Brunnenkresse 107
Der Kleine Leberegel und der Trick mit der Ameise 111
Gefährliche Urlaubsparadiese 114
Ein Riese im Darm 115
Der Chinesische Leberegel 116
Saugwürmer in der Lunge 118
Gefahr durch Würmer im Blut 120
Vereint, bis dass der Tod sie scheidet! 120
Ein Kreislauf, der sich gewaschen hat 121
Die Bilharziose ist heute behandelbar 124
Bilharziose, ein oft hausgemachtes Problem 126
Bilharziose, ein Thema für den Archäologen 128
Ein Parasit mit Humor 129
Bandwürmer und wie einer von ihnen in die Vitrine kam 132
Bandwürmer, die ganz besonderen Darmbewohner 134
Es wird eng im Darm 136
Bandwürmer kennen keine Sexualprobleme 138
Jeder Bandwurm hat so seine Eigenarten 140
Kleine, aber feine Unterschiede 143
Der Schweinebandwurm und seine gefährlichen Seiten 145

Der Fischbandwurm, ein langer Gruß von Sushi ... 147
Einige Fischbandwürmer können richtig gefährlich werden ... 150
Gefahren durch Fuchs und Hund ... 152
Auch der Hundebandwurm ist mit Vorsicht zu genießen ... 156
Nematoden, das organisierte Verbrechen ... 158
Die uneigentlichen Larven der Nematoden ... 160
Trichinellose, der Teufel sitzt im Fleisch ... 162
Ein Wurm, der Gutes tut ... 167
Kleine Monster im schlammigen Boden ... 171
Der letzte Fango ... 174
Ein kleiner Wurm, fit in allen Lebenslagen ... 176
Enterobius vermicularis liebt die Kinder ... 179
Der Spulwurm, ein beständiger Intimfeind des Menschen ... 181
Hundewelpen sind fast immer verwurmt ... 185
Eine Fernsehsendung verdarb den Appetit auf Fische ... 187
Ein Fadenwurm, der zu hohen Ehren kam ... 190
Filarien, fadendünn und hundsgemein ... 194
Wuchereria, eine Pest im Körper ... 195
Ein Wandervogel unter den Würmern ... 199
Filarien, die den Menschen erblinden lassen ... 201
Das trickreiche Leben von Pflanzenparasiten ... 203
Noch mehr Würmer ... 206
Dünner gehts nimmer ... 206
Kratzer geh'n im Darm vor Anker ... 208
Ein Vampir wird vorgestellt ... 212
Hirudo medicinalis, der Medizinmann ... 214
Zungenwürmer in den Atemwegen ... 219
Krebse, Meister der Verwandlung ... 223
Ein Krebs, der in Krebsen wie ein Krebsgeschwür wächst ... 225
Milben, ein übles Saugepack ... 228
Ein Juckreiz ohne Ende ... 229
Zecken, die gefährlichen Blutsauger ... 232
Insekten und ihre Bauplanmerkmale ... 236
Jetzt wird gestochen und gebissen ... 238
Ein Parasitenleben im Sprung ... 240
Krabbler mit Klammerbeinen ... 242
Ein ungeliebter Bettgenosse ... 245
Ein Parasit, so treu wie Gold ... 247

Maden im lebendigen Leib....250
Noch mehr Maden....252
Verwendete undweiterführende Literatur....255
Ergänzende Quellen....255
Danksagung....259
Die Autorin....260

Vorwort

Als Kind der unmittelbaren Nachkriegszeit waren für mich Flöhe, Läuse und auch Würmer keine unbekannten Größen. Aber was die Welt der Parasiten wirklich beinhaltet, wurde mir erst während meines Biologiestudiums klar. Noch heute erinnere ich mich daran, wie ich zum ersten Mal etwas über die hochkomplizierten Kreisläufe des Großen und Kleinen Leberegels gehört hatte. Das war für mich wie eine Initialzündung, denn von dem Moment an begann ich, mich intensiv für den Parasitismus im Tierreich zu interessieren. Mitte der 80er Jahre war es dann so weit, dass ich als Professorin eine Vorlesung „Zur Biologie der Parasiten" in mein Lehrprogramm aufnahm. Je intensiver ich mich daraufhin mit dem Thema auseinandersetzte, desto mehr begeisterten mich die unglaublich trickreichen Lebenszyklen von Tieren, die sich auf Kosten ihrer unfreiwilligen Wirte ernähren. Über die Jahre gelangte ich über die unterschiedlichsten Quellen immer wieder an neue Erkenntnisse und Informationen, mit denen ich meine Vorlesung bereichern konnte.

Daher habe ich beschlossen, dieses großartige Wissensgebiet auch einmal jenseits des Hörsaals einer interessierten Leserschaft anschaulich vorzustellen. Da zudem kaum ein anderes Fachgebiet der Zoologie so viele Möglichkeiten für eine humorvolle Darstellung bietet wie das Thema Parasitismus, darf der Leser meines Buches auf eine vergnügliche Lektüre hoffen. Grusel und Komik liegen ja bekannterweise nicht selten nahe beisammen und beides soll daher die Schilderungen über die Unterwelt des Tierreichs begleiten. Gleichzeitig darf über die unglaublichen Vorgänge gestaunt werden, die sich im Verborgenen dieser parasitären Lebensbereiche abspielen.

Der Leser wird erfahren, dass es auch heute noch möglich ist, sich allerlei lebensbedrohende parasitäre Infektionen bei uns im Norden einzufangen. Deutlich schlimmer ist die Situation in den beliebten subtropischen und tropischen Urlaubsregionen, wo die Schmarotzer an jeder Ecke auf unschuldige und unbedarfte Touristen warten. Ein Mückenstich zum Beispiel kann nicht nur den Malaria-Erreger, sondern unter anderem auch teuflische Fadenwürmer ins Körpergewebe befördern. Wieder zu Hause werden dann meist nur die Symptome behandelt und die Ursache der Erkrankung dabei fehlgedeutet. Es schadet also nicht, über seine Feinde Bescheid zu wissen – unter anderem dank der Lektüre dieses Buches.

Im Folgenden werden also hauptsächlich Parasiten vorgestellt, von denen der Mensch persönlich betroffen ist. Zur Erholung für den Leser habe ich einige zoologisch interessante Leckerbissen in den Inhalt mit eingestreut, denn in der Tierwelt wimmelt es an allen Stellen nur so von Parasiten. Wirbeltiere und Wirbellose sind davon gleichermaßen betroffen. Ich wage es, zu behaupten, dass wir auf diesem Sektor vermutlich nur die berühmte Spitze vom Eisberg kennen. Die tatsächliche Dimension der Verbreitung des Schmarotzertums im Tierreich ist mit Sicherheit noch eine große Unbekannte. Das gilt allerdings nicht für den Parasitenbefall unserer Haustiere. In der Veterinärmedizin ist die Parasitologie, anders als in der Humanmedizin, ein wichtiges Studiengebiet. Daher kennt man dort seine Pappenheimer recht gut, denn Parasiteninfektionen spielen in der Tierhaltung eine besonders große Rolle.

Es soll an dieser Stelle nicht unerwähnt bleiben, dass auf Grund moderner, vorrangig molekularbiologischer Untersuchungsmethoden die systematische Einteilung des Tierreichs, die Klassifikation also, gerade in jüngster Zeit gegenüber früheren Vorstellungen stark abgewandelt wurde. Die damit verbundenen Ergebnisse sind natürlich für den Zoologen, insbesondere den Taxonomen, hochinteressant und wichtig. In diesem Buch aber spielen diese für den interessierten Leser, der zumeist kein Biologe sein dürfte, kaum eine Rolle und würden möglicherweise nur für Verwirrung sorgen. Die Taxonomen mögen mir also verzeihen, wenn ich deshalb in diesem Rahmen mit den altbekannten, traditionellen Einteilungskriterien des Tierreichs arbeite. Ich könnte mir auch vorstellen, dass diese Klassifikation der Tiere vielen Nichtfachleuten noch aus dem Biologieunterricht der Schule vertraut sein könnte. Kurz gesagt: Der Thematik des Buches wird es nicht schaden und dem Verständnis der Lektüre dürfte es sogar dienlich sein, wenn an dieser Stelle noch ganz unbefangen von Stämmen, Klassen, Ordnungen und Familien die Rede ist.

Einleitung

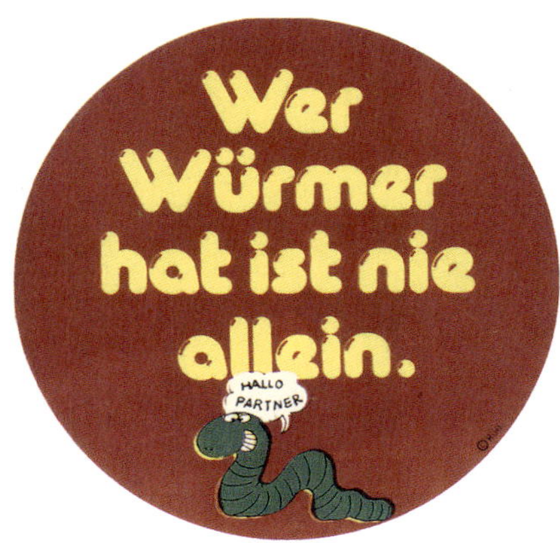

Autosticker der Firma RUDI.

„Wer Würmer hat, ist nie allein". Das stand auf einem runden Autosticker von RUDI, den mir 2004 meine Studenten zum Abschluss meiner Parasitenvorlesung am Ende des Sommersemesters überreichten. Damit bekam ich von meinen Zuhörern die erfreuliche Rückmeldung, dass ihnen das Thema und die Präsentation meiner Vorlesung gefallen hatten.

Zu Beginn meiner heimlichen Lieblingsvorlesung pflegte ich die Studenten immer zu warnen, aktuell besser keine Reise in tropische bzw. subtropische Gefilde zu planen. Sollte eine solche Reise schon gebucht sein, wäre es besser, sie umgehend zu stornieren, denn nach dem Semester würde keiner von ihnen mehr unvoreingenommen in warme Länder reisen können. Ich merkte dann immer mit einer gewissen diabolischen Freude, wie allmeinen Zuhörern ein Schaudern den Rücken herunterlief. Zwar wussten sie noch nicht warum, aber vom Hörensagen älterer Studenten ahnten sie wohl, dass ich möglicherweise recht hätte mit meiner Warnung. Dass man sich auch bei uns viele und durchaus schlimme Schmarotzer einfangen kann, wissen die meisten Menschen nicht. Bis zu diesem Moment hatten daher die Studenten noch eine recht schlichte und vor allem dürftige Vorstellung von der Parasitenwelt. Sie dachten bei diesem Thema an ein paar Läuse und Flöhe, mit denen man schließlich dank entsprechender Präparate aus der Apotheke locker fertig werden könne. Der Gedanke an einen Bandwurm erschien ihnen schon etwas grenzwertiger, aber auch – wie tröstlich – abwegiger. Woher soll man einen solchen schließlich bekommen? Ich verrate es jetzt schon mal: Es ist möglich, auch bei uns!

Da ich diese unbedarfte Vorstellung bezüglich des Themas Parasiten sehr wohl kenne, sah ich mich immer spätestens an dieser Stelle in der Vorlesung gezwungen, vorab eine kleine Anmerkung zu machen, die lautete: „Ich werde Ihnen immer mal wieder viel aus meiner eigenen Erfahrung mit Parasiten berichten können, aber Sie sollten wissen, dass ich nicht aus einem zwielichtigen Milieu stamme". Stattdessen bin ich einfach nur ein Kind der Nachkriegszeit, als Parasiten noch häufig ein durchaus aktuelles Thema waren. Rendsburg in Schleswig-Holstein, wo meine Familie seinerzeit wohnte, war überfüllt mit Flüchtlingen aus dem Osten. Sie wurden zwangsweise in größere Wohnungen zur Freude der dortigen alteingesessenen Bewohner einquartiert. Auch wir wurden dazu angehalten, in eine Wohnung zu zwei ältlichen, pensionierten Lehrerinnen zu ziehen, die dafür zwei Räume zur Verfügung stellen mussten. Wir waren zwar keine Flüchtlinge, aber die Wohnung meiner Eltern in Kiel fiel kurz vor Kriegsende den Bomben zum Opfer. Sie hatten dadurch alles verloren. Fast alle Häuser in Rendsburg waren also hoffnungslos überfüllt. Die Toiletten, übrigens überwiegend noch klassische Plumpsklos, befanden sich in Mietshäusern auf halber Etage im Treppenhaus, in dem es dementsprechend streng roch. Zweimal die Woche wurden die vollen, oft fast überschwappenden Kübel von Kübelmännern, wie man die kräftigen Burschen sinnigerweise nannte, abgeholt. Dafür hatten die Jungs einen großen, hölzernen Tragbalken auf der Schulter, mit dem sie jeweils zwei der schweren Kübel gleichzeitig tragen konnten. Appetitlich war das Ganze nicht und schon gar nicht sehr hygienisch. Der Verbreitung von Darmparasiten wurde dadurch Tür und Tor geöffnet. Zwei- bis dreimal im Jahr hatten wir Kinder die winzigen, sogenannten Madenwürmer. Unsere Mütter wussten damit umzugehen und uns stärkten sie das Immunsystem. Aber dazu später mehr. Spulwürmer kamen auch immer mal wieder vor, weil menschliche Fäkalien zum Düngen der Felder und Schrebergärten genutzt wurden. Daneben hatten wir Kinder zum Entsetzen unserer Eltern gelegentlich Läuse. Flöhe waren von den Männern aus dem Krieg mitgebracht worden. Ich erinnere mich noch gut, wie meine Mutter hin und wieder das weiße Bettlaken nach schwarzen, hüpfenden Punkten absuchte, vor allem dann, wenn plötzlich vermehrt dicke, juckende, rote Quaddeln an unserem Körper auftraten. Interessiert konnte ich dann nach einer erfolgreichen Jagd beobachten, wie meine Mutter fachkundig die bepanzerten Hüpfer zwischen ihren beiden harten Daumennägeln zerquetschte. Ein dabei auftretender roter Blutstropfen aus dem erfolgreich zerdrückten Flohkörper wurde als Jagderfolg gefeiert. Erstaunlich, wie schnell diese Parasiten verschwanden, als mit Beginn der 50er Jahre das Wirtschaftswunder begann.

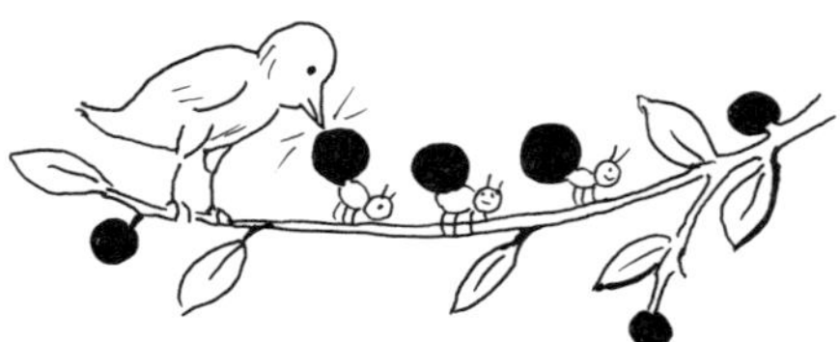

Hungrige Vögel laben sich an den Pseudobeeren.

Parasitentum, das ist die Unterwelt des Tierreichs. Vieles findet im Verborgenen statt. Wissenschaftler, sogenannte Parasitologen, die sich mit diesem Spezialgebiet beschäftigen, kann man gut und gerne als Kriminalisten bezeichnen, die Großartiges leisten, wenn es ihnen mal wieder gelingt, einen komplizierten Lebenslauf der winzigen Verbrecherbanden aufzuschlüsseln. Ein solches, besonders trickreiches Beispiel möchte ich hier einmal zur Einstimmung präsentieren. Bewusst habe ich dafür zunächst einmal einen Parasitenkreislauf ausgewählt, der uns Menschen nicht tangiert. Der Leser kann sich also entspannt zurücklehnen und die folgende Beschreibung interessiert genießen.

In jüngster Zeit wurde ein Parasit entdeckt, der Ameisen befällt. Forscher der Universität Berkley in den USA haben diese tierische „Kriminalgeschichte" erst 2008 aufgedeckt. Ein Fadenwurm mit dem zungenbrecherischen Namen *Myrmeconema neotropicum* befällt eine tropische Ameisenart mit dem nicht weniger beeindruckenden Namen *Cephalotes atratus*. Diese kleinen Insekten flitzen vergnügt durch die Baumkronen lateinamerikanischer Wälder, bis sie von dem besagten Wurm befallen werden. Dann schwillt ihr Hinterleib dick an und bekommt eine auffällig rote Farbe. Damit ähnelt er nun den roten Beeren eines Strauches, auf dem die Ameisen sich besonders gerne aufhalten. Der Trick des Wurms ist offensichtlich: Die roten Hinterleibe der Tiere sollen mit Beeren verwechselt und von Vögeln gefressen werden. Doch welcher clevere Vogel frisst schon eine flink an den Zweigen hin- und herlaufende Beere? Da hilft nur ein zweiter Trick: Die vom Wurm befallenen Ameisen werden außerordentlich träge. Sie halten sich am Zweig fest, strecken ihren verlockenden roten Hinterleib in die Höhe und träumen vor sich hin. Ein so überlisteter hungriger Vogel frisst die Pseudobeere samt den darin enthaltenen Wurmeiern. Diese werden im Vogeldarm nicht verdaut, sondern zusammen mit dem Vogelkot wieder ausgeschieden. Das ist aber noch nicht das Ende, jetzt geht es erst richtig los. Andere Ameisen nämlich, die keine wirklichen Kostverächter sind, naschen an dem Kot und füttern damit sogar ihre Brut, die dann als ausgewachsene Insekten wieder einen rotbeerigen Hinterleib entwickeln, und das Ganze geht von vorne los.
Hungrige Vögel laben sich an den Pseudobeeren.

Mehr durch Zufall wurde dieser spannende Parasitenkreislauf bei den tropischen Ameisen aufgedeckt. Die Forscher dachten anfangs, dass es sich bei den Ameisen mit dem auffallend roten Hinterleib um eine neue Tierart handelt. Nur darum begannen sie, diese etwas gründlicher zu beobachten, und sind dadurch letztendlich auf die tatsächliche Lösung des Problems gestoßen: Es handelt sich bei den rot beleibten Insekten nur um Tiere der schon länger bekannten Art *Cephalotes atratus*, die ganz einfach das auffällige Symptom eines Fadenwurmbefalls zeigen.

Was sind Parasiten und was nicht?

Von alten Griechen und dem Unterschied zwischen Parasiten und Räubern

Auch wenn dieses Buch nicht den Anspruch erhebt, eine wissenschaftliche Abhandlung zu sein, schadet es nicht, zunächst einmal alles mit einer klaren Definition zu beginnen:

Wo also kommt das Wort Parasit eigentlich her und was wird darunter verstanden? Nun, man mag es schon ahnen, das Wort stammt aus dem alten Griechenland. Mit *ho parásitos* wurden in der griechischen Antike Menschen bezeichnet, die auf Kosten anderer Menschen lebten. Fällt einem jetzt schon das deutsche Wort Schmarotzertum ein, so ist es in diesem Fall noch verkehrt. Der *parásitos* in der Antike war kein „Sozialschmarotzer" im heutigen Sinne, sondern ein Mensch, der auf Grund bestimmter Umstände (zum Beispiel uneheliche Geburt) eine Position in der Gesellschaft einnahm, die es erforderlich machte, ihn mit zu ernähren. Das war beileibe nicht unehrenhaft und verwerflich, sondern entsprach den damaligen sozialen Geflogenheiten und Regeln.

Insofern erfuhr das Wort *parásitos* im Laufe der weiteren Geschichte in seiner Bedeutung eine deutliche Abwertung. Mit anderen Worten: Es wurde nun tatsächlich ein echter Schmarotzer damit betitelt. Nur waren jetzt keine Menschen mehr damit gemeint, sondern Tiere und Pflanzen, die sich auf Kosten anderer Lebewesen ernährten. Die heutigen Parasiten aber leben von ihren unfreiwilligen Wirten, ohne diese in der Regel dabei zu töten. Töten, das überlässt man den Räubern. Der britische Ökologe Charles Sutherland Elton hat den Unterschied zwischen Räubern und Parasiten im Rahmen seiner umfangreichen ökologischen Studien einmal kurz und treffend formuliert:

- Der Räuber lebt vom Kapital.
- Der Parasit (der Pfiffige!) lebt vom Einkommen.

Nach dieser Definition sind sogar wir Menschen mal das eine und mal das andere. Schlachten wir zum Beispiel eine Ziege, sind wir Räuber. Melken wir aber die Ziege, sind wir eigentlich Parasiten, denn die Milch ist von Natur aus nicht wirklich für uns gedacht. Auch ein Imker, der den Bienen den Honig wegnimmt, benimmt sich tatsächlich so wie ein Parasit.

Hier gestatte ich mir eine kleine, augenzwinkernde Randbemerkung: Es schadet nicht, wenn wir uns in diesem Zusammenhang vielleicht des Öfteren die

Strategie des tierischen Parasiten zum Vorbild nehmen. Wenn nämlich vom Einkommen gelebt wird, sollte das eigentliche Kapital nicht angegriffen werden, sonst steht man schnell mit leeren Händen da.

Räuber und Parasiten unterscheiden sich auf Grund der unterschiedlichen oben beschriebenen Lebensweise meist auch deutlich hinsichtlich ihrer Körperausmaße. Danach muss der Räuber tunlichst größer und kräftiger sein als sein Beutetier, wenn er dieses überwältigen will. Lebt man aber wie der Parasit zur heimlichen und unangemeldeten Untermiete in einem Wirt, so ist es anzuraten, sich besser klein zu machen. Dadurch wird es dann oftmals möglich, es sich im Kreise vieler Artgenossen gemütlich zu machen. Das dem so ist, zeigt schon die Formulierung „Ich habe Läuse". Keiner käme auf die Idee zu sagen: „Ich habe **eine** Laus." Ausnahme ist die Laus, die einem über die Leber gelaufen ist. Es sei hier schon verraten, dass es dennoch einige beeindruckende Ausnahmen von dieser Kleinbleib-Regel bei Parasiten gibt, aber die werden wir erst später kennenlernen.

Auch enge Verwandte können unterschiedlich leben

Nahe verwandte Tierarten, die ihre Mahlzeiten zwar sehr ähnlich zu sich nehmen, können sich dennoch in ihrer Ernährungsweise so unterscheiden, dass die eine dabei ein Räuber und die andere ein Parasit ist. Dies erscheint zunächst etwas paradox, lässt sich aber anhand zweier typischer Beispiele sehr gut erklären.

Da wären zum einen die vielen verschiedenen Wanzenarten, Angehörige einer Insektenordnung, die der Fachmann Heteroptera nennt. Von Laien werden diese oft sehr hübschen, bunten Wanzen gerne mit Käfern verwechselt, die jedoch zu einer ganz anderen Ordnung gehören. Aber wie bei den Käfern finden wir auch bei den Wanzen zahlreiche, sehr verschiedenartige Vertreter. Wie unterschiedlich diese auch aussehen mögen, so haben sie doch grundsätzlich alle ein sehr unangenehmes Merkmal gemeinsam: Sie sind ohne Ausnahme ein böses „Saugepack". Mit ihren hoch spezialisierten Mundwerkzeugen vermögen sie meisterhaft Tiere oder auch Pflanzen anzusaugen. Diejenigen Arten, die sich mutig an große Objekte heranmachen, wie zum Beispiel den Menschen, ernähren sich von Blut, das sie ihrer Beute abzapfen. Sie sind damit unzweifelhaft Parasiten. Bettwanze (*Cimex lectularis*) heißt der unerfreuliche Blutsauger, der besonders gerne den Menschen piesackt. Fast jeder hat schon mal von ihm gehört, aber keiner möchte ihn gerne persönlich kennenlernen.

Andere Wanzen können bei gleicher Ernährungsweise aber auch Räuber sein und das lässt sich ganz einfach erklären: Wenn das Beutetier nämlich ein kleineres Insekt ist, das von solchen Raubwanzen mit den saugenden Mundwerkzeugen ganz flink in Gänze ausgeleert und verspeist wird, wird die Lebensweise räuberisch genannt. Logisch, dass die Bettwanze mit dieser radikalen Art der Nahrungsaufnahme ihrer nahen Verwandten nicht mithalten kann. Ein ganzer Mensch ist nun wirklich für diese kleinen Angreifer auch mit dem besten Willen nicht zu schaffen, dafür ist der „Brocken" einfach zu mächtig. In diesem Fall zapft der Parasit ein paar Milliliter Blut ab und hinterlässt als Abschiedsgeschenk eine unangenehm schmerzende und juckende Hautquaddel.

Gerne will ich noch ein weiteres Beispiel liefern, bei dem die gleiche Ernährungsart zu den zwei völlig unterschiedlichen Lebensweisen führt. Wohl alle kennen Blutegel, die übrigens als Angehörige des Tierstammes der Ringelwürmer (Annelida) eng mit den Regenwürmern verwandt sind. Blutegel, der Name sagt es, saugen Blut. Meist ist das unfreiwillige Opfer ein Wirbeltier. Nachdem sie sich sattgetrunken haben, fallen sie wieder zu Boden und beginnen in aller Ruhe, ihre flüssige Nahrung zu verdauen. Dracula lässt grüßen! Keine Frage, diese Egel sind echte Parasiten. Was aber, wenn einige Vertreter dieser artenreichen Egelsippe sich grundsätzlich kleinere Wirbellose, wie zum Beispiel winzige Würmer, als Beutetiere vornehmen? Ganz einfach, in dem Fall hat der arme Bursche keine Chance, er verschwindet als deftiger Happen ganz ungefragt im Schlund des Egels, der deshalb nun als Räuber bezeichnet werden muss.

Viren und Bakterien sind keine Parasiten

Oft ist Parasitenbefall mit negativen Begleiterscheinungen verbunden. Das kann bedeuten: Es juckt, es kratzt, man hat Darmbeschwerden oder ist tatsächlich richtig krank. Da die Krankheitssymptome häufig Ähnlichkeiten mit denen haben, die von Viren oder Bakterien hervorgerufen werden, bezeichnen Mediziner diese winzigen Erreger gerne auch als Parasiten. Aus Sicht der Biologen stimmt das aber nicht. Hier werden Dinge zusammengewürfelt, die nicht wirklich in einen Topf gehören. Parasiten sind grundsätzlich definiert als echte Tiere oder echte Pflanzen, die sich dem Schmarotzertum in irgendeiner Form verschrieben haben. Auch schmarotzende Einzeller gelten als Parasiten. Sie sind im Unterschied zu Bakterien viel komplizierter strukturiert und besitzen einen echten Zellkern.

Nicht wenige Pflanzen leben parasitisch. Wenn solche Pflanzen noch grüne Blätter besitzen, mit denen sie immerhin selbständig Photosynthese betreiben können, werden sie als Halbschmarotzer bezeichnet. Zu den bekanntesten Vertretern dieser Gruppe zählt die Mistel.

Ganz üble Burschen hingegen sind pflanzliche Vollschmarotzer, die – wie der Name sagt – vollständig auf Kosten einer anderen Pflanze leben. Dazu gehört zum Beispiel die artenreiche Gruppe der Seidenpflanzen. Sie umgarnen ungefragt mit langen Ausläufern die Wirtspflanzen, um sich dann von diesen umfassend versorgen zu lassen. Dass die Opfer dabei allzu oft absterben, lässt die aggressiven Bösewichte vollkommen kalt. Sie machen sich dann einfach auf die Suche nach neuen Wirtspflanzen. Dafür schlängeln sie sich mit langen Ausläufern durchs Gebüsch, bis sie fündig geworden sind.

Der kleine Schlenker in die Pflanzenwelt soll aber nicht ablenken, denn dieses Buch ist ausschließlich den tierischen Parasiten gewidmet. Die Pflanzen überlassen wir gerne den Botanikern.

Scheinbare Parasiten

Im Folgenden soll der Begriff Parasit noch ein wenig mehr eingeengt werden. Dabei entpuppen sich einige tierische Verhaltensweisen, die uns auf den ersten Blick an ein Schmarotzertum erinnern, beim genauen Hinschauen keineswegs als echter Parasitismus.

Nehmen wir dafür als Beispiel Tiere, deren Essgewohnheiten aus unserer Sicht wahrlich abstoßend sind. Fröhlich und ungeniert machen diese sich über unappetitliche Dinge wie Kothaufen oder auch Tierleichen her. In relativ kurzer Zeit verspeisen sie dabei alles, was ihnen genießbar erscheint. Egal, ob wir das nachahmenswert finden oder besser nicht, für die Natur leisten sie damit eine wichtige Reinigungsfunktion. Es könnte hier sogar von einer besonderen Form des natürlichen Recycelns gesprochen werden. Einige Teilnehmer solcher Gelage können wir auf Grund ihrer Größe deutlich bei ihrer wichtigen Tätigkeit beobachten. Solche Vertreter sind zum Beispiel gut sichtbare Insekten wie der bekannte Mistkäfer, dessen Name ja schon den spezialisierten Gourmet verrät. Erst wenn man genauer hinschaut, wird man zusätzlich ein wild bewegtes Gewusel inmitten des unappetitlichen Büffets erkennen. Kleiner Tipp: Um die eigene Nase auf Distanz halten zu können, sollte vielleicht besser eine Lupe zur Hand genommen werden. Damit lassen sich die unzähligen anderen Kostgänger mitten in der Mahlzeit, wie zum Beispiel schlängelnde Fadenwürmer oder auch verschiedene winzige Milben, erkennen.

Hat die illustre Tafelrunde den Teller leer gefressen, können die größeren Teilnehmer des Gelages flinken Schrittes oder mit Hilfe ihrer Flügel einen neuen, frisch gedeckten Tisch aufsuchen. Dafür müssen sie einfach nur mal kurz schnuppern, zum Beispiel mit ihren langen Antennen, die mit Riechzellen besetzt sind, und anschließend dem verlockenden Duft zur nächsten Mahlzeit folgen. Was aber machen die vielen anderen Kostgänger, die Winzlinge, die von Natur aus nicht befähigt sind, größere Strecken zurück zu legen? Sie haben eine besonders pfiffige Strategie entwickelt! Nähert sich nämlich das Ende eines Gelages, beginnen sie, sich für ihre großen Mitesser zu interessieren. Sie schleichen sich heran und machen es sich unter ihren Flügeldecken oder in deren Hautfalten gemütlich. Dort sind sie für die anstehende Reise als zumeist sehr dünnhäutige Gesellen vor Austrocknung geschützt.

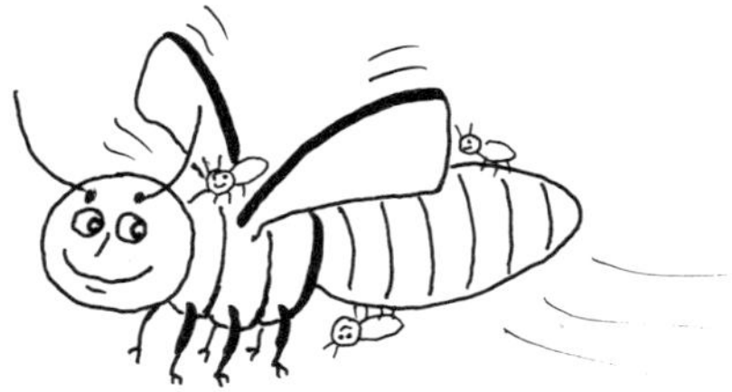

Einige Insekten werden zu unfreiwilligen „Flugzeugen" oder „Taxis".

Als blinde Passagiere lassen sie sich dann per „Flugzeug" oder im „Taxi" zum nächsten gedeckten Tisch transportieren. Etliche der kleinen Feinschmecker sind jedoch grundsätzlich sehr kurzlebig. Für sie lohnt es sich nicht, nochmal auf Reisen zu gehen. Stattdessen kleben oder klemmen sie ungefragt ihren Nachwuchs an die praktischen, lebenden Fortbewegungsmittel.

Logisch, dass ein derart reich besetztes Transportunternehmen, die Firma Mistkäfer und Co., für einen unbefangenen Betrachter auf den ersten Blick ausschaut, als sei es üppig von Parasiten befallen. Tatsächlich aber handelt es sich um harmlose Mitfahrer ohne Fahrschein. Diese Art des vorübergehenden Transportes nennt der Zoologe Phoresie. Mit diesem griechischstämmigen Fachwort ist grundsätzlich ein zeitweilig lockeres Zusammenleben zweier verschiedener Organismen-Arten gemeint.

Japanische Wissenschaftler entdeckten jüngst ein besonders originelles Beispiel einer solchen Phoresie. Weit weg, auf der japanischen Insel Hahajimaans, leben zierliche Gehäuseschnecken mit dem Artnamen *Tornatellides boeningi*. Sie stehen als besondere Delikatesse auf der Speisekarte der dort ebenfalls heimischen Japanbrillenvögel. Erstaunlicherweise überstehen etwa 15 % der gefressenen Schnecken die gefährliche Darmpassage. Wahrscheinlich geschützt durch ihr Gehäuse, das sie vermutlich rechtzeitig mit einem dünnen Deckelchen, dem Epiphragma, verschlossen haben, widerstehen sie den aggressiven Verdauungssäften der Vögel. Gesund und munter plumpsen sie irgendwann mit dem Kot gen Boden und erobern von dort die neue Umgebung. Auf diese Weise werden sie ganz ohne eigene Anstrengung über die gesamte Insel verbreitet. Die damit verbundene unfreiwillige Durchmischung der Schneckenpopulation sorgt dafür, dass der Nachwuchs immer wieder mit frischen Genen aufgepeppt wird. So lässt sich mit Hilfe dieser besonders originellen Art der Phoresie bei den Schnecken sogar Inzucht vermeiden.

Mitessen ist noch halblegal

Was sind Mitesser? Die meisten werden nun an die kleinen lästigen, schwarzen Pünktchen denken, die sich bei uns gerne und ungeliebt auf Nasenflügeln oder auch auf dem Rücken ansiedeln. Zum Glück lassen sie sich ausdrücken. Aber diese Art von Mitesser ist hier nicht gemeint. Mit dem Thema mögen sich Kosmetikerinnen oder Hautärzte beschäftigen. In der Zoologie wird unter Mitessern etwas ganz anderes verstanden. Fachmännisch werden sie dort Kommensalen genannt. Diese Bezeichnung hat tatsächlich etwas mit realem Essen zu tun. Schlüsselt man das Wort auf, so bedeutet „com" mit und „Mensa" – das weiß jeder Student – steht für den Tisch, auf dem man preiswert speisen kann. Für den Zoologen aber sind Kommensalen Tiere, die sich darauf spezialisiert haben, anderen Tieren das Futter zu stehlen, oder hemmungslos an deren Mahlzeiten teilzunehmen. Auf Deutsch darf man sie zwar gerne Schmarotzer nennen, aber als echte Parasiten in der strengen Definition gelten sie nicht. Sie sind jedoch tatsächlich ganz nahe an dem Thema dran!

Gar manchem Leser ist schon mal am Strand ruckzuck die leckere Eistüte von einer gierigen Möwe entrissen worden. Das ist ein klassischer Kommensalenstreich der übelsten Methode. In der freien Natur haben einige Möwen, die sogenannten Schmarotzerraubmöwen, es sogar zu ihrer Lebensaufgabe gemacht, anderen Seevögeln die Beute zu stehlen. Sie jagen nie selbst, sondern leben ausschließlich vom Klauen. Dabei gehen sie nicht zimperlich mit ihren Opfern um. Mit gewagten Flugmanövern werden diese von ihnen so lange belästigt, bis die so Bedrängten entnervt ihre oft mühsam ergatterte Beute fallen lassen.

Eine etwas dezentere Methode des Mitessens besteht darin, sich einfach aufdringlich im Bereich der Mundöffnung eines anderen Tieres zu platzieren. Einige dieser Vertreter beziehen dort sogar dauerhaft Quartier. Die Zoologie kennt dafür viele Beispiele. Das Ganze muss man sich in etwa so vorstellen:

Man säße im Lokal vor seinem mit einem leckeren Gericht gefüllten Teller. Plötzlich käme ein wildfremder Rüpel dazu, setzte sich an den Tisch und würde ungefragt und hemmungslos mit einer Gabel von unserem Teller mitessen. Begeisternd ist so etwas wahrlich nicht.

Der Schritt vom Kommensalen zum echten Parasiten ist nicht mehr weit. Dieses Stadium ist dann erreicht, wenn so ein Mitesser ungeduldig wird und nicht mehr abwarten kann, was von des Reichen Tische fällt. Das heißt er lauert nicht mehr vor dem Eingang, also vor der Mundöffnung, auf Dinge, die er dort zufällig ergattern könnte, sondern er begibt sich einfach direkt in den Darm und lässt es sich vor Ort schmecken. Ganz clevere Vertreter dieser Kategorie, wie zum Beispiel Bandwürmer, überlassen dem Wirt dabei auch noch die Arbeit der eigentlichen Verdauung. Sie leben nach dem Motto: Man muss sich ja als Parasit nicht unnötig anstrengen. So lassen sich für den Eindringling die schon aufgeschlossenen Nährstoffe sofort resorbieren. Ein wahrlich lukratives Geschäft!

Symbiose, eine geglückte Partnerschaft

In den vorangegangenen Kapiteln wurden etliche Grenzfälle beschrieben, bei denen es sich noch nicht um echten Parasitismus handelt. So etwas könnte aber auch am Ende einer ursprünglich parasitären Verbindung entstehen, dann nämlich, wenn letztendlich beide Partner gelernt haben, voneinander zu profitieren. So etwas wird dann Symbiose genannt. Wir kennen etwas Ähnliches aus dem Reich der menschlichen Beziehungen, dann nämlich, wenn zwei Eheleute schon viele Jahre miteinander verheiratet sind. Hochbetagt sitzen solche Paare am Tag ihrer Diamantenen oder Eisernen Hochzeit gerne gemeinsam auf einer bequemen Couch und lassen sich von den Reportern der Lokalpresse interviewen. Dabei schildern sie gerührt das Rezept ihrer langen, glücklichen Ehe. Gleichzeitig blenden sie völlig aus, dass es auch einmal stürmische Zeiten am Anfang ihrer Beziehung gegeben hat, dass man sich gestritten hat, dass man sich gar scheiden lassen wollte. Es ist jetzt vergessen, man hat sich arrangiert, und jeder zieht den gleichen Nutzen aus der betagten Lebensgemeinschaft.

So ähnlich mag sich auch manche anfangs ungemütliche und zunächst einseitige Beziehung zwischen zwei unterschiedlichen Tierarten im Laufe der Zeit entwickelt haben. Man hat sich aneinander gewöhnt. Es hat sich eine „glückliche Ehe" entwickelt, von der beide Partner etwas haben. Damit wäre das Stadium der Symbiose erreicht. Viele derartige Beispiele kennen wir aus dem Tierreich. Einer kann nicht ohne den anderen sein.

Nehme man nur einmal das Beispiel des Krebses, der seinen empfindlichen Hinterleib in einem leeren Schneckengehäuse versteckt. Damit ist er zwar geschützt, aber kann auch schlecht vor seinen Feinden flüchten. Also setzt er sich einen dicken Polypen, den man auch Seeanemone nennt, auf sein Gehäuse. Diesen Partner nimmt er sogar mit, wenn er das Schneckenhaus wechselt, weil er zwischenzeitlich gewachsen ist. Die Seeanemone verteidigt den Krebs mit Hilfe ihrer äußerst giftigen, nesselnden Tentakeln und darf dafür gerne an seinen Mahlzeiten teilhaben. Zusätzlich wird sie von dem Krebstaxi durch die Gegend getragen. Alleine wäre es ihr nicht möglich, sich fortzubewegen, denn sie ist ja ein sessiles, ein sesshaftes Lebewesen.

Solche Symbiosen können im Extremfall sogar zu einer so innigen Beziehung führen, dass daraus so etwas wie neue, eigenständige Arten entstehen. Ein klassisches Beispiel aus der Botanik sind dafür die Flechten. Jede Flechte ist eigentlich das Ergebnis einer überaus engen Symbiose zwischen zwei gänzlich verschiedenen Arten, nämlich einem Pilz und einer Alge. Die Alge besitzt Chlorophyll und kann daher wie jede normale Pflanze assimilieren. Die dabei entstehenden Nährstoffe kommen dem Pilz zugute. Dieser revanchiert sich, indem er unter anderem die empfindlichen Algen vor Austrocknung und zuviel UV-Licht schützt. Gemeinsam hat sich aus dieser Verbindung dann ein ganz neuer typischer Bauplan entwickelt, bei dem nun unter normalen Bedingungen der eine Partner von dem anderen optisch nicht differenziert werden kann. Das so entstandene symbiotische Gebilde nennt man schließlich eine Flechte, die sich sogar jeweils mit einem eigenständigen Artnamen schmücken darf.

Es liegt auf der Hand, dass man in solchen Fällen einer echten Symbiose keinesfalls mehr von Parasitismus reden kann. In dieser Lebensgemeinschaft profitiert jeder gleichermaßen vom Partner. Eine glückliche Ehe eben!

Echte Parasiten und ihre Charakteristika

Parasitenbefall muss nicht krank machen

Allein das Wort Parasiten ruft bei vielen Menschen ein großes Unbehagen hervor. Man fürchtet sich vor einer ungefragten Besiedelung durch solche kleinen Plagegeister. Dabei wird ein Parasitenbefall auch gerne mit der Vorstellung von Krankheit verbunden. Tatsächlich muss man zugeben, dass dieser speziell bei Menschen, aber auch bei Haustieren, des Öfteren tatsächlich zu pathologischen Problemen führen kann.

Diese Sichtweise der Dinge soll daher einfach etwas näher beleuchtet werden: Parasitenbefall muss nämlich nicht zwangsläufig mit Krankheit gleichgesetzt werden. Tiere in freier Wildbahn sind fast nie frei von Schädlingen. Trotzdem turnen sie quietschfidel und munter durch die Gegend. Harmloser Schmarotzerbefall ist bei ihnen unter normalen Umständen die Regel. Als Beispiel sei hier der Igel genannt. Abends, wenn man an einem lauen Sommerabend auf der Terrasse entspannt, wird der kleine, stachelige Bursche im nahen Gebüsch langsam munter. Zunächst hört man ihn nur. Meist beginnt es mit einem kleinen Hustenkonzert. Ein paar Lungenparasiten irritieren die Bronchien. Man hustet sich frei. Danach wird sich ausgiebig gekratzt. Flöhe, Läuse und Haarlinge wollen schließlich begrüßt werden. Nach dieser ausgiebigen Aufstehzeremonie kann der Igel mit seiner abendlichen Pirsch beginnen. Abend für Abend geht damit ein kleiner bestachelter „Tiergarten" auf Wanderschaft. Keinesfalls aber fühlt der niedliche Bursche sich dabei wirklich unwohl oder gar krank. Grund dafür ist ganz einfach, dass es sich bei all seinen illegalen Bewohnern um stammesgeschichtlich alte und damit gut angepasste Untermieter handelt. Der Igel als unfreiwilliger Wirt und seine Parasiten haben sich im Laufe der langen Zeit bestens miteinander arrangiert.

Dieses Phänomen können Tierärzte und Zoologen immer wieder beobachten. Selbst bei stärkstem Parasitenbefall, bei Organen, die massiv mit Fadenwürmern durchsetzt waren, zeigten untersuchte Tiere keine wirklichen Krankheitssymptome.

Aber das kann sich ändern. Dann nämlich, wenn ungünstige Umweltbedingungen, wie zum Beispiel Nahrungsmangel oder extremer Stress, die Tiere aus dem Gleichgewicht bringen. In solchen Fällen brechen natürliche Abwehrmechanismen zusammen. Das Immunsystem ist geschwächt und nun kann es im schlimmsten Fall durch den Parasitenbefall sogar zu Todesfällen kommen. Beispielhaft ist dafür die Geschichte von den Anfängen der Zoohaltung von Okapis.

Diese werden auch Waldgiraffen genannt. Erst 1890 wurden sie im Urwald des Kongo erstmals von dem Afrika-Forscher Henry Stanley entdeckt. Sie sind tatsächlich eng mit den langhalsigen Giraffen verwandt. Groß etwa wie ein Hirsch, besitzen sie ein schönes schwarz-braunes Fell mit markanten weißen Streifen an den Beinen. Heute kann man die eleganten Huftiere in etlichen Zoologischen Gärten bewundern. Aber der Weg in die Tierhaltung war steinig. Die ersten gefangenen Okapis starben immer wieder sehr schnell in der Käfighaltung. Es dauerte eine Weile, bis man die Ursache herausfand: Schuld daran war ein massiver Hakenwurmbefall, in diesem Fall *Monodontella giraffae*, der Leber. Wie der Artname schon vermuten lässt, tritt dieser Schädling auch bei der langhalsigen Giraffenverwandtschaft auf. Offenbar gehört dieser Wurmbefall zur Grundausstattung aller freilebenden Okapis, ohne dass diese in ihrem natürlichen Lebensraum dadurch wirklich Schaden erleiden. Erst mit Beginn der Zoohaltung traten durch die Hakenwürmer todbringende Probleme auf. Hier hatte der Stress des Gefangenwerdens und der anschließenden Käfighaltung bei den Tieren offensichtlich zunächst zu einer starken Belastung geführt. Ihr Immunsystem wurde dadurch massiv geschwächt und konnte sich nun mit dem Wurmbefall nicht mehr arrangieren. Alle Okapis der ersten Fangperiode starben daran. Erst als das Problem erkannt wurde und man die nächsten Wildfänge umgehend entwurmte, konnten erfolgreiche Zuchten dieser interessanten Tiere in den Zoos etabliert werden. Heute lassen sich Okapis optimal in Gefangenschaft vermehren, ein Zeichen, dass es ihnen unter diesen Bedingungen grundsätzlich gut geht. Ähnliche Phänomene lassen sich im Übrigen bei Naturvölkern beobachten, die bekanntlich in der Regel selten frei von Parasiten sind. Infolge von Kriegen und Hungersnöten geben diese parasitären Infektionen, mit denen die Menschen zuvor recht friedlich zusammengelebt haben, ihnen gerne den Rest. Nicht selten sterben sie unter solchen widrigen Umständen sogar daran.

Auch bei Haustieren kann Parasitenbefall zu großen Problemen führen. Hier sind es vorrangig die einseitigen Lebensbedingungen und die leider oftmalige Enge der Tierhaltung, die ein ständiges Bekämpfen solcher Infektionen zwingend erforderlich machen.

Was lässt sich daraus schließen? Parasitismus ist nicht automatisch mit Krankheit gleichzusetzen. In freier Wildbahn ist der harmlose Schmarotzerbefall durchaus etwas Normales. Grundsätzlich gilt dies auch für den Menschen. Wie seinerzeit im Mittelalter bei uns in Europa, gibt es auch heute noch viele, hauptsächlich wärmere Länder, wo Menschen sich konstant mit parasitären Mitbewohnern arrangieren müssen. Man höre und staune, selbst hier bei uns im Norden Europas vermögen sich noch heute einige stille, bescheidene Kostgänger gelegentlich unbemerkt am und im Menschen anzusiedeln. So mancher Zeitgenosse beherbergt zum Beispiel in seinen Haarwurzeln *Demodex folliculorum*, eine winzige, schlanke Haarbalgmilbe. Daneben sei noch die Zahnbelagsamöbe *Entamoeba gingivalis* erwähnt, die sich bei den Menschen wohlfühlt, die selten zur Zahnbürste greifen. Krankmacher sind sie beide nicht. Sie sind zwar da, aber man bemerkt sie eigentlich kaum.

Wo wird schmarotzt?

Für den Parasiten gibt es zwei grundlegend unterschiedliche Möglichkeiten, einen Wirt zu besiedeln: Entweder macht er es sich in dessen Körperinnerem oder an seiner Oberfläche bequem. Diejenigen Bösewichte, die sich für das Körperinnere entscheiden, bezeichnet man als Endoparasiten, wohingegen die Körperoberfläche von Ektoparasiten erobert wird. Die Ektoparasiten werden nochmals unterteilt. Temporäre Ektoparasiten sind demnach solche, die ihren Wirt kurzfristig attackieren. Diese Vertreter kommen immer nur mal kurz zu Besuch, um sich eine kleine Blutmahlzeit zu genehmigen. In diese Kategorie wird alles eingereiht, was Tier und Mensch durch Stiche oder Bisse piesackt, wie zum Beispiel Mücken, Bremsen oder die schon erwähnten Bettwanzen. Dem gegenüber gibt es Ektoparasiten, die sich in mindestens einem Entwicklungsstadium für längere Zeit bei ihrem Wirt ungefragt einnisten. Solch penetrante Burschen werden als stationäre Ektoparasiten bezeichnet. In diese Sparte gehören unter anderem Läuse, Federlinge oder auch Haarlinge.

Vollzeit- oder Teilzeitparasit

Ganz selten ist der Wirt für den Parasiten der einzige Lebensraum. Die meisten Parasiten sind periodische Schmarotzer. Demnach unterscheiden wir auch den Larval-Parasitismus vom Adult-Parasitismus. Beide Begriffe sollen hier kurz anhand von einigen Beispielen erläutert werden.

Larval-Parasitismus bedeutet, dass nur die Larven oder die Jugendstadien einer Tierart parasitisch leben. In diese Abteilung gehören die allseits bekannten Schlupfwespen (Ichneumoniden). Hier ist die Made der Schmarotzer. Mit einem langen Legestachel befördern die weiblichen Schlupfwespen ihre Eier in Insektenlarven. Freundlicherweise legen sie dort meist nur ein Ei ab, wohl wissend, dass selbst die fetteste Raupe eines Schmetterlings gerade mal als Mahlzeit für einen einzigen verfressenen Nachwuchs ausreicht. Dieser lebt dann im wahrsten Sinne des Wortes wie die sprichwörtliche Made im Speck. Eine solche „bösartige" Lebensweise erschütterte übrigens Darwin derart, dass er an der Existenz eines „Lieben Gottes" zu zweifeln begann.

Einige Schlupfwespen nehmen sich statt der Larven die Eier von Insekten als Beute vor, die dann natürlich auch von ihrem hungrigen Nachwuchs hemmungslos ausgeschlürft werden. Durch derart spezialisierte Schlupfwespen haben wir aber auch ein ideales biologisches Schädlingsbekämpfungsmittel gegen Lebensmittelmotten in der Hand. Man kann nämlich diese speziellen Wespen-Eier über den Fachhandel bestellen, um sie in von Schädlingen befallenen Vorratsschränken auszubringen. Dort erledigt der Wespennachwuchs bald schon fleißig seinen Job. Die Motteneier werden gnadenlos von ihm vernascht. Letztendlich wird die Hausfrau so tatsächlich ganz ohne Chemie der unerfreulichen Schädlinge Herr und zwar ganz einfach mit Hilfe der Tätigkeit eines Parasiten.

Ein weiteres, besonders kurioses Beispiel für Larvalparasitismus sei hier noch erwähnt. Es ist deshalb besonders interessant, weil es auf den ersten Blick ein wenig nach dem Motto erfolgt: Wie du mir, so ich dir! So schlüpfen aus den Eiern von Süßwassermuscheln winzig kleine, muschelähnliche Larven, die Glochidien genannt werden. Ihre ständig auf- und zuklappenden Schalen sind mit vielen ekelhaften Häkchen besetzt. Außerdem haben sie noch einen langen Haftfaden. Mit diesen beiden Hilfsmitteln, den Häkchen und dem Faden, heften sie sich ungefragt an die Haut oder auch gerne an die dünnwandigen Kiemen eines vorbeischwimmenden Fisches. Das können zum Beispiel dicke Karpfen sein, aber auch kleine Bitterlinge. Die Fischhaut beginnt, diesen kleinen, aggressiven Lästling zu überwuchern. So geschützt tut sich die kleine Glochidie nun am umgebenden Gewebe des Fisches gütlich, bis sie nach einiger Zeit als fertige Mini-Muschel aus der Fischhaut herausplatzt und jetzt ihr selbständiges Eigenleben beginnt.

Das ist der eine Part von „Wie du mir"! Nun kommt der zweite Teil, „so ich dir". Die pfiffigen Bitterlinge nämlich revanchieren sich für solche Attacken der Süßwassermuschel. Mit Hilfe eines langen Legestachels platzieren sie im Austausch ihre Eier zwischen die beiden Schalenhälften der ausgewachsenen Muschel. Dort befindet sich der Kiemenraum, der immer von frischem, mit Nährstoffen angereichertem Wasser ventiliert wird. Hier also wird der geschlüpfte Nachwuchs der

Bitterlinge bestens versorgt und geschützt, bis er groß genug ist, um den Schritt in die Freiheit und Selbständigkeit zu wagen.

Fast könnte man die eben geschilderte duale Beziehung zwischen Bitterling und Süßwassermuschel als eine besonders originelle Form der Symbiose bezeichnen, wenn es nicht so wäre, dass befallene Muscheln durch den untergejubelten Nachwuchs der Fische deutlich leiden würden. Man erkennt es daran, dass sie langsamer wachsen und obendrein ihre Fruchtbarkeit nachlässt. Das lässt sich gut und gerne als Folge einer echten parasitären Leistung der Fische interpretieren.

Das Gegenteil von Larval-Parasitismus ist der Adult-Parasitismus. Hier sind es nun die erwachsenen Tiere, die einen Wirt besiedeln. Dazu gehören zum Beispiel die allseits bekannten Flöhe, deren Larven sich in der Regel im Freien tummeln. Vorsichtshalber geschieht das aber in der Nähe der potentiellen Wirte, die ja später von den nun erwachsenen Flöhen angezapft werden sollen. In der Jugend aber sind Flohbabys harmlose Nestbewohner, die sich bescheiden von allem ernähren, was zufällig von den großen Nestinhabern freiwillig abfällt, wie zum Beispiel jede Menge Hautschuppen. Detritusfresser nennt der Zoologe solch genügsames Reinigungspersonal.

Im Rahmen des Adult-Parasitismus gibt es noch eine weitere Besonderheit: Parasiten, bei denen nur ein Geschlecht schmarotzt. Dazu gehören so unangenehme Insekten wie Mücken und Bremsen. Allerdings stechen nur die weiblichen Tiere. Sie brauchen die Blutmahlzeit für eine erfolgreiche Fortpflanzung. Die Männchen hingegen – man sollte es kaum glauben – sind einfach nur harmlose Pflanzensauger.

Tierstämme, die Parasiten hervorgebracht haben

Die etwa 1,5 Millionen bekannten Tierarten werden von Zoologen in ein System mit verschiedenen Stämmen eingereiht. Damit wird grundsätzlich versucht, die verwandtschaftlichen Beziehungen im Tierreich widerzuspiegeln. Wie aber so oft in der Wissenschaft, gibt es auch zu dieser Einteilung kontroverse Meinungen, so dass es kein allgemein hundertprozentig akzeptiertes System des Tierreichs gibt. Gerade heute gewinnen wir auf Grund moderner Untersuchungsmethoden immer wieder neue und überraschende Erkenntnisse. Dies sei aber nur der Vollständigkeit halber erwähnt, denn in dem vorliegenden Rahmen sind solche wissenschaftlichen Spitzfindigkeiten nicht wirklich von Bedeutung.

Das Tierreich kann man hinsichtlich des Auftretens von Parasiten annähernd in zwei Hälften aufteilen. In der einen Hälfte, der braven, kommen überhaupt keine Parasiten vor. In der anderen Hälfte hingegen treten grundsätzlich in jedem Stamm parasitische Vertreter auf und das teilweise in großer Anzahl.

Beginnen wir aber zunächst einmal mit dem Betrachten der von Parasiten freien Hälfte des Tierreichs. Man fragt sich natürlich mit Recht, warum sich hier nie jemand der unsittlichen, aber durchaus bequemen und einträglichen Lebensweise des Schmarotzertums zugewandt hat. Grund dafür ist, dass die Vertreter dieser Tiergruppen sich auf einen ganz anderen Lebensstil hochgradig spezialisiert haben. So sind nur vergleichsweise wenige von ihnen frei bewegliche Arten, die ihr Umfeld aktiv erobern können. Stattdessen haben sie aber offensichtlich eine ökologische Nische für sich gefunden, mit der sie rundum zufrieden sind. So leben viele von diesen Tieren nämlich als sesshafte Strudler, weshalb der Zoologe sie fachmännisch als sessile Organismen bezeichnet. Die meisten Vertreter dieser Lebensweise sitzen überwiegend unwiderruflich auf dem Substrat fest. Umzug und Ortswechsel sind nur in wenigen Fällen möglich. Ausgestattet mit Wimpern und Tentakeln fächeln sie sich unermüdlich planktonreiches Wasser zur Mundöffnung. Gemütlich und gesellig wird es für sie dadurch, dass sie häufig in großen Kolonien von miteinander verbundenen Einzelwesen leben. Tierstöcke nennt man solche geselligen Runden. Als Beispiel für diese Lebensform sollen die allseits bekannten Korallenstöcke in Erinnerung gerufen werden, auf deren Oberfläche sich dicht an dicht kleine Polypen tummeln. Die sessile Lebensweise funktioniert offenbar so gut, dass solche Tiere im Laufe der Erdgeschichte nie auf den dummen Gedanken gekommen sind, sich auf Kosten anderer Lebewesen parasitisch zu ernähren.

Nun aber zu der anderen Hälfte des Tierreichs: Hier treffen wir zumeist auf große und artenreiche Tierstämme, die alle – und oft sogar sehr zahlreich – neben harmlosen, freilebenden Formen auch viele Parasiten hervorgebracht haben. Einige dieser Stämme leben überwiegend oder gar ausschließlich parasitisch. In späteren Kapiteln werden wir ihnen begegnen. Zu dieser Hälfte des Tierreichs gehören grundsätzlich auch die Wirbeltiere, bei denen Parasiten ebenfalls vorkommen, allerdings in außerordentlich sparsamer Anzahl. Einige leben ektoparasitisch. Dazu gehört das bekannte Neunauge. Es ist ein wasserlebender Vertreter der altertümlichen Gruppe der kieferlosen Rundmäuler (Cyclostomata). Rein äußerlich haben Neunaugen, obwohl sie keine echten Fische sind, große Ähnlichkeit mit einem Aal. Ihr rundes Saugmaul ist auf der gesamten Fläche mit zahlreichen Zähnchen besetzt. Haben die Neunaugen ein Opfer, einen Fisch, gefunden, saugen sie sich an diesem fest und raspeln sich mit ihren Zähnchen eine Mahlzeit heraus, bis sie satt sind. Wahrlich kein reines Vergnügen für das arme Opfer, das dabei große Fleischwunden erleidet. Einen solchen Ektoparasiten wünschen wir Menschen uns sicherlich nicht. Vielmehr kann uns nun der Gedanke an unsere Ektoparasiten, wie Läuse und Flöhe, richtig versöhnlich stimmen.

Ein anderes interessantes Wirbeltier lebt sogar als Endoparasit. Es ist ein Fisch namens Fierasfer mit dem wissenschaftlichen Namen *Carapus acus*. Man ahnt Übles, wenn man weiß, dass er in die Gruppe der „Echten Eingeweidefische" gehört. Seine Opfer sind Seegurken. Diese eigentümlichen Meeresbewohner sind natürlich kein Gemüse, sondern walzenartig gebaute Tiere, die mit Seesternen und Seeigeln eng verwandt sind. Sie haben außergewöhnliche Atemorgane, nämlich Wasserlungen. Diese liegen wie zwei kleine, reich verzweigte Bäumchen in ihrer Leibeshöhle und münden jeweils beidseitig in ihren Enddarm. Wie es sich für echte Lungen gehört, sind diese Bäumchen innen hohl. Mit Sauerstoff werden sie über den Enddarm versorgt. Der Po macht also bei den Seegurken das, wofür bei uns Nase und Mund zuständig sind. So sorgen rhythmische Atembewegungen am hinteren Körperende der Seegurke dafür, dass stetig sauerstoffreiches Wasser ein- und ausgeatmet wird. Der schlanke, fast nadelförmige Fierasfer aber lebt in den Wasserlungen und zwar durchaus als kleiner Rüpel, indem er, je nach Laune und Langeweile, die Eingeweide der Seegurke auch mal etwas anknabbert. Die unfreiwillige Amme aber kann das nicht wirklich erschüttern. Sie darf auf ihr gewaltiges Regenerationsvermögen vertrauen, das in Kürze dafür sorgt, verletztes Gewebe wieder zu erneuern. Die Jugendstadien des Fierasfer leben außerhalb der Seegurke im freien Wasser. Einmal ausgewachsen, sucht sich der parasitische Fisch dann seine Gurke, um mit seinem extrem dünnen und spitzen Hinterende rückwärts in deren After und von dort in die Wasserlungen zu schlüpfen. Damit er dabei nicht hängen bleibt, hat er keine Flossenstacheln und auch keine Schuppen. Er verlässt sein enges Reich nur hin und wieder mal, wenn er Appetit auf eine größere Mahlzeit hat, oder der Liebesrausch ihn packt.

Innerartlicher Parasitismus

Eine seltene, aber hochinteressante Lebensform im Tierreich ist der innerartliche Parasitismus. Wie der Name schon vermuten lässt, lebt dabei ein Partner – und zwar das Männchen – auf Kosten des anderen Partners und das ist dann natürlich das Weibchen. Dieses Phänomen soll anhand zweier Beispiele verdeutlicht werden.

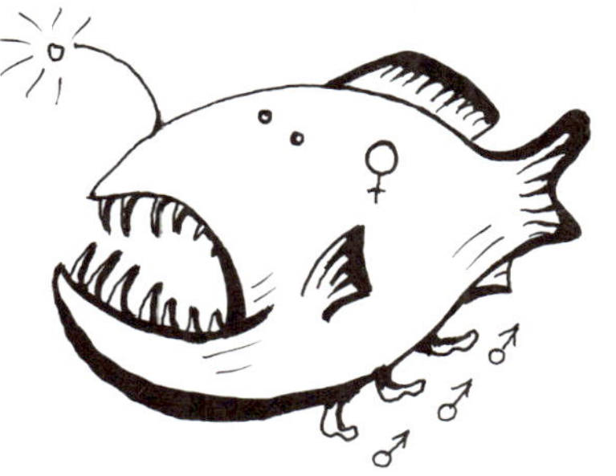

Tiefseeanglerfisch. Die charakteristische Angel ist gut erkennbar.

Beginnen wir mit den Tiefseeanglerfischen. Die Weibchen sind große, kräftige Matronen. Kopflastig gebaut sehen sie mit ihrem riesigen, gefährlich bezahnten Maul wahrhaftig zum Fürchten aus. Als Teufel werden sie auch manchmal bezeichnet. Eigentlich könnte man sie ohne Zuhilfenahme einer künstlichen Lichtquelle in ihrem Habitat gar nicht sehen, weil in der Tiefsee rabenschwarze Dunkelheit herrscht. Bei Helligkeit ließe sich so ein hässlicher Fisch wohl auch kaum ertragen. Charakteristisch ist für den Anglerfisch natürlich seine Angel. Was sollte es sonst wohl sein? Dabei handelt es sich um einen langen, gebogenen, dünnen Kopffortsatz, der wie eine Angel über und vor dem Maul des Weibchens hängt. An der Spitze dieser Angel hängt der „Köder". Das ist bei diesem, in der Tiefsee lebenden Fisch, sinnvollerweise ein Leuchtkörperchen, welches den potentiellen Beutetieren ein Mittagsmahl vorgaukeln soll. Das Ganze funktioniert deshalb so gut, weil die meisten Tiere in der Tiefsee mit irgendetwas vor sich hin leuchten. Häufig dient das einfach nur dazu, leichter den passenden Partner zu finden. Ist nun im Falle der Anglerfische ein Beutetier auf den leuchtenden Köder reingefallen und hat angebissen, dann schlägt das fürchterliche Fischmaul zu. Spätestens jetzt fragt man sich mit Recht: Wo sind denn die Männchen? Es gibt sie! Sie hängen manchmal auch zu zweit und nicht selten sogar zu dritt als winzige, wenig beeindruckende Minifische am Bauch des Weibchens. Man nennt sie Zwergmännchen und die gewaltigen Größenunterschiede zwischen den beiden Geschlechtern werden mit dem Begriff Sexualdimorphismus belegt.

Wie aber kommen die Männchen als baumelnde Säckchen an den Bauch der Auserwählten? Das geht folgendermaßen vonstatten: Irgendwann haben sie sich dort als Minifische selbstständig festgebissen. Dabei werden im Bereich ihres Mäulchens Enzyme ausgeschieden, die dafür sorgen, dass Männchen und Weibchen fest miteinander verwachsen. Die Verbindung wird so innig, dass der Papa in spe über einen auf Grund der Verwachsung fusionierten Blutkreislauf beider Partner von der Mama in spe mit allen erforderlichen Nährstoffen versorgt wird. Die Männchen dürfen sich nun voll auf das Geschäft konzentrieren, was sie wirklich gut können, nämlich die Befruchtung der Angelfischeier mit ihren Spermien. Hinter dieser merkwürdigen Partnerbeziehung steckt natürlich ein sehr praktischer biologischer Hintergedanke: Die Tiefsee ist absolut dunkel, völlig lichtlos, und die begehrten Weibchen sind rar. Hat man sich endlich als Männchen an eines herangerochen, muss man schnellstens für eine innige Partnerschaft sorgen, damit diese Braut nicht wieder verlustig geht. Nur so wird eine erfolgreiche Fortpflanzung dieser schrecklich faszinierenden Fischart garantiert.

Einen ähnlichen Fall von Sexualdimorphismus und Zwergmännchentum kennen wir aus dem Reich der Wirbellosen. In diesem Fall sind es einige Vertreter der meeresbewohnenden Igelwürmer (Echiurida). Auch hier konzentrieren sich winzige Männchen voll auf das Begattungsgeschäft und lassen sich dafür von der kräftigen Gattin rundum versorgen. Die Igelwürmer leben entweder eingegraben im Meeresboden oder sie verstecken sich in engen Felsspalten. Für die Nahrungssuche strecken sie einen beeindruckend großen, lappigen Rüssel aus, mit dem sie den Untergrund staubsaugerartig nach Mikroorganismen abweiden.

Nun aber zur Fortpflanzung: Bei diesen Arten der Igelwürmer mit Sexualdimorphismus leben die winzigen Zwergmännchen gut verpflegt, also quasi parasitisch, in den weiblichen Nephridien. Wer nun bei diesem Wort an Nieren denkt, liegt in der Sache grundsätzlich richtig. Nur in diesem Fall dienen die Nephridien weniger der Exkretion, als vielmehr hauptsächlich dem Ausleiten der Eier. Es erübrigt sich zu fragen, warum die Männchen sich ausgerechnet hier niederzulassen pflegen.

An dieser Stelle reizt es mich außerordentlich, gerade über die biologischen Besonderheiten dieser Igelwürmer noch viel mehr zu erzählen. Das aber muss ich mir verkneifen, sonst bekäme dies Buch schnell den Umfang einer Bibel.

Bau und Gestalt eines Parasiten

Eigentlich weiß man es aus eigener Erfahrung: Ändern sich der Lebensraum und die Umgebung eines Menschen, muss er sich in vielerlei Hinsicht der neuen Situation anpassen. Nehmen wir mal an, ein Grönländer wandert nach Brasilien aus. Um sich dort wohl zu fühlen, sollte er als erstes sein Outfit ändern. Also weg mit der dicken, molligen Pelzbekleidung und hinein in eine leichte, luftige Baumwollkonfektion. Das aber reicht noch nicht aus. Er kann nämlich mit niemandem kommunizieren, er versteht die andere Sprache nicht, er muss sie lernen – und zwar möglichst schnell. Um in der neuen Umgebung erfolgreich zu sein, sollte er sich bestens integrieren. Dazu gehört auch das Akzeptieren der anderen Kultur und das Sich-Gewöhnen an eine überwiegend unbekannte Ernährungsweise.

Genauso ging es Tieren, die irgendwann mal beschlossen hatten, ihren Lebensraum zu wechseln – weg vom Freileben, hin zum Parasitismus. Sie konnten nicht einfach ihren alten Bauplan beibehalten, der es ihnen ermöglicht hatte, erfolgreich in freier Wildbahn zu überleben. Stattdessen mussten sie nun ihr Aussehen sowie ihren Körperbau dem neu gewählten Lebensraum anpassen. Diese Anpassung geht so weit, dass Parasiten dadurch in vielerlei Hinsicht sehr übereinstimmende Merkmale ausgebildet haben, sich also sehr ähnlich sind in ihrem Aussehen und ihren Eigenschaften und das auch dann, wenn sie nicht miteinander verwandt sind. So etwas wird als Konvergenzentwicklung bezeichnet. Ganz besonders ausgeprägt hat sich ein solch übereinstimmender Bauplan bei den Endoparasiten entwickelt, der Gruppe nämlich, die im Körper anderer Lebewesen schmarotzt. Aber auch stationäre Ektoparasiten zeigen, wenn auch in etwas geringeren Umfang, aber doch immer noch deutlich erkennbar, solche Konvergenzentwicklungen. Die wenigsten Veränderungen im Bauplan finden wir bei temporären Ektoparasiten. All die lästigen Stecher und Beißer, wie Mücken, Gnitzen, Bremsen und auch Wanzen, sehen ihren harmlosen, nicht parasitisch lebenden Verwandten noch immer recht ähnlich. Wie diese müssen sie ja auch überwiegend in freier Wildbahn optimal zurechtkommen. Nur ab und zu, das erfährt man ja leider allzu oft am eigenen Leib, gönnen sie sich eine mehr oder weniger große Blutmahlzeit. Genau dafür sind dann auch ihre wesentlichen Spezialisierungen da, nämlich perfekte Stech- und Beißwerkzeuge.

Im Folgenden sollen die eben erwähnten Besonderheiten im Bauplan der Endoparasiten und der stationären Ektoparasiten einmal etwas näher beleuchtet und erklärt werden.

Einfache Baupläne werden bevorzugt

Betrachtet man einen Parasiten im Vergleich zu seinen nicht parasitisch lebenden nächsten Verwandten, so erscheint er uns auf den ersten Blick in vielerlei Hinsicht degeneriert. Sein Bauplan ist vereinfacht und unkompliziert. Einige Organe sind deutlich unterentwickelt oder fehlen sogar ganz. Kurz gesagt, der Schmarotzer wirkt sehr „schlicht gestrickt". Tatsächlich aber sollte man das Ganze etwas kritischer sehen. Bei den erkennbaren Rückbildungen handelt es sich nämlich in Wahrheit um Spezialisierungen, die als Antwort des Parasitendaseins auf einen ganz originellen Lebensentwurf entstanden sind. Dinge, die dabei nicht gebraucht wurden, sind rückgebildet worden. So einfach ist das Ganze zu verstehen. Überflüssige Bauplandetails konnten eingespart werden. Gerne wird dabei aber übersehen, dass Parasiten im Ausgleich dafür auch eine ganze Reihe neuer Sonderanpassungen an ihr außergewöhnliches Umfeld entwickelt haben, die wiederum bei ihren freilebenden Vettern völlig fehlen.
Grundsätzlich gilt also die Aussage: Nicht jede Rückbildung im Tierreich ist als Degeneration zu definieren!

So möge man zum Vergleich in diesem Zusammenhang nur einmal an die in ihrem Ökosystem so erfolgreichen Schlangen denken. Keiner käme auf die Idee, diese leistungsstarken, hochspezialisierten Reptilien als degenerierte Eidechsen zu bezeichnen, nur weil ihnen deren Extremitäten fehlen. Auch wir Menschen gelten im Vergleich zur Affenverwandtschaft nicht als degeneriert, nur weil wir keine starke Körperbehaarung und damit keinen Pelz haben. Ebenso fehlt uns ja die lange, frei schwingende Schwanzwirbelsäule der meisten Säugetiere. Nur ein jämmerlicher Rest, das Steißbein, erinnert noch an diesen rückgebildeten Körperanhang. Es liegt auf der Hand: Wir Menschen mit unserem aufrechten Gang brauchen einen solchen Schwanz ganz einfach nicht, ja er wäre sogar in mancher Beziehung ziemlich hinderlich. Ganz zu schweigen davon, dass ein solcher Körperanhang unseren knackigen Po in der neuen, schicken Jeans nicht gerade attraktiver aussehen ließe.

Organe, die zur Rückbildung neigen

Im Zusammenhang mit der parasitären Lebensweise wurden alle diejenigen Organe teilweise oder sogar gänzlich zurückgebildet, die in diesem speziellen Ökosystem wenig oder gar nicht gebraucht werden. Hauptsächlich sind dies die

Fortbewegungs- und die Sinnesorgane. Gerne betroffen ist auch die Leistungsfähigkeit des Nervensystems. Außerdem haben etliche Darmschmarotzer auf ein eigenes Darmsystem verzichtet. Diese Rückbildungen sollen nun einmal im Detail betrachtet werden.

Fortbewegungsorgane. Möchte ein Tier seine Umwelt ergründen, bedient es sich nicht selten speziell dafür ausgebildeter Extremitäten. Wir Menschen benutzen zum Beispiel zu unserer Fortbewegung bekanntermaßen unsere beiden Hinterhaxen, die sich vornehm Beine nennen. Dass es aber auch be uns anders geht, demonstrieren uns Babys und Kleinkinder, die zum Schrecken ihrer besorgten Mütter wie die meisten Vierfüßer wieselflink krabbelnd auf ihren Vorder- und Hinterextremitäten verbotenes Terrain zu ergründen suchen. Vögel beweisen uns obendrein, dass es noch eine dritte Dimension der Welteroberung gibt, indem sie den Luftraum perfekt mit Hilfe ihrer Flügel durchstreifen.

Aber nicht nur Wirbeltiere haben ihre Umwelt erfolgreich mit Beinen und Flügeln erobert, sondern auch einige Wirbellose. Am bekanntesten sind in diesem Zusammenhang sicherlich die Gliederfüßer, die ihre lokomotorischen Fähigkeiten schon in ihrem wissenschaftlichen Namen Arthropoda tragen. Diese Bezeichnung stammt aus dem Griechischen und bedeutet so viel wie Gelenkfüßer. Zu ihnen zählen Spinnentiere, Krebse, Tausendfüßler und die besonders hoch entwickelten Insekten. In diesem artenreichen Tierstamm wird gekrabbelt und geflogen, dass es eine wahre Pracht ist. Dabei wurde der Luftraum von vielen Vertretern der Insekten, die auch Kerbtiere genannt werden, erfolgreich erobert. Nur wenige Angehörige dieser artenreichen Tierklasse haben nie Flügel entwickelt. Man nennt diese kleine, relativ primitive Insektengruppe deshalb auch Apterygota. Das „A“ steht für „sie haben es nicht“, nämlich „pteryx“, die Flügel. Der sicherlich bekannteste Vertreter dieser kleinen, primär flügellosen Gruppe der Insekten ist das urtümliche, wenig geliebte Silberfischchen, *Lepisma saccharina*. Erfolgreich huscht dieser lichtscheue, silbrig glänzende Geselle in unseren Wohnungen überwiegend nächtens durch die Gegend und hält sich dabei besonders gerne in Bad und Küche auf. Das Silberfischchen vermag selbst in die engsten Zwischenräume zu schlüpfen und ist dabei so blitzschnell, dass man es nur schwerlich fangen kann. Unser Kater Eisbär versuchte es dennoch immer wieder. Nach bewährtem Jagdmuster legte er einfach seine dicke, weiße Pfote auf ein erspähtes Silberfischchen und wunderte sich stets aufs Neue, dass es beim Anheben der Tatze darunter schon wieder klammheimlich verschwunden war. Diese altertümlichen Insekten sind – einmal eingeschlichen – außerordentlich treue Hausgenossen, die man kaum wieder los wird. Trost ist, dass sie eigentlich harmlos sind.

Nun aber wieder zurück zu den geflügelten Insekten. Sie dominieren in dieser Tierklasse durch ihren unglaublichen Artenreichtum und sind zudem noch oft außerordentlich individuenreich. Man nennt diese große Gruppe, die in zahlreiche Ordnungen unterteilt wird, auch gerne Pterygota. Wie der wissenschaftliche Sammelbegriff schon vermuten lässt, besitzen sie unterschiedlich gestaltete Flügelpaare. Wenige Vertreter dieser Gruppe aber haben sich gegen Flügel entschieden, weil sie – man ahnt es schon – parasitisch leben. Es sind überwiegend Ektoparasiten, die, statt zu fliegen, lieber durch ihr parasitisches Leben laufen, schleichen, krabbeln und springen. Gemeint sind u. a. die so bekannten Läuse, Bettwanzen und Flöhe. Erfolgreich haben sie auch ohne Flügel ihr Terrain erobert. Nehmen wir nur mal als Beispiel die Flöhe. Sie können nicht fliegen, aber sehr beeindruckend weit und hoch springen. Entsprechend besitzen sie im Verhältnis zu ihrer geringen Körpergröße eine so gewaltige Beinmuskulatur wie kein anderes bekanntes Tier. Noch nicht einmal die Kängurus können da mithalten. Alle Bodybuilder dürften bei ihrem Anblick nur noch vor Neid erblassen. Hätten sie eine derartig monströse Oberschenkelmuskulatur wie die Flöhe, wären sie locker in der Lage, aus dem Stand mehrere Kilometer weit zu springen.

Aber zu den Arthropoda, den Gliederfüßern, gehören ja nicht nur Insekten, sondern auch die ebenfalls artenreichen und auch in ihrer Gestalt sehr variablen Krebse. Die allseits bekanntesten Vertreter dieses Unterstammes der Arthropoda, wie zum Beispiel Hummer, Taschenkrebse, Langusten und Krabben, sind perfekte Stelzenläufer oder auch Freischwimmer und zudem mit einem robusten Körperpanzer ausgestattet. Nicht wenige dieser Krustentiere aber haben sich – man sollte es nicht meinen – sehr erfolgreich für ein Parasitendasein entschieden und zwar dann überwiegend als Ektoparasiten. Aber einige Krebse leben sogar tatsächlich bestens als Endoparasiten, wobei sie dann meist in ihrem Körperbau zu extremitätenlosen Säcken oder gar formlosen und dazu noch dünnhäutigen Gebilden mutiert sind. Dadurch lassen sie sich kaum noch auf den ersten Blick als Krebse identifizieren. Man versteht aber gleich, dass in diesem besonderen und ungewöhnlichen Lebensraum im Inneren eines anderen Tieres Körperanhänge und dicke Panzerrüstungen eher hinderlich wären und daher auch nicht vorhanden sind. Der Parasit hat sich also wieder einmal perfekt an seine ungewöhnliche Umwelt angepasst. An späterer Stelle sollen einige dieser interessanten Kandidaten noch besonders vorgestellt werden.

Es gibt aber auch wirbellose Tiere, die normalerweise mit viel einfacheren Mitteln als mit Extremitäten ihr Umfeld in freier Natur erobern. So bewegen sich etliche sehr kleine Würmer statt mit Beinen nur mit Hilfe einer dicht bewimperten Körperoberfläche im Wasser vorwärts. Kräftig und synchron rudern die kurzen, beweglichen Härchen den kleinen Wurmkörper in Verbindung mit seiner Hautmuskulatur durch die Landschaft. Ein gutes Beispiel hierfür sind die im freien Wasser lebenden Strudelwürmer, die Turbellaria. In Bächen findet man sie gerne auf der Unterseite von Steinen, wo sie kleinen, glänzenden Nacktschnecken täuschend ähnlich sehen. Strudelwürmer sind eng mit Bandwürmern verwandt, die ja bekanntermaßen einen ganz anderen Lebensraum, nämlich den Darm, erobert haben. Dort aber hat ein Bandwurm lieber nicht auf die Fortbewegung mit Hilfe von Wimpern gesetzt. Solche zierlichen Härchen würden durch den schleimigen Darmbrei sehr schnell hoffnungslos verkleben und damit außer Funktion gesetzt. Also ist die Bandwurmoberfläche unbewimpert und hat dafür andere Oberflächenstrukturen, die ihn perfekt an seinen schmierigen Lebensraum anpassen.

Sinnesorgane. Wir und alle Tiere haben Sinnesorgane, um den jeweiligen Bedürfnissen entsprechend die Parameter der Umwelt wahrzunehmen. Das bedeutet aber auch, dass unsere ganz persönliche Wahrnehmung nicht der eines Tieres entsprechen muss. Da wir aber immer dazu neigen, unser Weltbild für das einzig Richtige zu halten, können wir uns ganz schlecht andere Sichtweisen vorstellen. Nehmen wir dafür einmal ein einfaches Beispiel: Man kann sich zum Beispiel kaum hineindenken, wie der Lebensraum von einer Fledermaus wahrgenommen wird, die sich bei Dunkelheit vorrangig mit Hilfe der Echoortung perfekt orientiert. Noch viel weniger ahnen wir, wie eine Hummel mit ihren Komplexaugen, die aus unglaublich vielen Einzelaugen zusammengesetzt sind, die Umgebung tatsächlich sieht und wie sie sich dort nach dem polarisierten Licht orientiert. Wir können so etwas mit unseren Augen nicht erkennen. Grundsätzlich gilt, dass alle Tiere und damit auch der Mensch für ihre ganz speziellen Bedürfnisse die dazu passende Sinnesausstattung haben.

Dieser kurze, vorangestellte Exkurs soll uns nun im Folgenden ein wenig helfen, die entsprechende Situation bei den Parasiten zu verstehen. Insbesondere bei Endoparasiten ist der jeweilige Lebensraum im Vergleich zu dem eines freilebenden Lebewesens meist unglaublich eintönig gestaltet. So befindet sich zum Beispiel der Endoparasit in völliger Dunkelheit. Logisch, dass hier der Besitz von Lichtsinnesorganen total überflüssig ist. Folge: Er hat darum auch keine! Das Fehlen der Augen bei einigen Schmarotzern wird dadurch besonders eindrucksvoll, dass diese allerdings nicht selten in einer frühen Entwicklungsphase ihres Lebenszyklus schon mal Augen besessen haben können. Das ist häufig dann der Fall, wenn sie in ihrem Larvenstadium freilebend waren. Während dieser frühen

Entwicklung besitzen Larven dann tatsächlich oft kleine, einfach gebaute Äugelchen. Meist sind es sogenannte Pigmentbecherocellen, mit denen sie zwar kein Fernsehprogramm sehen, aber alle für sie essentiellen Dinge erkennen können. Das heißt, sie vermögen Helligkeiten zu unterscheiden und bemerken sich bewegende Schatten. Später dann, während der Metamorphose, beim Übergang zu ihrem Erwachsenendasein im Körperinnerem eines Wirtes, werden die larvalen Augen ganz einfach wieder zurückgebildet. Die ausgewachsenen Schmarotzer dürfen dann erfolgreich ohne Augen im Dunkeln gut munkeln.

Ein ganz kurioses Beispiel für das Fehlen von Augen soll an dieser Stelle unbedingt erwähnt werden. Dieser Fall betrifft sogar einen Ektoparasiten. Am besten fängt diese Geschichte mit seinem Wirt an. Wer kennt ihn nicht, es ist *Talpa europaea*! Ach, Sie haben noch nie von ihm gehört? Wahrscheinlich haben Sie ihn auch noch nie gesehen. Aber Sie kennen seine Bauwerke, die gar manchen gepflegten Rasen zum Unmut ihrer Besitzer verschandeln. Es ist nämlich der Maulwurf.

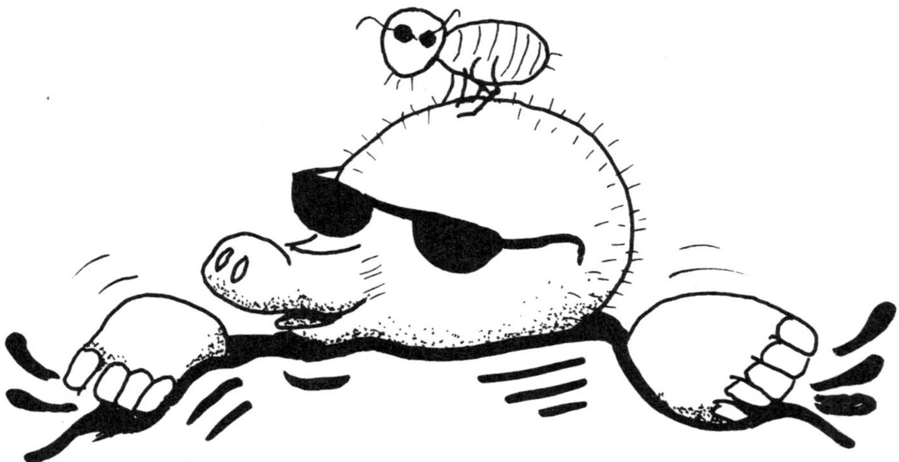

Der blinde Maulwurf mit seinem blinden Floh.

Ausgestattet mit einem hervorragenden Tast- und Geruchssinn wühlt er sich in völliger Dunkelheit ohne Taschenlampe durch sein unterirdisches Reich. Mit seinen winzigen, wenig leistungsfähigen Augen kann er vergleichsweise schlecht sehen. Es reicht ihm aber, wenn er hell und dunkel unterscheiden kann, denn wenn es hell wird, weiß er, dass seine Nase aus dem Maulwurfhaufen herausschaut.

Sieht er dann gar noch ein sich bewegendes Objekt, flieht er ganz flink wieder hinunter in die dunklen Katakomben. Nun kommt der Clou: Dieser Maulwurf hat eigene, auf ihn und sein Leben spezialisierte Flöhe mit dem Namen *Histrichocephalus talpae*. Dieser Floh aber ist blind! Damit hat der fast blinde Maulwurf wahrhaftig auch blinde Flöhe. Hätten die kleinen Quälgeister Augen, würden sie vielleicht auch schwermütig bei ihrem Leben in völliger Dunkelheit, das ihnen vom Wirtstier, dem Maulwurf, sozusagen aufgezwungen wird. Aber auch diese Flöhe können sich glücklicherweise mit Hilfe eines exzellenten Riechvermögens und eines guten Tastsinns zielorientiert im dichten, schwarzen Pelz ihres Wirtes, dem Maulwurf, bewegen.

Nervensystem. Die Anforderungen, die eine Umwelt an ein Lebewesen stellt, ziehen konsequenterweise auch den entsprechenden Grad der Leistungsfähigkeit seines Nervensystems nach sich. Beispielhaft lässt sich das sogar an uns Menschen verdeutlichen: So trainiert bekanntermaßen ein körperlich und geistig aktiver Mensch sein Gehirn täglich aufs Neue und bleibt dabei intellektuell fit. Ein Mensch hingegen, der von morgens bis abends Kartoffelchips knabbernd vor seinem Fernseher sitzt, wird unweigerlich im Laufe der Zeit immer mehr geistig abstumpfen. Nicht umsonst heißt es: Wer rastet, der rostet, und das gilt nicht nur für den Körper, sondern auch für das Zentralnervensystem, das Gehirn.

Diese Erkenntnis nun lässt sich auch auf das Parasitendasein übertragen und betrifft dort ganz besonders die Endoparasiten mit ihrem einschränkenden Lebensraum. Sie dümpeln und schleichen durch die schon erwähnte Dunkelheit des Wirtskörpers, leben dort wie die Made im Speck und müssen sich um nichts Sorgen machen. Infolgedessen ist ihr Nervensystem im Vergleich zu dem ihrer nicht parasitisch lebenden Verwandten eindeutig schwächer entwickelt. Jeder Zoologe wird das bestätigen können.

Darmtrakt. Kann man ohne Darm leben? Wir könnten es sicherlich nicht, aber einige wenige Darmparasiten haben es erfolgreich geschafft. Es sind die allseits bekannten Bandwürmer, die Cestoda, und die Kratzer, die Acanthocephalen. Beide Tiergruppen werden in späteren Kapiteln noch detailliert vorgestellt werden. An dieser Stelle interessiert hier vorrangig die Frage, wie es möglich ist, ohne Mund, Darm und After erfolgreich zu existieren. Tatsächlich funktioniert es, wenn zwei Bedingungen erfüllt werden.

Erste Bedingung: Man muss dort leben, wo ein anderer Organismus, das Wirtstier nämlich, dem Parasiten die Verdauungsarbeit abnimmt. Da das bekanntermaßen im Darm passiert, leben Darmparasiten schon mal an der richtigen Stelle. Sie befinden sich inmitten eines Nahrungsbreis, der vom Wirt bereits erfolgreich enzymatisch aufgeschlossen wurde. Das heißt mit Hilfe von Enzymen sind dort Kohlenhydrate, Proteine und auch Fette in resorbierbare Bestandteile zerlegt worden. Da braucht sich ein darmloser Parasit nur noch zu bedienen, wenn er die zweite Bedingung erfüllt: Solche Parasiten müssen in der Lage sein, diese bereits verdauten Nährstoffe über ihre Körperoberfläche aufzunehmen. Natürlich sind Bandwürmer und Kratzer dazu befähigt. Die spezielle Oberflächenstruktur und die Beschaffenheit ihrer äußeren Haut ermöglichen ihnen das Resorbieren umgebender Nährstoffe. Bei derartig hoch spezialisierten Darmparasiten ist dafür die Körperoberfläche so gestaltet, wie man sie sonst üblicherweise nur im Bereich der Darmepithelien findet. Hier schwimmt dann ein Schmarotzer im Darm tatsächlich wie die sprichwörtliche Made im Speck.

Aber das eben Gesagte gilt beileibe nicht für alle Darmparasiten. Die meisten Vertreter dieser Kategorie haben einen Mund, gelegentlich darin sogar Zähnchen und natürlich einen funktionstüchtigen eigenen Darm. Dazu gehören viele Fadenwürmer wie zum Beispiel der allseits bekannte Spulwurm. Dabei fressen die Darmparasiten dann ganz einfach den Nahrungsbrei, der ihnen in großer Regelmäßigkeit vom Wirtstier mehr unfreiwillig angeliefert wird.

Einige Darmschmarotzer gönnen sich ungefragt im Darm auch andere Leckerbissen. Besonders bösartige Vertreter beißen gerne Darmzotten ab, um sich dadurch die ein oder andere Blutmahlzeit einzuverleiben. Logisch, dass diese Rüpel den Wirt am meisten schädigen.

Festhalten ist die Devise

In den vorangegangenen Kapiteln haben wir uns damit beschäftigt, dass Parasiten allerlei Rückbildungen aufweisen. Ganze Körperteile oder auch Organe, die in ihrem speziellen Lebensraum nicht unbedingt erforderlich sind, existieren bei ihnen ganz einfach nicht. Im Austausch dafür aber haben sie – und das ist viel beeindruckender – Merkmale entwickelt, mit denen sie optimal für ihre besondere Lebensplanung ausgerüstet sind. Dort, wo Extremitäten fehlen, weil sie überflüssig sind, wurde das Thema „Festhalten" perfektioniert.

Der stationäre Ektoparasit hat zwar oft noch Beine, mit denen er sich vorwärts bewegen kann, aber gleichzeitig lebt er dabei ständig mit der Gefahr, vom Wirt abgestreift zu werden. Dagegen muss er gerüstet sein und wahrlich, er ist es! Ein

Musterbeispiel dafür ist die bekannte und gefürchtete Zecke, auch Holzbock genannt. Jeder weiß, wie schwierig es ist, diesen Lästling unversehrt zu entfernen. Dreht man ihn einfach mit den Fingern heraus, hat man zwar den Körper in der Hand, aber der Kopf mit dem Bohrapparat bleibt tief in der Haut stecken und ruft dort gerne eine Entzündung hervor. Zecken besitzen entgegen anders lautender Meinung keinen schraubenartigen Bohrer mit einem Linksgewinde. Das ist ganz einfach ein Märchen. In Wahrheit ähnelt ihr Bohrer eher einem Fischerdübel, dessen Widerhaken ihn bombenfest in der Haut des Wirtes verankern. Will man den Blutsauger unversehrt entfernen, muss man schon zu den besonderen, im Handel erhältlichen Zeckenzangen greifen und diese nach Gebrauchsanleitung bedienen.

Auch andere Ektoparasiten halten sich bestens fest. Mit Krallen und Saugnäpfen bewaffnet verteidigen sie erfolgreich ihre Position. Ein ganz besonders originelles Beispiel dafür ist die Filzlaus mit dem zungenbrecherischen Namen *Phthirus pubis*.

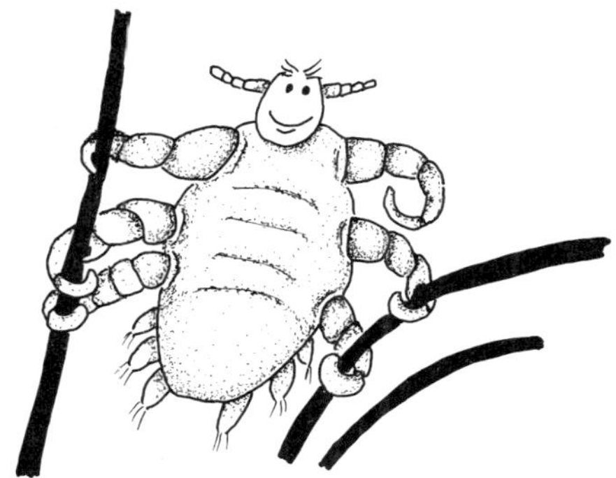

Filzlaus *Phthirus pubis.*

Sie siedelt sich bevorzugt an den Haaren der etwas delikateren Körperregionen an, warum sie auch gerne Schamlaus genannt wird. Vermutlich schämt sich auch jeder, der sie sich zugezogen hat. Nie findet man sie an den Kopfhaaren, gelegentlich aber an den Augenbrauen oder sogar an den Wimpern. Bekommt man morgens eins der beiden Augen überhaupt nicht auf, kann es gut sein, dass hier *Phthirus pubis* aktiv war und ganz einfach nächtens die oberen und unteren Wimpern mit den Beinen zusammengeklammert hat. Warum aber hat sich die Filzlaus auf diese merkwürdigen Körperareale spezialisiert und warum kommt sie nicht am Kopfhaar vor? Des Rätsels Lösung liegt im Bau ihrer Klammerextremitäten begründet. Diese sind nämlich exakt auf den Umfang der etwas dickeren und drahtigeren Körperbehaarung eingerichtet. An den stets etwas dünneren und glatten Kopfhaaren würde diese Läuseart ganz einfach abrutschen. Daher überlassen sie dies Terrain ganz großzügig ihren Verwandten, den Kopfläusen. Außerdem haben Filzläuse obendrein – im Gegensatz zu den schlanken Kopfläusen – einen ziemlich breiten Körper. Sie wirken leicht übergewichtig und könnten sich mit dieser Figur nur schlecht im dichten Gewirr der Kopfhaare bewegen. Da ist die spärlichere Haardichte des Schambereiches und der Augenbehaarung für sie schon ein bequemeres Betätigungsfeld.

Aber auch Endoparasiten können sich bestens festhalten im Wirtskörper. Je nachdem, wo sie bevorzugt siedeln, müssen sie der Darmperistaltik widerstehen, dem Blutstrom Paroli bieten oder sich in engen Gallengängen vorwärtsbewegen. Dafür haben sie perfekte Saugnäpfe oder auch Sauggruben und auch gelegentlich Klammerhaken. Wir werden all das noch an diversen Beispielen näher kennenlernen.

Die passende Figur für jeden Zweck

Parasiten müssen sich auch figürlich auf ihren besonderen Lebensraum einstellen. So sind stationäre Ektoparasiten ständig der Gefahr ausgesetzt, dass ihr Wirt versucht, sich ihrer zu entledigen. Dagegen wehren sich etliche Vertreter erfolgreich mit Hilfe eines sehr flachen Körperbaus. Dieser erlaubt es ihnen, sich eng an den Wirtskörper anzulegen und damit ein Abstreifen zu erschweren. Hervorragend praktiziert dies zum Beispiel ein kleiner Krebs, der die Haut von Fischen bevölkert. Argulus, die Karpfenlaus, wie er genannt wird, hat fast die Form einer winzigen Diskusscheibe. Ergänzend sorgen bei diesem Ektoparasiten Krallen und Saugnäpfe dafür, dass er selbst von heftigen Wasserströmungen nicht weggerissen werden kann.

Endoparasiten hingegen, die durch die engen Schluchten eines Wirtskörpers streifen, sind samt und sonders „Würmer", egal, welcher Tiergruppe sie systematisch angehören. Da nun aber etliche freilebende Vertreter der Wirbellosen auf Grund ihres Lebensraumes ebenfalls wurmförmig sind, als bekanntes Beispiel sei hier der Regenwurm genannt, wurden all diese wurmigen Vertreter früher sogar systematisch in drei eigene entsprechende Kategorien eingeteilt. In der älteren Tiersystematik tauchen sie dann als „niedere und mittlere sowie höhere Würmer" auf, je nachdem, wie hoch ihr Entwicklungsstatus ist. Diese falsche Art der systematischen Einteilung bewog mich früher in der Vorlesung immer zu der Bemerkung: „Würmer gibt es nicht, sie sind nur eine geometrische Figur". Damit ist scherzhaft eigentlich alles gesagt und zwar auch in Hinblick auf die parasitischen Würmer. Die geometrische Figur „Wurm" ist einfach nur eine Antwort auf den Lebensraum der Tiere. Dies nun erklärt auch, warum Endoparasiten eigentlich immer Würmer sind. Diese Figur bietet im Körper eines Wirtes nur Vorteile. Erstens bewegungstechnisch: Schlank und dünn kann der Parasit sich überall durchschlängeln. Zweitens begünstigt diese Körperform viele Stoffwechselvorgänge, weil bei Würmern die Körperoberfläche im Verhältnis zum Körpervolumen vergleichsweise groß ist. Eine solch umfangreiche Austauschfläche ermöglicht optimal viele Interaktionen zwischen dem Wirtsgewebe und dem Parasiten. Bandwürmer, Saugwürmer, Fadenwürmer – sie alle, obwohl nicht näher miteinander verwandt, haben daher die gleiche Gestalt. Selbst die schon erwähnte Haarbalgmilbe ähnelt optisch einem Wurm. Auch die Schnecke *Entochoncha mirabilis*, die in Seegurken ihr parasitisches Dasein fristet, ist ein langer, schlanker, ringeliger Wurm. Bei ihrer erstmaligen Entdeckung hielt man sie daher zunächst sogar für ein besonderes, bislang unbekanntes Organ der Seegurke. Erst als dann etwas später der wahre Parasitencharakter dieses Gebildes entdeckt wurde, gab man ihr einen entsprechenden Namen. Der vorangestellte Gattungsname „Entoconcha" signalisiert, dass die Schnecke, nämlich „Concha", im Inneren der Seegurke lebt. Der nachgestellte Artname „mirabilis", das heißt wunderbar bzw. sich wundern, gibt die Verwunderung der Forscher über ihre erstaunliche parasitäre Existenz wieder.

Der Lebensraum bestimmt die Färbung

Tarnung ist für viele Tiere der beste Garant für ein langes, erfolgreiches Leben. Bei klassischen Beutetieren, die schon mal gerne im Bauch eines Beutegreifers landen, schützt eine gute Tarnfarbe am allerbesten vor dem Gefressenwerden. Der anderen Seite, dem Raubtier also, erleichtert die entsprechende unauffällige Fellfarbe das Anschleichen an das Objekt der Begierde und verbessert damit den Jagderfolg ungemein. Viele Raubkatzen, die durch das von der Sonne beschienene Gestrüpp schleichen, haben gerne ein gelb-schwarz geflecktes Fell. Was in freier Umgebung auffällig erscheinen mag, wirkt in einem von Licht und Schatten geprägten Umfeld optimal tarnend.

Nicht immer dient die Fell- oder Gefiederfärbung den eben genannten Zwecken. Gerade Vögel und dort insbesondere die Männchen sind oft sehr schön bunt gefärbt. Damit wollen sie auffallen, um der auserwählten Braut mit einem prächtigen Hochzeitskleid zu imponieren. In anderen Fällen stellen Hautpigmente auch einen Schutz vor Schäden durch die UV-Strahlen der Sonne dar, ein Thema, das uns Menschen ja bestens bekannt ist. Grundsätzlich kann man sagen, dass mit

Farbigkeit in der belebten Natur in der Regel immer irgendein Zweck verbunden ist.

Fast logisch erscheint es daher, dass Endoparasiten in der Regel keine Eigenfarbe haben. Sie sind unpigmentiert, denn Farbe benötigen sie im Schutz ihres abgeschirmten Lebensraumes nicht. Einen Bandwurm könnte man daher locker einem italienischen Nudelgericht der Sorte „Bandnudeln alla Bolognese" untermischen, ohne dass ein hungriger Mensch es so ohne Weiteres erkennen würde. Ob es sich allerdings vielleicht rausschmecken ließe, wage ich nicht zu beurteilen. Wohl aber muss ich grundsätzlich vor diesem Experiment warnen, weil es in einigen Fällen sehr gefährlich ist, einen Bandwurm roh zu verspeisen. Man kann so zum unfreiwilligen Zwischenwirt für dessen Nachwuchs, die sogenannte Finne, werden. Finnenträger zu sein ist aber viel schlimmer, als selbst den ausgewachsenen Bandwurm zu beherbergen.

Der Endoparasit also hat die klassische Nudelfarbe, es sei denn, dass sein Darminhalt durch die Haut schimmert. In solchen Fällen zeigt er sich gerne bräunlich bis rötlich gefärbt. Nicht umsonst heißt deswegen der auf den Menschen spezialisierte Spulwurm mit wissenschaftlichem Namen *Ascaris lumbricoides*. *Lumbricus* aber ist der Gattungsname des Regenwurms. Die Nachsilbe „-oides" bedeutet allgemein „so ähnlich wie". Damit beschreibt man also, dass der menschliche Spulwurm einem fetten Regenwurm ähnelt. Er hat sowohl dessen Größe, als auch oft seine bräunliche Farbe, wenn er zwecks Luftschnappens einmal hinterrücks zum Entsetzen seines menschlichen Wirtes ans Tageslicht kommt.

Ganz anders aber als bei Endoparasiten hat sich das Thema der Färbung bei stationären Ektoparasiten entwickelt. Sie müssen sich tarnen, um nicht „gelaust" zu werden. Das gilt ganz besonders für solche Ektoparasiten, die sich auf eine bestimmte Tierart spezialisiert haben, was der Parasitologe als „stenök" bezeichnet. Besonders deutlich demonstrieren uns das beispielsweise die Mallophagen, deren Vertreter als Federlinge oder Haarlinge im Gefieder bzw. Pelz der Wirte herumturnen. Hell sind sie dort oder auch dunkel, je nachdem, wie ihre Umgebung es vorgibt. Nur im Kopfbereich der Tiere, dort, wo diese nicht hingucken können, werden sie gerne keck und trauen sich schon mal an ein farblich auffallendes Outfit heran.

Parasiten sind nicht alle klein, es gibt auch Monster

Im ersten Moment denkt man sicherlich bei Parasitenbefall an kleines Krabbelgetier. Tatsächlich ist diese Vorstellung auch richtig in Hinblick auf so gut wie alle stationären Ektoparasiten. So, wie sich diese schmarotzenden Lästlinge mit Hilfe von Tarnfarben versuchen unsichtbar zu machen, haben sie sich auch aus dem gleichen Grund für eine geringe Körpergröße entschieden. Einige dieser Vertreter, wie zum Beispiel alle Mallophagen, sind sogar so winzig, dass man am besten eine Lupe zur Hilfe nimmt, wenn man sie betrachten möchte.

Temporäre Ektoparasiten können sich bezüglich der Körpergröße schon etwas weiter aus dem Fenster lehnen. Zecken zum Beispiel sind die größten bekannten Milben überhaupt und bei Blutegeln gibt es auch wahre Riesen. Zudem legen diese Burschen alle im Rahmen ihrer Blutsaugetätigkeit innerhalb kurzer Zeit gewaltig an Gewicht und damit auch an Körpergröße zu. Kein Wunder, denn sie futtern ja auf Vorrat. So bemerkt man eine kleine, spinnenähnliche Zecke, die am Körper auf Suche nach einer passenden Saugstelle geht, meistens nur durch Zufall. Anders, wenn sie vollgesogen ist, dann bietet ihr Hinterkörper, einem prallen, braunroten Blutsack nicht unähnlich, schon fast einen Furcht einflößenden Anblick.

Auch für die Endoparasiten gilt, dass sie überwiegend klein sind. Aber es gibt in dieser Kategorie tatsächlich auch einige wahre Riesen. Gerne nannte ich an dieser Stelle in meiner Vorlesung immer zuerst das Beispiel *Placentonema gigantissima* und weidete mich dann an den erwartungsvoll entsetzten Gesichtern meiner Zuhörer. Gigantissima, den Namen kann man sich auch tatsächlich auf der Zunge zergehen lassen. Das Wort klingt gewaltig und es ist gewaltig. *Placentonema gigantissima* ist ein getrenntgeschlechtlicher Parasit. Die Weibchen können bis zu 8 m lang werden und stellen damit die nur 3,5 m langen Männchen ordentlich in den Schatten. Es stellt sich die Frage, wo leben sie, wo haben solche Monster Platz? Nun, es ist der weibliche Pottwal, in dessen Plazenta – der Gattungsname verrät es schon – sie es sich gut gehen lassen.

Aber selbst wir Menschen beherbergen gelegentlich in unserem Körper wahre Riesen. Sage und schreibe 20 m lang kann der Fischbandwurm im menschlichen Darm werden. Doch noch unangenehmer ist sicherlich die Vorstellung, dass ein 1,5 m langer Medinawurm unter unserer Haut herumschleicht. Da tröstet es kaum, dass dieser Parasit mit einem Durchmesser von 1,5 mm extrem dünn ist.

Anders könnte er in dem engen Unterhautbindegewebe wohl auch kaum umherkriechen. Kribbelnd spürt man seine Bewegungen und der befallene Mensch weiß, dass sein Untermieter lebt! All diese Parasiten werden wir in späteren Kapiteln in Verbindung mit ihren Kreisläufen noch näher kennenlernen.

Es will sicherlich einleuchten, dass solche extremen Auswüchse in freier Natur kaum eine Überlebenschance hätten. Diese Monsterwürmer sind sehr instabil gebaut. In Freiheit würden sie sofort kollabieren. Sie können daher nur im Schutz eines Wirtstieres als Riesen erfolgreich sein. Hier werden sie bestens versorgt und ihrem Wachstum wird weder im Darm noch im weichen Gewebe Widerstand entgegengesetzt.

Fortpflanzung als Lebensinhalt

Im vorangegangenen Kapitel wurde deutlich, dass dort, wo Parasiten getrenntgeschlechtlich sind, die Weibchen meist um ein Vielfaches größer werden als ihre Männer. Grund dafür ist ihr prall mit unglaublich vielen Eiern angefüllter Uterus. Zwittrige Parasiten hingegen, die sogenannten Hermaphroditen, besitzen sowohl Hoden als auch Ovarien. Sie sind folglich alle von gleicher Größe und völlig identisch gebaut. Die aktuelle Genderforschung hätte an ihnen die ungetrübte Freude, denn über das wahre Geschlecht muss man bei ihnen nicht diskutieren.

Ganz allgemein pflegen Parasiten mit gewaltigen Eiermengen zu klotzen. Bei solch großer Fruchtbarkeit stellt sich nun natürlich die Frage nach dem Warum. Mit Vergnügen hat es nichts zu tun, sondern der ganze Umstand dient einfach nur der Sicherung der Fortpflanzung. In der Regel schaffen es nur ganz wenige der befruchteten Eier, ans Ziel zu kommen, um dort erfolgreich letztendlich einen neuen Wirt zu besiedeln. Die meisten Eier oder Larven aber werden diesen Zweck nie erreichen. Die Ausfallquote ist gewaltig. Dagegen angehen kann man daher nur mit riesigen Eierzahlen.

Ein paar Beispiele sollen das verdeutlichen: So vermutet man für den menschlichen Spulwurm sogar, dass er möglicherweise täglich bis zu 1,5 Millionen Eier ausscheidet, die dann mit dem Kot des Wirtes – das sind wir – ins Freie gelangen. Genau gezählt hat sie natürlich noch niemand, aber man kann recht erfolgversprechende Schätzungen vornehmen, und dabei kommt es auf ein paar Eier mehr oder weniger nicht an. Von einem anderen Fadenwurm, der den Darm der Schafe gerne besiedelt, weiß man schon Genaueres. Jedes Weibchen legt dort alle 10 bis 20 Sekunden ein Ei. Trotz dieser monströsen Reproduktionsrate aber haben die beiden eben genannten Schmarotzer damit beileibe noch nicht ihr Ziel erreicht, nämlich den Darm eines neuen Menschen oder den eines Schafes zu besiedeln. Nur eine verschwindend geringe Anzahl ihrer Nachkommen wird das Glück haben, wieder einen Endwirt zu erwischen.

Ein besonders eindruckvolles Beispiel in diesem Rahmen liefert ein weiblicher Fadenwurm namens *Sphaerularia bombi*, der in Hummeln schmarotzt. *Bombus* ist übrigens der Gattungsname der Hummel und damit wird „*bombi*", der Artname des Wurmes ein wenig entschärft, und das, obwohl dieser Wurm tatsächlich eine wahre Eierbombe ist. Das zierliche Weibchen erreicht gerade mal eine Länge von 4 mm. Aber nach der Befruchtung durch ein Männchen beginnt sein Uterus mit samt seinem Inhalt zu wachsen. Irgendwann bricht er dadurch bruchsackartig aus dem Würmchen heraus. Das Ergebnis ist, dass am Schluss die winzige Wurm-Mama wie eine kleine Mondsichel oben auf ihrem riesigen, 2 cm langen und etwa 1 cm dicken Uterus liegt.

Wegen des schon erwähnten großen Problems der Sicherung ihrer Fortpflanzung sind die meisten Parasiten gerne zum Zwittertum, dem Hermaphroditismus, übergegangen. Nur so kann der Parasit sich sorglos in seinem Wirt einem entdeckten Kumpel in deutlicher Absicht nähern, weil dieser dann natürlich immer der geeignete Sexualpartner ist. Freudig kann man sich ungeprüft mit jedem Artgenossen wechselseitig begatten. Getrenntgeschlechtliche Partner haben es da schon schwerer. Nur mit fünfzigprozentiger Wahrscheinlichkeit ist der Artgenosse, den man in seinem Revier trifft, vom anderen Geschlecht. Aber auch für diese Fälle gibt es einige erfolgreiche Absicherungsmechanismen im Leben der Schmarotzer. So können unter anderem schon von der Mutter gemischtgeschlechtliche Geschwister mit Sekreten verklebt werden und erreichen auf diese Weise untrennbar vereint ihren Wirt als eine Art Postwurfsendung. Andere getrenntgeschlechtliche Parasiten praktizieren erfolgreich die Partnertreue. Solche Vertreter sind die gefürchteten Pärchenegel, das sind verschiedene Arten der Gattung *Schistosoma*. Hat sich bei ihnen im Venensystem des Menschen jeweils ein passendes Pärchen gefunden, dann bleibt es ein Leben lang innig vereint und vermehrt sich dabei tüchtig. In einem späteren Kapitel darf man mehr über dieses Ganovenpärchen erfahren und über die von ihm erzeugte Bilharziose, eine hochgefährliche Wurmerkrankung.

Einige Parasiten betreiben neben der geschlechtlichen auch noch zyklusweise eine ungeschlechtliche Fortpflanzung. Dabei können sie dann ganz ohne die Hilfe eines Partners in allerkürzester Zeit eine Unmenge von Nachkommen in die Welt setzen.

Ebenfalls ein beliebtes Parasitenthema ist die Parthenogenese, auch Jungfernzeugung genannt, bei der Weibchen unbefruchtete Eier produzieren, die sich sodann ohne die Hilfe männlichen Spermas weiter entwickeln können.

Für all diese Dinge werden wir in den folgenden Kapiteln noch ausführlich Beispiele kennenlernen. An dieser Stelle würden weitere Details zu den delikaten Fortpflanzungsstrategien der Parasiten sicherlich nur verwirren. Ich befürchte ohnehin, dass dem bisher Gesagten schon ein wenig der Ruch einer Abartigkeit anhaften könnte. Das aber war nun wirklich bei meinen Schilderungen keinesfalls die Absicht.

Darum sei hier noch einmal ganz seriös die Aussage des vorliegenden Kapitels in wenigen Worten zusammengefasst: Fortpflanzung, wie auch immer, ob geschlechtlich, ungeschlechtlich oder parthenogenetisch in all ihrem Variantenreichtum, ist ganz einfach der Versuch des Parasiten, wenigstens einen Teil seiner Abkömmlinge erfolgreich wieder an oder in den Wirt zu bringen. Tatsache ist nun mal, dass von allen produzierten Nachkommen nur ganz wenige ihr Ziel, den Endwirt, wirklich erreichen. Das allein ist der Grund für die vielen phantasievollen Fortpflanzungsstrategien der Schmarotzer.

Wirtsfindung gezielt oder per Zufall

Im vorangegangenen Kapitel wurde schon deutlich gemacht, dass der Parasitennachwuchs es nicht immer einfach hat, wieder eine Heimat zu finden. Die Neubesiedelung eines Wirtes gestaltet sich recht häufig nach dem Zufallsprinzip. Etliche Darmparasiten, wie zum Beispiel der hier schon mehrfach erwähnte Spulwurm, sowie die winzigen Madenwürmer (*Enterobius vermicularis*) oder auch der Peitschenwurm (*Trichuris trichuris*) entlassen ihre Eier einfach und sorglos über den menschlichen Kot. Eine Infektion mit diesen Darmschmarotzern ist daher nur gewährleistet, wenn man Nahrung zu sich genommen hat, die mit menschlichen Fäkalien verunreinigt war. Da in unserer zivilisierten Welt die menschlichen Abwässer normalerweise heute unterirdisch in die Kläranlagen transportiert werden, holt man sich derlei Infektionen in jetziger Zeit hauptsächlich bei einem Auslandsaufenthalt. In Regionen nämlich, in denen mit menschlicher Gülle noch heute die Felder gedüngt werden, kann man sich leicht über Salat und bodennah wachsende Obstsorten infizieren.

Nach dem Zweiten Weltkrieg war das auch bei uns in Deutschland häufig noch Gang und Gäbe. Vielerorts gab es – wie schon mal erwähnt – bis weit in die 50er Jahre hinein noch die anrüchigen Plumpsklos, deren Kübel regelmäßig geleert werden mussten. Gleich nach dem Krieg – so habe ich es selbst noch als Kind erlebt – düngten Nachbarn, die so glücklich waren, einen Schrebergarten zu besitzen, in Ermangelung anderer Möglichkeiten ihre Gärten schon mal gerne mit menschlichen Fäkalien. Spul- und Madenwürmer gehörten daher in der Bevölkerung zum ungeliebten Teil des Alltags.

Passive Übertragung kann aber auch viel komplizierter erfolgen. Leser, die zufällig daheim Truthähne besitzen, kennen möglicherweise das Krankheitsbild der Schwarzköpfigkeit bei diesen großen Vögeln. Die schwärzlich rote, dunkle Kopftönung ist bei den armen Kreaturen das Symptom einer dramatischen Herzschwäche. Wie an dieser Stelle zu erwarten, wird das Merkmal durch einen kuriosen doppelten Parasitenbefall hervorgerufen. Da wäre *Histomonas meleagridis*, ein einzelliges Geißeltierchen, das verschiedene Organe der Truthähne befällt. Will nun dieser Schmarotzer irgendwann erfolgreich neue Wirte infizieren, hat er ein Problem. Er kann nämlich keine im Freien überdauerungsfähigen Zysten ausbilden. Dem zoologisch Kundigen mag dieses Unvermögen etwas seltsam anmuten, weil doch bei Einzellern die Fähigkeit zur Zystenausbildung normalerweise sehr verbreitet ist. Bei dieser Art aber fehlt sie offenbar. Also, wer rettet die Situation? Es ist – man mag es kaum glauben – ein anderer Parasit, der genau deshalb auch immer in Gesellschaft mit dem Einzeller bei den Vögeln auftritt. Dieser zweite Schmarotzer lebt im Blinddarm der Vögel und produziert dort natürlich auch fleißig Eier, die mit dem Kot abgegeben werden sollen. Vorher aber dringen die anderen einzelligen Spitzbuben in diese Eier hinein und lassen sich dann gut geschützt zusammen mit dem Fadenwurmnachwuchs in dessen Eierschale von einem Truthahn zum nächsten transportieren. Wahrlich ein besonders pfiffiges Beispiel für die bereits geschilderte Phoresie, dem vorübergehenden Transport eines „blinden Passagiers" durch ein anderes Tier.

Aktive Wirtssuche ist vorrangig ein Thema bei Ektoparasiten. Viele stationäre Vertreter dieser Kategorie bleiben im von der Mutter dargebotenen Nest.

Temporäre Parasiten suchen sich hauptsächlich mit Hilfe ihrer Sinnesorgane ein Opfer aus. Gerne sind es Duftstoffe oder auch Temperaturreize, die ihnen den Weg zur Quelle weisen. So bevorzugen zum Beispiel hungrige Bettwanzen die mollige Körpertemperatur ihrer Opfer. Sind sie dann nach einer Blutmahlzeit satt, wird es ihnen dort im Bett zu warm und sie halten sich lieber an anderen Stellen bei normaler Zimmertemperatur auf.

Stechende Insekten, wie die von Huftieren gefürchteten Kriebelmücken, orientieren sich mit Hilfe ihrer Komplexaugen an optischen Reizen. Im Versuch hat man mit Hilfe großer, mit Fliegenleim bestrichener Tier-Attrappen herausgefunden, dass sie so ihr Opfer, zum Beispiel Pferde, Rinder oder Vögel, nicht nur finden, sondern dort auch gezielt für ihre Attacke die von ihnen jeweils bevorzugten Körperregionen, wie Bauch, Hals oder Kopf, anfliegen.

Andere Parasiten bedienen sich eines Zwischenwirtes, den man Vektor nennt, um sicher in den definitiven Endwirt zu gelangen. Ein solcher gefürchteter Vektor ist die Malariamücke, die den Malariaerreger, einen gefährlichen Einzeller, überträgt.

Aber mehr soll nun zu dem Thema nicht an dieser Stelle verraten werden, da ohnehin in den folgenden Kapiteln noch viele spannende Ausführungen auf den interessierten Leser warten.

Erfolgreich den Wirt besiedeln

Hat der Parasit tatsächlich den gewünschten ersten Kontakt mit dem potentiellen Wirt erreicht, muss er oft noch einige Hürden erfolgreich überwinden. Kaum Probleme hat er, wenn er direkt von einem Vektor ins Schmarotzerdasein befördert wird. So überträgt zum Beispiel die *Anopheles*-Mücke den Malaria-Erreger gleich ins Blut und gibt ihm damit zunächst einmal die optimalen Startbedingungen. Er kann sofort mit seinem Arbeitsprogramm beginnen, muss sich dabei nur vor den Attacken der Körperabwehr seines Wirtes hüten.

Anders sieht es für die Parasiten aus, deren Eier, Larven oder Zysten zunächst einmal ins Freie gelangen. Dort gilt es zuerst vorrangig, den aggressiven Umwelteinflüssen Paroli zu bieten. Sie müssen zum Beispiel mit dramatischen Temperaturschwankungen fertig werden sowie einer möglichen Austrocknung widerstehen können. Darüber hinaus sollten sie in der Lage sein, die Qualität und Zusammensetzung der umgebenden chemischen Einflüsse abzuchecken und richtig zu beurteilen.

Grundsätzlich sind natürlich die ins Freie gelangenden Entwicklungsstadien eines Parasiten auf ein solches Leben bestens vorbereitet. Meist besitzen sie eine sehr widerstandsfähige, derbe Hülle, die schon mal einen recht guten Schutz vor den Unbilden des Lebens garantiert. Aber das ist noch nicht alles. Spätestens jetzt fragt man sich natürlich, woran der gut eingeschlossene Parasit merkt, wann er im Wirt angelangt ist, sich also nicht mehr im Freien befindet, sondern tatsächlich schlüpfen darf.

Grundsätzlich ist der Auslösemechanismus für ein Schlüpfen an einen sehr komplexen Vorgang gebunden. Aus gutem Grund sind daran immer mehrere, miteinander verkettete Faktoren beteiligt. Gäbe es nämlich für diesen Vorgang nur einen einfachen und einzigen Auslöser, wie zum Beispiel die passende Umgebungstemperatur, dann könnte dadurch logischerweise vorschnell zur falschen Zeit am falschen Ort ein Schlüpfen ausgelöst werden. Der junge Parasit säße dann möglicherweise noch im Freien und wäre damit wahrlich der Gelackmeierte. Also wird in der Regel die ausgeklügelte Kombination mehrerer Komponenten erforderlich sein, um den entscheidenden Prozess passgenau in Gang zu setzen. Neben einem schon genannten exakten Temperaturreiz spielt dessen Kombination mit bestimmten Gasmischungen und oft noch zusätzlich mit dem richtigen pH-Wert dabei häufig eine wesentliche Rolle. Zudem helfen nicht selten und sicherlich unfreiwillig wirtseigene Enzyme beim Auflösen der widerstandsfähigen Schale des Eindringlings.

Gerade solche Enzyme sind oft auch der Grund, warum einige Parasiten wirtsspezifisch sind. Damit ist gemeint, dass sie nur bei einer bestimmten Tierart oder einer abgegrenzten Tiergruppe vorkommen. Das heißt, solche Parasiten könnten sich deshalb nie in einem für sie ungeeigneten Wirt entwickeln. Dumm gelaufen also für den Vertreter, der falsch gelandet ist. Leichter verstehbar wird dieses Problem, wenn man sich dabei vor Augen führt, dass zum Beispiel im Magen und Darm eines Wiederkäuers andere Enzymsysteme und Bedingungen existieren, als im Verdauungstrakt eines fleischfressenden Raubtieres.

Nun nehmen wir einmal an, dass unser Parasitenfreund in seinem Wirt erfolgreich geschlüpft ist und dort beginnt, sich weiter zu entwickeln. Dabei muss er sich natürlich bestens davor schützen können, nicht selbst verdaut zu werden, denn – man mag es sich sicherlich gut vorstellen – im Darm herrscht nun mal grundsätzlich kein sehr lebensfreundliches Milieu. Aber auch darauf ist der kleine Schmarotzer natürlich gut vorbereitet und kann dafür je nach Art mit unterschiedlichen Strategien aufwarten. So hat er oft eine derbe äußere Schicht auf seiner Haut, eine sogenannte Kutikula, die jedem aggressiven, enzymatischen Angriff widerstehen kann. Ähnlich wirksam sind auch bei anderen Vertretern bestimmte schleimige Substanzen, die von Hautdrüsen ausgeschieden werden und die das Verdauen der Tiere ebenfalls verhindern. Gerne enthalten diese Schleime zusätzlich Bestandteile, die obendrein die Verdauungsenzyme des Wirtes ganz einfach blockieren und damit wirkungslos machen. Oft reicht es schon, wenn der Schleim einen sauren pH-Wert besitzt, denn die Enzyme im Dünndarm haben ihr pH-Optimum im neutralen bis schwach basischen Bereich. Eine saure Oberfläche gefällt ihnen daher überhaupt nicht, denn dadurch werden sie in ihrer Funktion ganz einfach desaktiviert.

Parasitenkreisläufe

Nachdem es die Absicht der vorangegangenen Kapitel war, den Leser in das Thema Parasitismus einzuführen, geht es nun endlich ab ins pralle Parasitenleben. Kurz gesagt, statt grauer Theorie folgt nun die bunte Praxis. Zahlreiche Parasiten und ihre Kreisläufe sollen in den folgenden Kapiteln vorgestellt werden. Vorrangig gilt es dabei, wichtige Parasiten des Menschen kennenzulernen. Daneben werden noch einige veterinärmedizinisch interessante Schmarotzer Erwähnung finden. Nicht zuletzt sollen aber auch hin und wieder Spitzbuben vorgestellt werden, die aus rein biologischer Sicht einfach nur super spannend sind.

Einzellige Parasiten

Einzellige Lebewesen gibt es sowohl im Tier- als auch im Pflanzenreich. Protozoa nannte man die tierischen Einzeller, während die Botaniker sich mit den Protophyta beschäftigten. Die Grenze zwischen beiden Gruppen ist allerdings fließend.

Im Unterschied zu Bakterien sind Protozoa viel komplizierter strukturiert. So besitzen sie anders als Bakterien einen echten Zellkern, der deutlich durch

Membranen vom Zellplasma abgegrenzt ist. Man nennt sie daher auch Eukaryoten, was so viel wie „Echtkerner" bedeutet. Im Inneren der Zelle sorgen viele kleine, besonders strukturierte Elemente für ein gutes Funktionieren des einzelligen Lebewesens. Vergleichen kann man diese Strukturen daher ein wenig mit den Organen der vielzelligen Tiere. Da echte Organe aber aus einer Vielzahl von Zellen aufgebaut sind, nennt man die winzigen intrazellulären Komponenten der Einzeller auch Organelle, was in etwa „kleine Organchen" bedeutet. Dadurch funktionieren die Einzeller auch wie winzige Miniaturorganismen.

Diese kurze Beschreibung der Natur eines Einzellers ist vorrangig gedacht für alle Leser, die mit der Thematik weniger vertraut sind. Mehr Informationen sind in diesem Rahmen auch nicht wirklich nötig, denn wir wollen uns ja jetzt vor allem der parasitischen Lebensweise von Einzellern zuwenden.

Für ein Dasein als Schmarotzer sind Protozoen grundsätzlich prädestiniert. Bei ihnen passt einfach von Beginn an alles: Sie haben die richtige Größe oder besser gesagt Kleinheit, sie frönen mit Lust, Liebe und großer Inbrunst dem Thema der Vermehrung und sie besitzen häufig die Fähigkeit, Überdauerungsstadien, sogenannte Zysten, auszubilden.

Beginnen wir einmal mit der Größe: Sehr oft sind diese einzelligen Schmarotzer sogar noch kleiner als die meisten freilebenden Protozoen und lassen sich dadurch hin und wieder beim ersten Betrachten mit Bakterien verwechseln. So fand zum Beispiel 1880 der britische Tierarzt Evans im Blut indischer Pferde den Erreger der Surra-Krankheit. Diese bei Pferde- und Kamelhaltern gefürchtete Krankheit kommt häufig im Mittleren und Nahen Osten, in Asien und in Südamerika vor. Winzig wie dieser Erreger ist, ähnelte er unter dem Mikroskop mit seiner geringen Länge von 15 µm bis 34 µm (1 µm = 1/1000 mm) im Aussehen den Spirochaeten. Bei diesen handelt es sich um eine Gruppe spiralförmiger Bakterien, welche unter anderem die Syphilis oder auch die von Zecken übertragene Borreliose hervorrufen. Daher beschrieb Evans den von ihm entdeckten Erreger der Surra-Krankheit zunächst auch als ein solches Bakterium. Erst 8 Jahre später erkannte ein anderer Forscher namens Balbiani, dass es sich bei diesem Burschen in Wahrheit um einen echten Einzeller handelt, der aber verdammt ähnlich wie die erwähnten Bakterien schraubig durch das Blut der Pferde geistert. Man benannte den nun genau identifizierten Parasiten dennoch nach seinem ersten Entdecker Evans als die Art *Trypanosoma evansi*. Andere Mitglieder der großen Familie der Trypanosomatidae werden wir später noch als böse Krankheitserreger des Menschen kennenlernen.

Des Weiteren haben parasitische Protozoen wie auch vielzellige Schmarotzer das Thema Fortpflanzung wahrlich hochstilisiert. Die meisten Vertreter glänzen dabei mit beachtlichen Vermehrungsraten, durch die in kürzester Zeit Massen von Nachkommen erzeugt werden können. Man nennt die dafür verantwortliche Zellteilungsform eine „Multiple Teilung“. Bei dieser wird mit einem geschickten Schachzug ein beachtliches Tempo bei der Zellteilung erreicht. Während sich normalerweise Zellen umständlich und zeitaufwendig über eine sauber durchgeführte Zweiteilung, nämlich erst der Kern und dann die Zelle, verdoppeln, bedienen sich die parasitischen Zellen eines Tricks: Sie vervielfältigen zunächst einmal in ihrer Zelle ihren Kern um ein Mehrfaches. Die zeitraubende Teilung der eigentlichen ganzen Zelle schieben sie an das Ende des Prozesses, bei dem diese sich schlussendlich quasi mit einem Paukenschlag entsprechend der Anzahl ihrer vorgebildeten Kerne in viele winzige Einzelzellen aufteilt. So wird durch Multiple Teilung viel Zeit gespart und ruckzuck werden zahlreiche Nachkommen auf einen Schlag erzeugt.

Wie schon erwähnt, vermögen generell viele Protozoen Überdauerungsstadien, die sogenannten Zysten, zu erzeugen. Encystieren nennt man diese Fähigkeit. So gelingt es zum Beispiel dem freilebenden Pantoffeltierchen, das wohl jedem noch aus dem Biologieunterricht bekannt sein dürfte, in einer Zyste erfolgreich Trockenzeiten zu überstehen. Klar, dass gerade Parasiten auch von diesem verbreiteten Talent der Einzeller sich zu encystieren in vielen Kreisläufen profitieren. Mit Hilfe solcher widerstandsfähigen Dauerstadien können dann zum Beispiel gefährliche Freilandaufenthalte perfekt überstanden werden.

Die Einzeller, ein buntes Völkchen

Einzeller sind nicht einfach nur schwimmende Zellen. Auf Grund ihrer Besonderheiten im Bauplan wurden sie bis vor kurzem in sechs Tierstämme untergliedert. Parasitische Einzeller treten dabei überall auf. Drei dieser Stämme leben sogar ausschließlich parasitisch. Im Folgenden sollen diese sechs Gruppierungen kurz mit ihren charakteristischen Merkmalen vorgestellt werden, bevor wir uns danach einzelnen Parasiten detailliert zuwenden. Auf der Basis von DNA-Untersuchungen werden Einzeller heute im wissenschaftlichen Bereich allerdings ganz anders untergliedert. Das gesamte System der Einzeller ist dadurch so komplex und kompliziert geworden, dass es den Biologiestudenten in den ersten Semestern nicht selten ins Schwitzen bringt. Es wäre daher sicherlich ein unfreundlicher Akt, wenn ich hier den Leser damit konfrontieren würde. Also bleibe ich lieber bei dem alten System, das vielen sicherlich noch von der Schule her bekannt ist. Als Basis für das Verständnis der folgenden Parasitenkreisläufe tut es – und das ist wichtig – allemal noch seinen Dienst.

1. Flagellata – die Geißeltierchen. Der deutsche wie auch der wissenschaftliche Name (Flagellum/lat. = Geißel) verraten schon das wesentliche Merkmal dieser Einzellergruppe. Sie sind alle im Besitz einer oder auch mehrerer unterschiedlich langer Geißeln, mit deren Hilfe sie durch Wasser oder sonstige Flüssigkeiten schwimmen können.
2. Rhizopoda – die Wurzelfüßer. Auch hier passt der Name perfekt (rhiza/grch. = Wurzel). Diese Einzeller kriechen, schleichen oder schweben mit Hilfe sogenannter Scheinfüßchen, die man deshalb auch Pseudopodien nennt, durch das sie umgebende wässrige Milieu. Gelegentlich werden sie auch als Wechseltierchen bezeichnet, weil sie permanent ihre Körperform ändern können. Dafür bilden sie temporäre, sich ständig wandelnde wurzelartige Ausläufer aus. Kurz gesagt, sie schleimen sich sozusagen durch ihr Leben. Gelegentlich können einige wenige Arten auch mal phasenweise eine Geißel ausbilden. Einen solchen, leider sehr gefährlichen Vertreter werden wir noch kennenlernen.
3. Sporozoa – Sporentierchen. In dieser rein parasitisch lebenden Gruppe finden wir viele Wirbeltierparasiten und damit auch solche, die dem Menschen gefährlich werden, wie zum Beispiel der Malaria-Erreger.
4. Microspora. Auch diese Einzeller leben samt und sonders parasitisch. Viele schmarotzen in wirbellosen Wirten. Die Bienenzüchter fürchten sich zum Beispiel vor der Gattung Nosema, die bei Bienen eine gefährliche Durchfallerkrankung erzeugt. „Wie erkennt man Durchfall bei Bienen?“, fragte ich vor einiger Zeit einmal einen befreundeten Imker. Seine lachende Antwort: „Am Durchfall natürlich!“ Tatsächlich findet man bei einem Befall des Bienenvolkes mit Nosema im Bereich der Einfluglöcher des Bienenstockes viele kleine, rotbraune Fleckchen. Ein deutliches Signal für den Imker: Seine Bienen sind krank, sie haben die Bienen-Ruhr und müssen behandelt werden.
5. Myxozoa. Auch die Myxozoa sind samt und sonders Parasiten. Viele attackieren Fische und rufen bei ihnen die verschiedenartigsten Krankheitssymptome hervor. Wenn zum Beispiel *Myxosoma cerebrale* eine junge, noch nicht ausgewachsene Forelle befällt, kommt es bei ihr zu irreparablen Schäden am Skelett.

Dadurch haben die ausgewachsenen Fische dann eine derart verkrümmte Wirbelsäule, dass sie für das bekannte Gericht „Forelle Müllerin" bereits eine tellergerechte Körperkrümmung aufweisen.

Spätestens jetzt dürfte sich der kritische Leser fragen, warum die Merkmale der drei zuletzt genannten Stämme nicht genauer beschrieben wurden. Ganz einfach: Die Vertreter der Sporozoa, Microspora und Myxozoa ähneln sich auf dem ersten Blick so sehr, dass sie früher sogar einheitlich in einem Stamm zusammengefasst wurden, der damals für alle gemeinsam den Namen Sporozoa besaß. Lichtmikroskopisch betrachtet zeigen sie insgesamt einen sehr einfachen Zellaufbau ohne erkennbare Besonderheiten. Daneben beeindrucken sie alle durch das Perfektionieren der gewaltigen Vermehrungsphasen mittels Multipler Teilungen. Erst das Elektronenmikroskop ließ in jüngerer Zeit signifikante Bauplanunterschiede bei den verschiedenen Vertretern erkennen und molekularbiologische Daten gaben dann erstaunliche Hinweise zur Abkunft einzelner Gruppierungen. Danach stehen die heute als Microspora klassifizierten Einzeller den Pilzen nahe. Myxozoa gar scheinen Abkömmlinge von – man höre und staune – Vielzellern, den Nesseltieren, dem Stamm der Cnidaria, zu denen Quallen und Polypen gehören, zu sein.

6. Ciliata – Wimpertierchen. Bei den Ciliata handelt es sich um die höchst entwickelten Einzeller. Ihr Zellaufbau ist außerordentlich komplex gestaltet und weicht obendrein noch in einigen wesentlichen Details deutlich von dem anderer Einzeller ab. Ein charakteristisches und damit namengebendes Merkmal ist der Besitz von kleinen Wimpern, den Cilien. Diese können den ganzen Zellkörper bedecken, oder auch nur auf bestimmte Zellabschnitte beschränkt sein. Mit Hilfe dieser Cilien vermögen die Ciliaten zu schwimmen, und sich Nahrung herbeizustrudeln. Kurioserweise kommen gerade in diesem Stamm ganz wenige echte Parasiten vor. Stattdessen kennen wir eine ganze Reihe symbiotischer Ciliaten. So leben zum Beispiel im Pansen der Wiederkäuer verschiedene Arten. In Verbindung mit bestimmten Bakterien sorgen sie an dieser Stelle für den Aufschluss der zellulosehaltigen Nahrung der Huftiere. Zellulose kann nämlich von fast allen vielzelligen Tieren nicht selbständig verdaut werden, weil ihnen das dafür notwendige Enzym, die Zellulase, fehlt. Insbesondere Pflanzenfresser würden daher ohne ihre Symbionten verhungern. Nun wissen alle Hundehalter, die gerne mal – besonders wenn nebenan der Nachbar gerade grillt – einen für unsere Nasen bestialisch stinkenden Pansen auf dem Balkon an Lumpi verfüttern, warum der Magen der Wiederkäuer so unangenehm riecht. Dessen Inhalt ähnelt nämlich einem Heuaufguss, den wir aus der Schule kennen, oder auch der Brennnesseljauche, die der Gärtner in großen Tonnen ansetzt, um damit später seine Pflanzen zu spritzen. In beiden Brühen toben ebenfalls mengenweise Ciliaten vergesellschaftet mit unzähligen Bakterien herum und miefen dabei kräftig vor sich hin.

Von den wenigen parasitisch lebenden Ciliaten soll aber wenigstens einer hier Erwähnung finden, weil er auch dem Menschen gefährlich werden kann. Es ist die Art *Balanthidium coli*, ein obendrein ziemlich großer Bursche. Er kommt bei verschiedenen Tieren im Darm vor und tritt an diesem Ort besonders gerne bei Schweinen auf. Bei ihnen allen verläuft der Befall allerdings in der Regel symptomlos. Anders, wenn sich Menschen, die einen regelmäßigen, engen Kontakt mit Schweinen pflegen, angesteckt haben. Damit hier nun keine Missverständnisse entstehen, sei gesagt, dass mit diesen Personen Schweinzüchter oder auch Metzger gemeint sind. Bei infizierten Menschen führt eine Infektion in der Regel zu einer heftigen *Balanthidium*-Ruhr und kann schlimmstenfalls für die Befallenen tödlich enden.

Leishmania, klein aber oho!

Eine Reihe verschiedenartiger, teilweise sehr schlimmer Krankheiten wird von mehreren Arten der zu den Flagellaten gehörenden Gattung *Leishmania* hervorgerufen. Sie wurde 1900 nach dem Engländer William B. Leishman benannt, der sie bei einem an Leishmaniose verstorbenen irischen Soldaten in Gewebeproben entdeckte. In Wahrheit aber hatte nachweislich schon 1885 Cunningham den Erreger in Hautbiopsieproben eines Inders entdeckt. Bei Leishmanien handelt es sich um Zellparasiten, die mit 2 µm bis 4 µm Durchmesser so winzig klein sind, dass es sich bis zu 200 Individuen in einer normalen Zelle bequem machen können. In diesem Versteck vermehren sie sich, platzen dann dort heraus und befallen unermüdlich neue Zellen. Wahrhaftig kein lustiges Spielchen, sondern ein zerstörerisches Werk, das in einigen Fällen auch den Wirt töten kann.

Erst mit Hilfe der Elektronenmikroskopie entdeckte man bei diesem unglaublich kleinen Parasiten in einer winzigen, nischenartigen Einstülpung der ansonsten kugelrunden Zelle tatsächlich ein Mini-Geißelchen, welches aber nicht über die Zelloberfläche hinausragt. Wohl aber signalisiert es die Zugehörigkeit der Leishmanien zum Stamm der Flagellata. Fachmännisch charakterisiert man diesen Erregertyp deshalb auch als micromastigot (micros/grch. = klein; mastigotos/grch. = Geißel).

Übertragen wird dieser Miniparasit von der Mücke *Phlebotomus*, die auch als Sand- oder Schmetterlingsmücke bezeichnet wird. Wie ein Schmetterling hält sie nämlich ihre Flügel in der Ruhephase dachgiebelartig über dem sandfarbenen Körper gefaltet. Die Flügel sind zusätzlich mit winzigen Härchen besetzt. Auch darin ähnelt sie den Schmetterlingen, deren bunte Flügelschuppen ja auch nichts anderes sind, als hoch spezialisierte, platte Haare. Die Mücke *Phlebotomus* ist so winzig, dass sie durch jedes normale Moskitonetz hindurchschlüpfen kann. Besonders engmaschige Netze sind daher nötig, um sich vor diesen gefährlichen, nächtlichen Plagegeistern zu schützen. In der Neuen Welt werden die Leishmanien von *Lutzomyia*, einer nahe mit *Phlebotomus* verwandten Mücke, übertragen.

An dieser Stelle nun soll zum ersten Mal die Wechselbeziehung eines Parasiten zwischen dem Vektor, dem Überträger also, und dem Endwirt, zum Beispiel einem Säugetier, beschrieben werden. Dieser Vorgang wird als Parasitenkreislauf bezeichnet. Wie bei der berühmten Frage „Wer war zuerst da, das Ei oder die Henne?", ist es auch in diesem Fall eigentlich müßig, nach dem Anfang der Wechselbeziehung zu forschen. Mit dieser komplizierten Fragestellung mögen sich Wissenschaftler auseinandersetzen und werden meist auch nur spekulieren können. In der Parasitologie versteht man unter einem Kreislauf im Endeffekt den ständigen, zwingenden Wechsel eines Schmarotzers zwischen Vektor und Endwirt. Anders als bei den meistens bedauernswerten Endwirten, treten bei dem hinterhältigen Vektor nur in seltenen Fällen Schäden durch den Parasiten auf.

Fangen wir also bei der Betrachtung der Leishmaniose-Kreisläufe einmal willkürlich mit dem Vektor, der *Phlebotomus*- bzw. *Lutzomyia*-Mücke, an. Wenn eine solche Mücke einen bereits an Leishmaniose erkrankten Menschen gestochen und dabei infiziertes Blut aufgesogen hat, vermehren sich die wenigen dabei aufgenommen Erreger zunächst einmal fröhlich in ihrem Darm. Dabei geben sie ihre ursprüngliche kugelige Form auf und nehmen die Gestalt eines typischen Flagellaten an. Sie erreichen dadurch nun eine schlanke, längliche Gestalt und tragen an ihrem Vorderende eine frei schwingende Geißel. Man nennt sie in dieser Erscheinungsform „promastigot" (pro/grch. = vorn; mastigotos/grch. = Geißel). Durch diese pfiffige Verwandlung sind sie zu aktiven „Freischwimmern" geworden. Nach einer kräftigen Vermehrungsphase dringen sie in die Speicheldrüse der Mücke ein. Sowie diese Mücke danach wieder Appetit auf eine neue Blutmahlzeit verspürt, überträgt sie dadurch mit diesem so angereicherten Speichel eine Infektion auf einen neuen, arglosen Kandidaten.

Im Wirbeltier befallen die Leishmanien frecherweise bevorzugt Zellen der Körperabwehr ihrer Wirte. Man muss sich das so vorstellen, als würden menschliche Spitzbuben heimlich die Büroräume der Polizei besetzen und es sich ausgerechnet dort gemütlich machen und den Betrieb dabei lahmlegen.

Das Bekämpfen oder gar Ausrotten der Leishmaniosen wird nicht zuletzt dadurch erschwert, dass sie nicht nur im Menschen, sondern auch in anderen Wirbeltieren wie Nagern oder auch gerne in Hunden vorkommen. Der Parasitologe spricht in diesem für viele Krankheitserreger charakteristischen Fall von Reservoirwirten.

Leishmaniosen kommen in der Alten und Neuen Welt, in den Tropen und Subtropen und bei uns bis hinein ins Mittelmeergebiet vor. Zunehmend heiße Sommer lassen ein Vordringen der *Phlebotomus*-Mücke auch ins nördlichere Europa befürchten. Erste vereinzelte Mückenfunde sind leider schon in Süddeutschland nachgewiesen worden.

Im Folgenden sollen nun die wichtigsten Leishmaniosen mit ihren typischen Krankheitsbildern vorgestellt werden.

Wichtige Leishmaniosen des Menschen

Viscerale Leishmaniose. Die Art *Leishmania donovani* erzeugt von allen Vertretern der Gattung *Leishmania* sicherlich die übelsten und gefährlichsten Krankheitssymptome. Ehrfurchtsvoll reden die Inder von Kala-azar, dem „schwarzen Fieber". Dabei bedeutet für sie in diesem Zusammenhang das Wort „schwarz" etwas in der Sache grundlegend Schlechtes. Mehr zufällig deckt der Name sich auch noch mit den äußeren Symptomen dieser Erkrankung, denn die Patienten weisen eine charakteristische, dunkel-fleckige Hautverfärbung auf. Sie ist das Ergebnis von unregelmäßig verteilten schwärzlichen Pigmentierungen, die von zahlreichen kleinen Blutungen unter der Haut begleitet werden.

Mediziner sprechen bei dieser Erkrankung oftmals auch von der visceralen Leishmaniose (viscera/lat. = die Eingeweide), da viele innere Organe von den Einzellern befallen werden. Gerne besiedeln sie die Milz, die Leber, das Knochenmark oder auch Lymphknoten. Häufig kommt es dabei auch zu abnormen Organvergrößerungen. Eine normalerweise 150 g schwere Milz kann dann schon mal ohne Weiteres mehrere Kilogramm wiegen. Befallene Patienten haben dadurch äußerlich sichtbare kugelige Trommelbäuche. Gerade auf Fotos kann man bei afrikanischen Kindern dieses Ergebnis nicht selten sehen. Splenomegalie (splenicus/lat. = zur Milz gehörend) wird das Phänomen genannt. Auch bei anderen Parasiteninfektionen, wie zum Beispiel bei der Malaria, kann dieses Symptom auftreten. Eine böse, akut lebensbedrohende Folge davon ist nicht selten das Reißen, die sogenannte Ruptur der Milz.

Unbehandelt verläuft die Kala-azar meistens tödlich. Im akuten Fall kann der Tod bereits nach wenigen Wochen eintreten, spätestens aber nach 6 bis maximal 8 Monaten. Zum Glück ist diese schwere Infektion heute grundsätzlich chemotherapeutisch behandelbar. Leider aber kommen längst nicht alle Patienten in den Genuss einer solchen Therapie. Gerade in den Entwicklungsländern, wo diese Erkrankung endemisch auftritt, dürfte daher die arme Bevölkerung von einer solchen Behandlungsmöglichkeit oft nicht profitieren können.

Leishmania donovani tritt natürlich besonders häufig in tropischen Ländern auf. Fatalerweise kann man sie sich aber im Sommer auch in den Mittelmeerländern einfangen. Vor einiger Zeit wurde sogar in den Medien über einen Mann berichtet, der sich – man höre, staune und bekomme eine Gänsehaut – auf Mallorca infiziert hatte. Nach Südamerika wurde dieser böse Erreger durch den Sklavenhandel eingeschleppt. Anders als in der Alten Welt, wo die Mücke *Phlebotomus* als Überträgerin fungiert, erledigt in den lateinamerikanischen Ländern eine andere Mücke namens *Lutzomyia* bereitwillig den unerfreulichen Job des Vektors.

Tropenreisende sollten wissen, dass die Inkubationszeit der visceralen Leishmaniose zwei bis vier Monate beträgt. Nach so einer langen Zeit hat ein Tourist seinen tollen, erlebnisreichen Urlaub wahrscheinlich längst nicht mehr auf der Rechnung. Er sollte es aber! Grundsätzlich gilt, dass man nach einem Aufenthalt in wärmeren Ländern innerhalb der nächsten Monate immer mit dem Ausbruch einer parasitären oder auch anderen Erkrankung rechnen muss, die unseren Medizinern vor Ort meist wenig bekannt sein dürfte. Im Fall undefinierbarer Krankheitssymptome sollte man sich daher sicherheitshalber stets an das nächst gelegene Tropeninstitut wenden. Die Spezialisten dort kennen sich naturgemäß mit diesen Problemen besser aus als unsere einheimischen Ärzte und ein schnelles Handeln kann unter Umständen lebensrettend sein.

Hautleishmaniosen. Einige Leishmania Arten erzeugen eine Hautleishmaniose. Das bedeutet, dass die Krankheitssymptome sich auf das Areal des Primärinfektionsherdes beschränken, die Stelle also, an der die Mücke gestochen und den Erreger übertragen hat. Am bekanntesten von allen Arten ist dabei sicherlich *Leishmania tropica*. Das von ihr erzeugte, immer gleiche Krankheitsbild hat diverse Namen, je nachdem, in welchem Land man sich befindet. So wird zum Beispiel von der Orient-Beule, der Jericho-Beule oder auch der Delhi-Beule gesprochen. Gemeint sind damit immer wenig dekorative, wulstige Narben, die nach einer vorangegangenen akuten geschwürartigen Entzündungsphase quasi zur Erinnerung an einen verflossenen Mückenstich zurückgeblieben sind. Dummerweise befinden sich diese sehr verunstaltenden Beulen überwiegend im Gesicht der inzwischen eigentlich genesenen Patienten. Die Ursache liegt darin begründet, dass die Mücken zur nächtlichen Schlafenszeit bei ihren Opfern zuschlagen und in der Nacht werden nun mal speziell die Gesichter der Menschen für solche Attacken zwangsläufig unbedeckt präsentiert. Da aber in heißen Ländern sicherlich auch andere für Stiche geeignete Körperpartien des Menschen häufig nackig unter der Bettdecke hervorlugen, sind es vermutlich noch bestimmte Duftstoffe des Kopfbereiches, welche die stechenden Peiniger an gerade diese Körperpartie heranlocken. Wie auch immer, Zielscheibe der hungrigen *Phlebotomus*-Mücke ist nun mal in der Regel das Gesicht.

Wer nun aber glaubt, dass die Menschen in den endemischen Gebieten unter ihren Gesichtsbeulen leiden, irrt sich gewaltig. Vielmehr gelten vielerorts in diesen Ländern die an sich hässlichen Narben – man glaubt es kaum – als Schönheitsmerkmal. So schaut man dort die Beulen seines Nachbarn an und findet sodann die eigenen weitaus attraktiver, weil sie größer und besser platziert sind. Klar, dass der Nachbar es genau umgekehrt sieht.

Nachdem nun mancher Leser wohl ungläubig mit dem Kopf geschüttelt hat über so ein abwegiges Schönheitsempfinden, möchte ich Folgendes in Erinnerung rufen: Noch bis in die Mitte des 20. Jahrhunderts nämlich gab es bei uns ein ähnliches Phänomen. Es war der „Schmiss". Darunter verstand man verunstaltende Gesichtsnarben, die sich junge Corpsstudenten, welche in schlagenden Verbindungen organisiert waren, willentlich zugefügt hatten. Für dieses Procedere wurde extra ein besonderer Fechttermin anberaumt, bei dem die Teilnehmer Fechtmasken trugen, die bestimmte Teile des Gesichtes mit Absicht frei ließen. Quer über die Wange, gerne auch über Wange und Nase erinnerte dann später eine nicht gerade schöne Narbe, der Schmiss eben, im Gesicht dauerhaft an das verflossene Ereignis. Der Akademiker hatte damit sein besonderes „Tattoo". Töchter, die einen so gekennzeichneten jungen Burschen daheim erstmals den Eltern präsentierten, machten damit jede Schwiegermutter in spe glücklich: Die Tochter war standesgemäß versorgt, da konnte der Bräutigam noch so doof aussehen. Nun sage mir einer, wo hier der Unterschied zum Schönheitsmerkmal Orient-Beule liegt.

Wenn die von *Leishmania tropica* hervorgerufene Hautleishmaniose aus gesundheitlicher Sicht noch vergleichsweise harmlos ist, so sieht es bei dem Erreger *Leishmania braziliensis* etwas übler aus. Dieser in Mittel- und Südamerika verbreitete Parasit erzeugt ebenfalls im Gesicht Infektionsherde. Diesmal aber handelt es sich um dramatische Geschwüre. Von wegen schöne Beule! Diese schon von den Inkas her bekannte Hautleishmaniose kann üblerweise sogar zum Tode führen.

Eine weitere merkwürdige Hautleishmaniose kommt ebenfalls in Lateinamerika vor. Anhand einer fiktiven Geschichte möchte ich das von *Leishmania mexicana* hervorgerufenen Krankheitsbild bewusst satirisch präsentieren.

Man möge sich vorstellen, eine junge Touristin hat sich in Mexiko einen hübschen einheimischen Burschen für einen Urlaubsflirt an Land gezogen. Ein bisschen simpel ist er ja, aber das stört in den Ferien nicht wirklich. Hauptsache ihn umgibt das Flair des Latin-Lovers. Nun sitzt man abends am Strand und unsere Touristin will ihrem Fang liebevoll ins Ohr beißen. Da schreckt sie zurück, das Ohr sieht arg verunstaltet aus. Sie aber, als Biologiestudentin, die eifrig meine Vorlesung gehört hat, ist sogleich kundig und fragt ihn: „Are you a chicle-picker?" Er antwortet mit einem der zwei englischen Worte, die er kann, und das ist in diesem Fall „yes!". Nun weiß unsere Touristin, dass ihr Urlaubsflirt als Gummiplantagenarbeiter tätig ist. Bei dieser Berufsgruppe nämlich kommen besonders häufig die danach benannten, an sich harmlosen „Chiclero-Geschwüre" vor. Infolge von Stichen einer mit *Leishmania mexicana* infizierten Mücke kommt es dabei gerne zu dauerhaften Knorpeldefekten am Ohr, die dann quasi wie ein Berufsabzeichen in Erscheinung treten. Weiter wollen wir aber die Geschichte unseres jungen Paares hier nicht verfolgen.

Trypanosomen: klein, schlank und gefährlich

Können eigentlich Wildtiere, Rinder oder auch Pferde die Schlafkrankheit bekommen? Nein, nie davon gehört?! Doch auch sie bleiben von dieser Krankheit nicht verschont, nur nennt man sie nicht ohne Grund bei ihnen Nagana-Seuche. Um das nun zu verstehen, müssen wir ganz von vorne anfangen. Wir beginnen also zunächst wieder mit der allgemeinen Vorstellung einer üblen Parasitensippe:

Trypanosoma heißt die frevelhafte und artenreiche Flagellatengattung, die in Zentralafrika und auch mit einer besonderen Art in Lateinamerika ihr Unwesen treibt. Das griechische Wort „trypanon" bedeutet Bohrer und „somatos" heißt Körper. Optimal wird mit diesen beiden Vokabeln Gestalt und Bewegung der Einzeller charakterisiert.

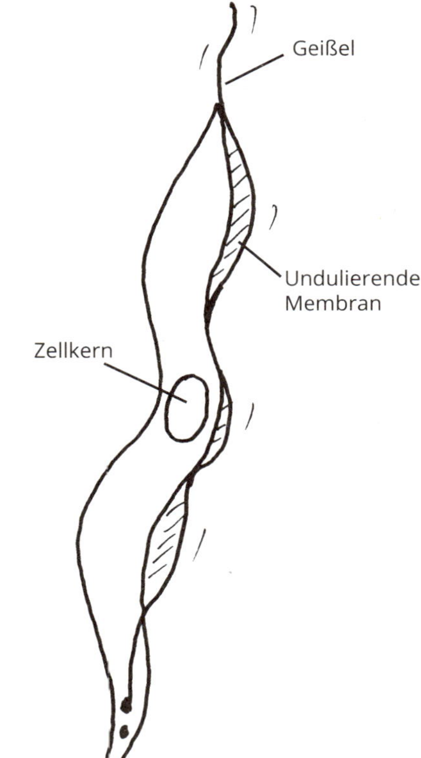

Aufbau von Trypanosomen.

Als Angehörige der Flagellaten, der Geißeltiere, besitzen sie eine lange Geißel. Diese aber fungiert hier nicht als schlagender Propeller, der am Vorderende der Zelle sitzt, sondern zeigt eine anatomische Besonderheit. Die Geißel liegt seitlich abgebogen und damit parallel zum sehr schlanken Zellkörper. Mehrfach ist sie dabei über besonders gestaltete Kontaktpunkte fest mit der Zellwand verknüpft. Wie alle Geißeln hat auch diese hier einen enormen Bewegungsdrang, der durch seine seitliche Fixierung den ganzen Zelllaib wellenförmig mitreißt. Ergebnis ist eine bohrerartige Bewegung, mit der sich die gesamte Parasitenzelle durch das Blut ihrer Wirte zwischen den zahlreichen, runden roten Blutkörperchen hindurchschraubt. Damit nun also erklärt sich auch der Gattungsname *Trypanosoma*. Unter dem Mikroskop entsteht dadurch ein Bild, das ein wenig an ein Lager voller roter Smarties (= die roten Blutkörperchen) erinnert, durch das sich unzählige kleine Schlangen (= die Trypanosomen) hindurch kringeln.

Die Angehörigen der Gattung *Trypanosoma* kommen als Parasiten in allen Wirbeltierklassen vor. Fische, Amphibien, Reptilien, Vögel und Säugetiere dürfen sich also ihrer zwielichtigen Anwesenheit erfreuen. Bei vielen dieser Wirte treten dadurch allerdings trotzdem kaum Krankheitssymptome auf. Hier hat sich offensichtlich im Laufe einer sehr langen, gemeinsamen Beziehung die in einem vorangegangenen Kapitel beschriebene „glückliche Ehe“ entwickelt. Kurz gesagt, in diesen Fällen hat man sich aneinander gewöhnt und miteinander arrangiert. Dort aber, wo eine stammesgeschichtlich jüngere Beziehung besteht, treten auf Grund der Infektion mit Trypanosomen gefährlichste und lebensbedrohliche Krankheitssymptome auf. Davon wird nun im Folgenden die Rede sein.

Die Schlafkrankheit

Schlafkrankheit – mancher mag bei diesem Wort zunächst einmal an harmlose Dinge wie die Frühjahrsmüdigkeit denken. Ärzte hingegen verstehen darunter etwas grundsätzlich Behandlungsbedürftiges und nennen es fachmännisch Narkolepsie. Gemeint sind damit Patienten, die bei jeder passenden und auch unpassenden Gelegenheit einzuschlafen pflegen. Harmlose Vertreter dieser Kategorie, die aber keineswegs an einer echten Narkolepsie leiden, kenne ich noch von wissenschaftlichen Fachtagungen her, wo einige ältere Kollegen während der Vorträge gerne ein Nickerchen hielten. War dabei der Hörsaal für die Dia-Präsentation abgedunkelt, konnte es dadurch sogar schon mal zu mehr oder weniger lauten Schnarchgeräuschen kommen.

Nun soll aber von der echten, der gefährlichen tropischen Schlafkrankheit die Rede sein, einer parasitären Infektion, die schon unzählige Menschen dahingerafft hat und es immer noch tut. Im vorangegangenen Kapitel wurden die Erreger bereits vorgestellt, es sind Einzeller, genauer gesagt Trypanosomen.

Die bedrohliche, lebensgefährliche Erkrankung kommt dort vor, wo ihr Vektor, die Tsetse-Fliege ‚*Glossina*‘ beheimatet ist. Es ist der Tropengürtel Afrikas, der deshalb auch „Glossinengürtel“ genannt wird. Grob beschrieben umfasst er das mittlere Drittel Afrikas rund um die Äquatorregion. Hier, und nur hier, treten die Schlafkrankheit und die ebenfalls von Glossinen übertragene Nagana-Seuche auf. Da die Tsetsefliege in Lateinamerika nicht vorkommt und auch kein anderes Insekt dort bereit war, den Vektor zu spielen, konnte die Schlafkrankheit zum Glück nicht durch den Sklavenhandel in die Neue Welt exportiert werden. Wenigstens ein kleiner Trost bei einer sonst trostlosen Geschichte.

Glossinen sind tagaktive Insekten, die dann natürlich auch stechen und zwar sehr schmerzhaft und selbst durch Kleidungsstücke hindurch. Warum diese Biester dabei von dunkler Kleidung besonders angezogen werden, weiß niemand so genau. Aber dass es so ist, sollte jeder Afrikabesucher dieser tropischen Regionen berücksichtigen. Man trägt dort tunlichst sehr helle, locker fallende Kleidungsstücke. Ein hundertprozentiger Schutz wird dadurch allerdings auch nicht gewährleistet. Richtig hungrig finden die Glossinen bei einem einmal angepeilten Opfer fast immer ein Ziel für ihre Attacken – leider! Über den Speichel der Mücke werden die Erreger der Schlafkrankheit in den menschlichen Körper befördert. In Frage kommen dabei zwei verschiedene, nahe verwandte Trypanosomenarten. Die eine, *Trypanosoma bruceii gambiense*, gilt als der Erreger der Schlafkrankheit im westlichen Afrika. Die noch schlimmere und extrem virulente zweite Form, *Trypanosoma bruceii rhodesiense*, treibt ihr Unwesen in den mehr östlichen Teilen des Glossinengürtels. An dieser Infektion erkranken die Menschen besonders schnell und heftig. Da *Trypanosoma bruceii rhodesiense* auch in vielen Reservoirwirten wie Wild- und Haustieren vorkommt, ist an ein Ausrotten der Seuche überhaupt nicht zu denken. Zudem zeigen insbesondere die wildlebenden Huftiere trotz des Befalls mit diesem Parasiten kaum Krankheitssymptome. Putzmunter und lustig springen Antilopen, die mit dem Erreger infiziert sind, durch die Savanne und dienen dabei unfreiwillig den Trypanosomen als eine Art Vorratsspeicher, sprich als Zapfsäulen für hungrige Glossinen, die die Krankheit dann weitertragen.

Das Immunsystem des Menschen vermag gegen die beiden Erreger der Schlafkrankheit wenig auszurichten. Die Antikörperbildung reicht nicht aus, um alle Trypanosomen abzutöten, weil diese sich eines üblen Tricks bedienen. Er beruht auf einer, wie der Fachmann sagt, genetisch induzierten Antigenvarianz. Der Laie versteht darunter wahrscheinlich nur „Bahnhof". Einfach gesagt bedeutet es, dass die Parasiten einen beachtlichen Teil ihrer DNA dafür verwenden, um unermüdlich den Charakter ihrer Zelloberfläche zu variieren. Für das Immunsystem sind sie damit immer wieder unbekannte Feinde, die es neu zu entdecken gilt. Um das besser zu veranschaulichen, möchte ich das eben Beschriebene einfach mal in einer kleinen erdachten Szene mit unserer Polizei und den von ihr gejagten Verbrechern vergleichen:

Die Spitzbuben (Trypanosomen) haben sich im angestrebten Revier angesiedelt. Die Polizei (das Immunsystem) erkennt den Eindringling und gibt einen Fandungsaufruf heraus. Die Jagd beginnt! Etliche Spitzbuben werden eliminiert. Andere ändern ihr „Aussehen" (= die Zelloberfläche), mal mit Bart, mal ohne Haare, mal mit Toupet, mal mit Brille, mal ohne Brille. Immer wieder muss die Polizei einen neuen Fandungsaufruf herausgeben. Bis zu 20-mal vermag es der Spitzbube, sein Aussehen zu verändern. Ein Teufelsspiel, das die Polizei total überfordert, sie kann diese Verbrecherjagd nicht gewinnen.

Jetzt dürfte jedem klar sein, dass es auch für die Medizin fast aussichtslos ist, gegen einen derart wandlungsfähigen Erreger, wie die Trypanosomen, eine Impfung zu etablieren.

Symptome und Therapie der Schlafkrankheit

Im Verlauf der Erkrankung mit den Erregern der Schlafkrankheit treten verschiedene Symptome auf. Bei einem Teil der frisch infizierten Menschen erscheint schon bald an der Stichstelle der Mücke eine unangenehme Schwellung, die man „Trypanosomenschanker" nennt. Ein bis drei Wochen später beginnen relativ unspezifische Krankheitssymptome den Menschen zu quälen: Er fiebert, die Glieder schmerzen und er hat Schüttelfrost. Ein unbedarfter Europäer mag in dieser Phase sogar an einen beginnenden grippalen Infekt denken. Zusätzlich schwellen die Lymphknoten der Infizierten im seitlichen Halsbereich sehr häufig bis zur Apfelgröße an. Sklavenhändler, die ihre menschliche Beute in Afrika suchten, kannten dieses Symptom. Ganz flink pflegten sie derart gebrandmarkte Afrikaner auszusortieren. Sie durften zum Sterben zurück in ihr Dorf gehen. Man wusste, dass mit diesen armen Burschen kein Geld zu machen war, weil sie mit großer Sicherheit schon die Schifffahrt nach Amerika kaum überleben würden.

Während die Masse der Erreger noch im Blut des Infizierten herumtobt und dabei – wie beschrieben – das Immunsystem austrickst, durchdringen einige Vertreter dieser Teufelsbande tatsächlich die Blut-Hirn-Schranke, um sich des Gehirns zu bemächtigen. Nun ist der Moment erreicht, wo es für den Infizierten wirklich heftig wird. Die Patienten zeigen schwerste neurologische Ausfälle, haben Krämpfe und liegen am Ende apathisch mit angewinkelten Beinen in ihren Behausungen herum. Jetzt ist der todbringende Moment mit der scheinbaren Schlafphase, der die Krankheit ihren Namen verdankt, erreicht. Diese Endphase ist letztlich auch noch ein cleverer Schachzug des Parasiten. So kann sich ein derart geschwächter Mensch kaum gegen neue, gierige Mücken wehren, durch welche die Schlafkrankheit hemmungslos auf andere Kandidaten weitergetragen wird.

In dieser letzten Phase der Erkrankung ist der Mensch nur noch schwer therapierbar. Hochtoxische Präparate kommen nun zum Einsatz, die das Nervensystem zu allem Überfluss schädigen. Man treibt damit also den Teufel mit dem Belzebub aus. Für den Patienten mag der Tod dann schon zumeist eine Erlösung sein.

Im frühen Stadium der Erkrankung hingegen kann man mit Medikamenten noch etwas ausrichten. Häufig kommt dabei immer noch ein Therapeutikum zum Einsatz, das 1920 von Bayer unter dem Namen „Germanin" in den Handel gebracht wurde. Name und Wirkung dieses Präparates verhalfen den Deutschen in ihrer ehemaligen Kolonie Deutsch-Ostafrika (heutiges Tansania, Burundi, Ruanda und ein kleiner Teil Mosambiks) bei der geplagten einheimischen Bevölkerung zu großem Ansehen. Heute wird das Präparat überwiegend unter dem Handelsnamen „Suramin" vertrieben.

Zusammenfassend kann man sagen: Die Schlafkrankheit wurde durch den Einsatz der Medikamente und durch Mücken-Bekämpfungsmaßnahmen ein wenig eingedämmt, aber sie konnte beileibe nicht ausgerottet werden. Schon wegen der vielen Reservoirwirte wird dies wohl auch kaum jemals gelingen.

Die Nagana-Seuche und warum Zebras Streifen tragen

Nagana-Seuche, schon bei diesem Wort stellen sich bei Nutztierhaltern in Zentralafrika die Haare zu Berge, fürchten sie diese Erkrankung doch wie der Teufel das Weihwasser. Rinder, Pferde oder auch Schafe haben dieser tödlichen Infektion wenig entgegenzusetzen. Selbst Hunde und Katzen können an der furchtbaren Nagana-Seuche erkranken. Bei wildlebenden Antilopen hingegen, die sich schon seit Ewigkeiten mit dem Erreger, den Trypanosomen, arrangiert haben, läuft die Infektion meist völlig symptomlos ab. Diese Wildtiere stellen damit natürlich auch ein prachtvolles Reservoir für immer wiederkehrende Neuinfektionen der Haustiere dar. Wen wundert es da, dass man nach dem Ersten Weltkrieg ernsthaft eine Parasitenbekämpfungsmethode unter den Viehhaltern des Landes diskutierte, die uns heute erschaudern lässt. Die angepeilte Lösung des

Problems hieß nämlich: Vernichtung des gesamten Großwildbestandes Afrikas. Es soll noch heute einige klammheimliche Freunde dieser perversen Idee geben.

Nun aber zur Sache: Erreger der Nagana-Seuche sind mehrere verschiedene Trypanosomenarten, die natürlich auch von der bösen Tsetsefliege *Glossina* übertragen werden. Mit im Gefolge steht die Art *Trypanosoma bruceii bruceii*. Was wie ein lustiges Wortspiel klingt, hat einen durchaus seriösen Hintergrund. Der beginnt damit, dass gegen Ende des 19. Jahrhunderts der gebürtige Australier David Bruce, ein Arzt und Mikrobiologe, den Erreger der Nagana-Seuche samt ihrem Vektor, der *Glossina*, identifizierte. Später erkannte man, dass *Trypanosoma bruceii* vermutlich den Ursprung der sogenannten „Bruceii Gruppe" darstellt, zu der auch die beiden Erreger der Schlafkrankheit des Menschen gehören. Infolgedessen bekamen alle drei Unterarten einen vornehmen Dreifachnamen. Diese drei so eng verwandten Ganoven sollen hier noch mal genussvoll in gesamter Namenslänge zitiert werden. Es sind: *Trypanosoma bruceii bruceii*, *Trypanosoma bruceii gambiense* und *Trypanosoma bruceii rhodesiense*.

Nach so viel Historie gehen wir wieder über zu den nackten Tatsachen. Die Nagana-Seuche ist so gut wie immer tödlich für Pferde, gleich welcher Art und Rasse. Trotzdem gibt es im Bereich des Glossinengürtels insgesamt drei verschiedene Pferdearten, für die Nagana ein Fremdwort ist und die vergnügt durch die Savannenlandschaft galoppieren. Sie sind nicht sehr eng miteinander verwandt, unterscheiden sich wie bei uns Esel und Pferd, und das, obwohl sie sich auf den ersten Blick unglaublich ähnlich sehen. Grund dafür ist ihr sehr identisches Outfit. Jeder von ihnen trägt nämlich so etwas Ähnliches wie einen Sträflingsanzug. In Summe nennt man sie daher Zebras, und zwar unterteilt man sie in das Grevyzebra, das Bergzebra und die häufigste Art, das Steppenzebra. Wie man ahnt, unterscheidet der Fachmann auch auf Grund von DNA-Analysen drei sehr unterschiedliche Zebraarten, die im Übrigen mit verschiedenen Esel-Arten verwandter sind, als mit den uns bekannten Pferden.

Lange rätselte die Wissenschaft, wieso drei nicht sehr verwandte Pferdearten ausgerechnet in Afrika alle in gleicher Mode gekleidet sind. Dafür, so war man überzeugt, müsse es einen Grund geben, der ihnen letztendlich einen evolutionären Selektionsvorteil bietet. Irgendjemand hatte dann die grandiose Idee, dieses Fellmuster schütze sie vor dem Gefressenwerden durch Löwen. Ihre Erzfeinde, so war man zunächst überzeugt, könnten sie innerhalb der Herde als Einzeltiere schlecht erkennen. Dazu kann man nur sagen: Da muss ein Löwe schon Klopse auf den Augen haben, hat er doch ein vom Prinzip her ähnliches Sehvermögen wie wir Menschen. Keiner von uns aber würde daran zweifeln, dass er jedes einzelne Tier in der Zebraherde erkennen könnte. Es dauerte eine ganze Weile, bis jemand bei dieser Fragestellung mal auf die kluge Idee kam, vernetzt zu denken, kommen doch diese drei Zebraarten ausgerechnet in Zentralafrika vor. Es fiel plötzlich wie Schuppen von den Augen: Das gestreifte Outfit müsse die Tiere vor den Stichen der Tsetsefliege schützen. Wie alle Insekten haben diese sogenannte Komplexaugen, welche aus unglaublich vielen, dicht an dicht stehenden Einzelaugen zusammengesetzt sind. Ergebnis ist, dass dieser Augentypus Bilder gerastert sieht, Punkt neben Punkt, quasi mehr oder weniger stark gepixelt. Je mehr ein Insekt mit diesen Augen aber nun einem Zebra näher kommt, umso irritierender macht sich das Streifenmuster bemerkbar. Die ursprünglich angepeilte Silhouette „Pferd" ist damit für die Glossina-Mücke nicht mehr wahrnehmbar. Das Streifenmuster muss die Insektenaugen total verwirren. Im Rahmen einer Herde dürfte sich dieser Effekt vermutlich noch verstärken. Man sieht kein Pferd mehr, sondern nur noch „schwarz-weiße Fetzen", und biegt ab. Ergebnis: Die Zebras werden nicht von den Glossinen gestochen und bekommen auf diese Weise keine Nagana-Seuche.

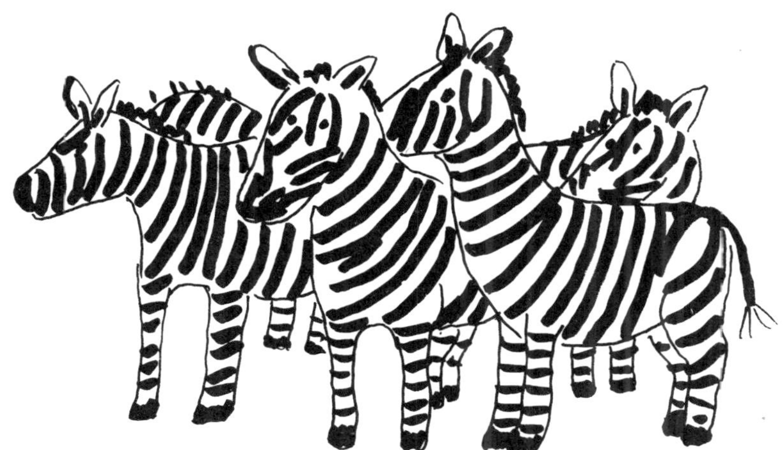

Das Streifenmuster schützt Zebras vor den Glossinen.

Es gibt aber auch Tiere, die nachweislich überhaupt nicht von der Tsetsefliege gestochen werden und die dennoch gelegentlich die Nagana-Seuche bekommen. Dies gilt zum Beispiel für den Löwen, für den die Erkrankung dann genauso wie auch für normale Katzen tödlich ist. Man fragt sich, wie kann das passieren? Nun, ganz einfach: Er infiziert sich beim Fressen einer symptomlos infizierten Antilope. Eine solche Mahlzeit ist nämlich keine zimperliche Angelegenheit. Dabei splittern nicht selten die Knochen des Beutetiers und verursachen im Maul des Löwen kleine Verletzungen. Dadurch kann sich jetzt das Blut des Raubtiers mit dem seiner Beute mischen. Ruckzuck wechseln dabei die Trypanosomen von einem Individuum in das andere und der Löwe ist der Dumme!

Abschließend möchte ich noch einmal schnell eine von mir zuvor an anderer Stelle gestellte Frage aufgreifen: „Können Wildtiere, Rinder und Pferde die Schlafkrankheit bekommen?“ Natürlich, denn die Symptome der schwer verlaufenden Nagana-Seuche entsprechen vom Prinzip her denen der Schlafkrankheit. Nur warum nennt man dann das Kind nicht beim Namen? Ganz einfach, weil keines der mit Trypanosomen infizierten Tiere jemals das lethargische Endstadium dieser Erkrankung erreichen wird. Erkrankte Wildtiere sind leichte Beute und werden vorher gefressen und der Farmer wird auch kaum warten, bis seine Nutztiere nach einer letzten Ölung von selbst sterben. So einfach ist die Lösung! Darum heißt die Schlafkrankheit bei Tieren Nagana-Seuche.

Ein Kuss und seine Folgen

Kissing bug, die küssende Wanze, werden die recht großen, 3 cm bis 4 cm langen Raubwanzen genannt, welche in Mittel- und Südamerika hemmungslos ihren Trieben nachgehen. Dabei ist „küssen“ eine etwas merkwürdige Umschreibung dessen, was sie wirklich machen, nämlich stechen und dabei Blut saugen. Bei diesem Akt infizieren sie das jeweilige Opfer, ein Wirbeltier, mit einem gefährlichen Einzeller, der zur gleichen Gattung gehört wie die Erreger der Schlafkrankheit und der Nagana-Seuche. Es handelt sich in diesem Fall um *Trypanosoma cruzi*, welcher die außerordentlich gefährliche Chagas-Krankheit hervorruft. Die Übertragung von der Raubwanze auf das Opfer geschieht aber nicht, wie zu vermuten, durch den eigentlichen Stechvorgang, sondern dadurch, dass die stechenden Vektoren, die alten Ferkel, gleichzeitig bei ihrer Blutmahlzeit koten. Im Kot aber lümmeln die Trypanosomen herum. Wenn es ihnen nicht gleich gelingt, durch den Stichkanal in das Opfer zu gelangen, dann warten sie geduldig in dem winzigen Kothäufchen, bis sich das Opfer an dieser Stelle zu kratzen beginnt. Kaum zu glauben, aber sie lassen sich regelrecht vom Endwirt in den Körper hineinkratzen.

Was dieser unappetitliche Vorgang nun aber mit Küssen zu tun hat, will zunächst nicht ganz einleuchten. Also soll es erklärt werden: Die Wanzen stechen nächtens gerne ins Gesicht und zwar in besonders dünnhäutige Bereiche, die an Schleimhäute angrenzen. Das können die Hautpartien rund um die Augen sein oder auch – jetzt nähern wir uns dem „Küssen"– die Mundwinkel. An diesen Stichstellen tritt meist kurzfristig eine ödemartige Schwellung auf, die von der nächtlichen intimen Begegnung mit der „kissing bug" zeugt. Man nennt diese auffälligen Beulen auch Romana-Zeichen.

In den ersten 4 Wochen erscheinen dann – allerdings wohl nur bei jedem dritten Patienten – akute, unterschiedliche, aber wenig charakteristische Krankheitssymptome, die von Fieber über Darmbeschwerden bis hin zu Krämpfen reichen. Davon betroffen sind ganz besonders Kinder.

Nach dieser mehr oder weniger ausgeprägten Anfangsphase folgt eine oft jahrelange Latenzzeit, bis sich der Parasitenbefall wieder mit nunmehr schweren Organ-Destruktionen zurückmeldet. Ein wesentlicher Schaden entsteht dabei durch die Zerstörung von Ganglienzellen. Dieser Angriff auf das Nervensystem führt zu vielfältigen Konsequenzen, wie zum Beispiel Muskelschwund, Herzschäden und Riesenwuchs der Organe. Solche unmäßig aufgetriebenen Organe können zum Beispiel zu einem akuten Darmverschluss mit tödlichem Ausgang führen. Auch davon sind Säuglinge und Kinder besonders häufig betroffen. Zusätzlich erzeugen Schilddrüsenstörungen nicht selten bei Kindern eine Art von Schwachsinn.

Für den Biologen interessant ist, dass *Trypanosoma cruzi* während seiner Lebensphase ständig einen außerordentlichen Formwandel durchläuft, einen Gestaltwandel, den der Fachmann als Polymorphismus bezeichnet. So sind sie in den Zellen, wo sie sich klammheimlich vermehren, kugelrund und ihre winzige Geißel ragt nicht über die Zelloberfläche hinaus, weil sie in einer kleinen Tasche sitzt. Kryptomastigot (= versteckt begeißelt) sind sie, bis sie aus der Zelle herausplatzen, um nach einer kurzen Phase der Freiheit neue Zellen zu befallen. In diesem engen Zeitraum durchlaufen sie verschiedene schlanke, begeißelte Zellformen, bis sie endlich in die typische Trypanosomenform (= tryptomastigot) mutieren.

Da sich die Mehrzahl der Parasiten am liebsten im Schutz einer Zelle versteckt, halten sich klugerweise immer nur relativ wenige von ihnen im Blut auf, wo sie den Attacken des Immunsystems ausgesetzt sind. In einem normalen Blutausstrich wird man sie deshalb nur selten mit dem Mikroskop finden. Da diese Art von Diagnostik folglich wenig ergiebig ist, hat man früher einfach sterile, im Labor gezüchtete Raubwanzen an möglicherweise infizierte Patienten angesetzt. Diese Blutsauger nehmen erstaunlich viel Blut pro Mahlzeit auf und damit ist sichergestellt, dass sie dabei auch einige Trypanosomen erwischen. Man hat daraufhin einige Tage gewartet und dann einfach ihren Kot untersucht. Fand man in diesem die Trypanosomen, wusste man, dass es den jeweiligen Patienten erwischt hatte. Dieses etwas umständliche Verfahren kommt heute allerdings nur noch selten zur Anwendung. Stattdessen bedient man sich moderner Methoden, zu denen unter anderem Antikörpertests gehören.

Die Chagas-Krankheit erhielt übrigens ihren Namen nach Carlos Chagas (1879–1934), der sie und ihren Erreger erstmals beschrieb. Carlos Chagas wiederum benannte den von ihm entdeckten Erreger *Trypanosoma cruzi* nach Oswaldo Cruz, der mit Hilfe seiner Untersuchungen den Lebenszyklus dieses gefährlichen Einzellers wesentlich entschlüsselte.

Die Chagas-Krankheit grassiert naturgemäß insbesondere in den ärmlichen Behausungen Mittel- und Südamerikas. In solchen primitiven Wohnräumen gibt es wenig Schutz gegen nächtliche Stiche. Hier finden die Raubwanzen immer wieder leicht ihre neuen Opfer. Besonders schwierig wird die Situation dadurch, dass viele Wildtiere, aber auch Haustiere wie zum Beispiel Hund und Katze, ein großes problematisches Erregerreservoir für diese gefährliche Erkrankung darstellen. In den endemischen Gebieten geht man inzwischen von knapp 20 Millionen Infizierten aus. Übrigens kommt in den südlichen Landesteilen der USA – wenn auch sehr viel seltener – die Chagas-Krankheit ebenfalls vor. Den besten Schutz vor den nächtlichen „Küssen" der Wanzen stellen feste, geschlossene Wohnungen und umlaufend gut befestigte Moskitonetze dar. Insektenabwehrsprays helfen nur bedingt, man sagt, die Raubwanzen lachen sogar darüber. Verlassen sollte man sich also nicht auf diese Mittel.

Neben der üblichen Übertragungsweise durch die Stiche der Vektoren kann man sich leider auch noch auf andere, fast unglaubliche Weise mit dieser Krankheit infizieren und zwar durch Fruchtsäfte. Man mag es kaum glauben, aber es ist so. Viele Einheimische kennen die Gefahr, Touristen aber sind natürlich selten darüber informiert. An vielen Ecken Lateinamerikas werden leckere, frisch gepresste Frucht- oder auch Zuckerrohrsäfte angeboten. Dass dabei auch schnell mal die eine oder andere Raubwanze mitgepresst wurde, sieht man den Getränken nicht an. Die dadurch frei gewordenen Trypanosomen nehmen dann einfach mal vorübergehend ein leckeres Vollbad und lassen sich dann von einem durstigen

Menschen in dessen Darmtrakt schlürfen, von wo sie offenbar in der Lage sind, in seinen Körper einzudringen.

Daneben infizieren Mütter ihre Föten fatalerweise über die Plazenta oder ihre Säuglinge sogar über die Muttermilch mit der Chagas-Krankheit. Bluttransfusionen und operative Eingriffe stellen in diesen Ländern Amerikas ebenfalls eine Gefahrenquelle, eine Art russisches Roulette, in Hinblick auf eine Neuinfektion dar.

Auch heute noch ist die Therapie der Chagas-Krankheit sehr problematisch, weil die zur Verfügung stehenden Medikamente schwere Nebenwirkungen haben. Hinzu kommt, dass diese Erkrankung eigentlich nur in der ersten der akuten Phase behandelbar ist. Später, wenn die Krankheit chronisch geworden ist, kann man nur noch versuchen, die jeweiligen Beschwerden der Kranken zu lindern.

Ein Parasit, der die Liebe stört

Als letzten parasitischen Vertreter der Gruppe der Flagellaten möchte ich Ihnen einen nicht lebensbedrohlichen, aber höchst unangenehmen Burschen vorstellen. Sollten Sie ihm, was nicht ausgeschlossen ist, unfrei- und widerwillig eine Heimat gegeben haben, möchte ich, dass Sie wenigstens ein bisschen mehr über ihn wissen.

Es ist ein an sich hübscher Bursche, dieser Einzeller. Mit einer leicht birnenförmigen Figur ausgestattet, besitzt dieser Parasit an seinem Vorderende (= dem imaginären Stielansatz der Birne) vier lange, fröhlich rudernde Geißeln. Eine fünfte lange Geißel ist nach hinten gerichtet. Sie verläuft parallel zur Zellwand und ist mehrfach fest mit dieser verknüpft. So etwas haben wir schon bei den Trypanosomen kennengelernt. Diese einzelne, sich auch emsig bewegende Geißel bringt dadurch die mit ihr verbundene Zellwand ins Schwingen. Dabei entsteht eine sogenannte „undulierende Membran“. „Unda“ kommt aus dem Lateinischen und bedeutet Welle. Mit diesem Begriff wird das Bild eines seitlich an der Zelle schwingenden Lappens charakterisiert. Mit der undulierenden Membran und den vier vorderen freien Geißeln vermag der flache Parasit sich im Inneren des Schambereichs des Menschen optimal fortzubewegen. Überwiegend hält er sich dabei entweder in der weiblichen Vagina oder in dem männlichen Samenleiter und der damit verbundenen Harnröhre auf.

Spätestens jetzt ahnen sicherlich einige Leser – zumeist die persönlich von dem Parasiten Heimgesuchten –, von wem hier die Rede ist. Es handelt sich um *Trichomonas vaginalis*. Besser sollte man ihn gleich in der Mehrzahl benennen, denn Trichomonaden sind nie Einzelgänger, sondern treten immer in unangenehmen Massen auf und das mit üblen Folgen.

Insbesondere Frauen leiden auf Grund dieser Infektion sehr schnell unter äußerst belastenden Begleiterscheinungen. Sie haben einen heftigen, eitrig dünnflüssigen, schaumigen Scheidenausfluss, der zudem noch unangenehm faulig, süßlich riecht. Die damit verbundenen Schleimhautentzündungen führen zu einem widerlichen Juckreiz, der sogar schmerzhaft werden kann. Problematisch wird es, wenn die Trichomonaden sich bis hinauf in die Gebärmutter einschleichen und dort zu einer zeitweiligen Unfruchtbarkeit führen können.

Natürlich fühlen sich diese ekelhaften Schleimer auch in den inneren Geschlechtsorganen der Männer wohl. Fatalerweise oft so, dass dabei trotzdem keine so deutlichen Krankheitssymptome auftreten, wie bei den Frauen. Dahinter steckt letztendlich eine pfiffige Strategie des Parasiten, denn wenn man von seiner Infektion nichts ahnt, kann man sie bei jedem Sexualkontakt völlig unschuldig weiterreichen. Kondome schützen dabei leider häufig nicht hundertprozentig.

Die Übertragung dieses Parasiten erfolgt maßgeblich über den Geschlechtsverkehr. Gerne wird immer mal wieder von einer „Schwimmbadinfektion" gefaselt. Tatsächlich kann diese aber mit großer Sicherheit ausgeschlossen werden. Warum? Trichomonaden sind optimal an das schleimige Milieu der inneren Geschlechtsorgane angepasst. Überführt man sie in eine andere, nicht angemessene Umwelt mit differierenden pH-Werten und Temperaturbedingungen, so verlieren sie sehr schnell ihre Bewegungsfreudigkeit und sterben dann auch rasch ab. Nun stelle man sich eine Schwimmbadsituation vor: Ein mit Trichomonaden infizierter Mensch entlässt einige seiner Mitbewohner in das vergleichsweise kühle und auch noch gechlorte Wasser. Zunächst gilt für die winzigen Lästlinge: Raus aus der Badehose und hinein in die wässrige Umgebung. Dort sollen die Parasiten lustig weiter schwimmen, um nach einer Weile der Freiheit zielsicher in die Badehose eines anderen Menschen hineinzuschlüpfen. Immer noch kraftvoll müssen sie dann mit Vehemenz die Genitalregion des neuen Wirtes aufsuchen und am Schluss begeistert in diese eindringen. Das aber kann so einfach zum Glück nicht funktionieren. Es muss also ein direkter Intimkontakt stattfinden, um eine Neuinfektion hervorzurufen.

Dennoch kommt es für die Betroffenen immer wieder mal zu rätselhaften und unerklärlichen Neuinfektionen. Dafür aber gibt es verschiedene Erklärungen. Zum einen sollen immer im Fall der Infektion einer Person unbedingt beide Sexualpartner medikamentös behandelt werden. Das gilt auch, wenn der Mann sich auf Grund fehlender Symptome sicher ist, nicht infiziert zu sein. Ansonsten geht das Problem in Kürze von Neuem los. Des Weiteren verstehen es immer wieder einige Trichomonaden, sich an schwer zugänglichen Stellen im Genitalbereich, wie zum Beispiel in tiefen Schleimhautfalten, so einzunisten, dass sie insbesondere von lokalen Therapeutika wie Cremes und Vaginaltabletten nicht erfasst werden. Bei passender Gelegenheit machen sie wieder auf sich aufmerksam. Außer während einer Schwangerschaft muss deshalb immer besser eine ganzheitliche medikamentöse Therapie erfolgen.

Trichomonaden sollten also immer ernstgenommen und unbedingt behandelt werden, insbesondere seit bekannt ist, dass diese unangenehme Infektion eine ganze Reihe zusätzlicher Komplikationen nach sich ziehen kann, die von schweren Entzündungszuständen bis hin zur Unfruchtbarkeit bei Männern reichen können. Zudem werden befallene Menschen auf Grund ihrer entzündeten genitalen Schleimhäute sehr viel anfälliger für HIV-Infektionen. Auch muss man wissen, dass im Rahmen einer normalen Geburt das Neugeborene von seiner Mutter mit den Trichomonaden infiziert werden kann. Man kann also bei Trichomonaden ohne Wenn und Aber von einer eindeutigen Geschlechtskrankheit sprechen und sollte sie unbedingt als solche ernstnehmen.

Die Amöbenruhr – Dauergast auf der Toilette

Hatten Sie schon mal Durchfall? Ich meine so richtigen schlimmen Durchfall! Also nicht das Ereignis, welches Ihnen beim letzten Aufenthalt in Spanien drei Urlaubstage verdorben hat, und das nur, weil Sie Ihre Getränke immer mit Eiswürfeln konsumiert hatten, die aus Trinkwasser hergestellt wurden. Das war sicherlich nicht schön, aber es ist harmlos im Vergleich zu dem, was passiert, wenn Sie sich eine Amöbenruhr eingehandelt haben. Dann ist der Aufenthalt auf der Toilette sozusagen ein Dauerabonnement. 20 bis 30 Mal am Tag müssen Sie unfreiwillig ihren Darm entleeren. Typisch sind dabei himbeergeleeartige, blutige Kotbeimengungen. Da kommt wahrhaftig ein kaltes Grauen auf und der Verursacher dieser peinvollen Misere ist wieder mal ein Einzeller, eine parasitische Amöbe mit dem Namen *Entamöba histolytica*. Dieser griechischstämmige Name sagt alles: enteron ist der Darm, histos heißt das Gewebe und lysis bedeutet die Auflösung. Daraus ergibt sich dann in Gänze die bedeutungsvolle Übersetzung „Gewebeauflösende Darmamöbe". Keine Frage, dieser Bösewicht hat es faustdick hinter den Ohren und ist darum auch so gefährlich. Nun wollen wir ihn einmal genauer betrachten.

Erst am Anfang des 20. Jahrhunderts wurde diese Amöbe von dem Zoologen Fritz Schaudinn als Verursacher der schweren Durchfallerkrankung entdeckt. Das mag daran liegen, dass im menschlichen Darm auch andere, harmlose Amöben, wie zum Beispiel *Entamöba coli*, herumturnen, die keinen wirklichen Schaden anrichten.

Entamöba histolytica tritt verbreitet als Krankmacher in wärmeren Ländern auf. In gemäßigten Breiten kann es sogar sein, dass jemand diesen Darmparasiten bei sich beherbergt, ohne dass er Krankheitssymptome aufweist. In der Regel infiziert sich der Mensch, indem er Getränke oder Nahrungsmittel zu sich nimmt, die mit Stuhlausscheidungen verunreinigt wurden. Dieses Kontaminieren erfolgt nicht selten durch Fliegen oder auch Schaben, die wenig wählerisch mal hier und mal dort einer Mahlzeit nachgehen. Über ihre verunreinigten Füße transportieren sie dann die Darmparasiten auf Nahrungsmittel.

Die Inkubationszeit bis zum Ausbruch der Erkrankung kann sehr unterschiedlich sein. Manchmal treten die Symptome schon nach 3 bis 6 Tagen auf. Es können aber auch Wochen und sogar Jahre bis zum akuten Beginn einer Erkrankung vergehen. Das hängt maßgeblich damit zusammen, dass diese Amöbe ihr Aussehen und damit ihr Betätigungsfeld wandeln kann. Vergleichsweise harmlos ist sie als sogenannte Minuta-Form und schlimm lümmelt sie herum als Magna-Form. Über die Nahrung infiziert man sich zunächst durch die Aufnahme vierkerniger Zysten. Kaum im Darm angelangt, werden aus jeder von ihnen acht kleine Minuta-Amöbchen. Diese Winzlinge haben gerade mal einen Durchmesser von 8 µm (1 µm entspricht 1/1000 mm). In dieser Form ist *Entamöba histolytica* ein unauffälliger, harmloser Darmbewohner, der immer mal wieder vierkernige Zysten ausbildet, von denen etliche über den Kot das Weite suchen, um dann möglichst wieder in einen neuen Darm zu gelangen. Der von diesem Stadium betroffene Mensch ist topfit und ahnt nichts davon, dass er ein Infektionsträger und unschuldiger Überträger der Amöbenruhr ist.

Schlimm wird es für einen infizierten Menschen, wenn sich die Minuta-Formen in seinem Darm zu der dicken, fetten Magna-Form mit einem Durchmesser von immerhin 50 µm verwandeln. Es ist immer noch nicht geklärt, welche Auslöser diesen Prozess ganz plötzlich in Gang setzen. Aber wenn die Verwandlung stattgefunden hat und die Magna-Amöben zur Hochform auflaufen, dann gnade der liebe Gott dem armen Patienten. Sie dringen in Darmzellen ein und lysieren sie. Es folgen heftigste Durchfälle verbunden mit Bauchkrämpfen, Leibschmerzen und schleimigen Blutungen, die berüchtigten himbeergeleeartigen Kotbeimengungen. In diesem Zustand muss der Patient schnellstens richtig behandelt werden. Tröstlich für seine Umwelt ist, dass solche akuten Ruhrpatienten in der Regel nur lebende Magna-Amöben ausscheiden. Damit nämlich kann man seine Mitmenschen nicht infizieren, weil lebende Amöben die saure Magenpassage in einem anderen Menschen nicht überleben würden. Infektionen erfolgen nur – wie schon eben erwähnt – durch die vierkernigen Zysten.

Ganz schlimm wird dieses akute Stadium für den Betroffenen dadurch, dass die Magna-Formen auf Grund ihrer Fähigkeit zur Gewebeauflösung auch den Darm durchbrechen können. So vermögen sie dann auch in andere Organe einzudringen, wie zum Beispiel die Leber, die Lunge und sogar das Gehirn. Dort verursachen sie Geschwüre, Abszesse und ähnliche Schrecklichkeiten. Inzwischen hat die Arbeitsgruppe von William Petri von der University of Virginia in Charlottesville/USA bei neuesten Untersuchungen etwas ganz Ungewöhnliches im Rahmen der Gewebezerstörung durch den Parasiten beobachtet. Demnach nagen die Amöben die Darmzellen mehrmals an, bis die betroffene Zelle bei dieser Attacke abstirbt. Umgehend verliert der einzellige Aggressor daraufhin das Interesse an dieser Zelle und schleicht sich schnell an eine neue, noch lebende Kandidatin heran, um auch diese zu traktieren. Dieser Vorgang kann nur als ein wahrhaftig widerlicher Prozess bezeichnet werden.

Wird die Amöbenruhr frühzeitig richtig erkannt und mit den passenden Medikamenten behandelt, so ist mit einer raschen Genesung zu rechnen. Sollte dem aber nicht so sein, weil die Krankheitssymptome mit einer anderen Darminfektion verwechselt werden, dann können die Konsequenzen auch tödlich sein. Es versteht sich, dass insbesondere Kinder sehr oft an diesem schlimmen Durchfall sterben und zwar nicht zuletzt deshalb, weil ihre kleinen Körper allein schon durch den hohen Flüssigkeitsverlust sehr schnell dehydrieren.

Die Diagnose der Amöbenruhr erfolgt primär mit Hilfe von Kotuntersuchungen. Über dieses Procedere habe ich mich vor etlichen Jahren mal mit einer Studentin unterhalten. Als ausgebildete Laborantin arbeitete sie nämlich neben ihrem aktuellen Biologiestudium noch zusätzlich für ein paar Stunden wöchentlich in einem medizinischen Untersuchungslabor. Ganz unschuldig vermutete ich in diesem Gespräch, so schlimm könnten solche Kotuntersuchungen wohl eigentlich nicht sein, weil die entsprechenden Stuhlproben ja in hygienisch verpackten Röhrchen in das Labor gelangen würden. Daraufhin meinte meine Studentin: „Haben Sie eine Ahnung, was uns da manchmal erreicht! Einer kam mal mit seinem gesamten Morgengeschäft auf einer Tortenplatte mit durchsichtiger Abdeckhaube an und ein anderer Kandidat lieferte seine üppige Hinterlassenschaft in einem Schraubdeckelglas ab mit der vieldeutigen Aufschrift: ‚Pfälzer Rote Landwurst'. Nach diesen unappetitlichen Eröffnungen war ich dankbar, als Hochschullehrerin nur theoretisch in dieses Thema involviert zu sein.

Eine Amöbenattacke, die nur wenige überleben

Eigentlich lohnt es sich fast nicht, nach *Entamöba histolytica* das Thema der Amöben an dieser Stelle noch weiter auszuschlachten, sind doch tatsächlich die meisten Vertreter dieser Einzellergruppe entweder freilebend oder sie führen wie zum Beispiel *Entamoeba gingivalis*, die Zahnbelagsamöbe, ein harmloses Kommensalendasein, ohne dabei den Wirt zu schädigen. Man könnte sich also einer neuen Einzellergruppierung zuwenden, wenn da nicht *Naegleria fowleri* wäre. Das Gute ist, dass dieser Parasit vergleichsweise selten zuschlägt. Das Schlechte ist: Wenn er einen Wirt befallen hat und dieser erkrankt, dann endet das Ganze in der Regel für diesen tödlich. Eine böse Sache also, von der man am liebsten gar nichts wissen möchte.

Naegleria lebt in typischer, schleimend sich fortbewegender Amöbenform zumeist gesellig in größeren Kolonien in stehenden Gewässern oder auch in gut durchfeuchtetem Erdreich. Sie ernährt sich dort von allem, was größenmäßig für sie anfällt, wie zum Beispiel organischen Abfällen, die der Fachmann Detritus nennt, oder auch von Bakterien. Bei Bedarf kann diese Amöbe sogar Geißeln ausbilden und damit im Wasser herumflitzen.

Bis hierhin klingt alles noch sehr harmlos, wenn es nicht so wäre, dass dieser Parasit auch bei badenden oder schwimmenden Menschen in die Nase einzudringen vermag. Einmal dort angedockt, schleimt er sich dann über den Riechnerv bis ins Gehirn vor und sorgt hier schon nach wenigen Tagen für den Ausbruch einer üblen, eitrigen Hirnhautentzündung. Wird diese nicht umgehend als Amöben-Meningoenzephalitis diagnostiziert und entsprechend richtig behandelt, verstirbt der Patient schon innerhalb einer Woche, spätestens nach zwei Wochen. Daher gilt diese Infektion mit *Naegleria fowleri* als die wohl dramatischste aller bislang bekannten Hirnhauterkrankungen.

Zum Glück tritt diese schlimme Infektion vergleichsweise selten auf. Aber wenn sie zuschlägt, dann trifft es in der Regel junge, sportliche Menschen, denn diese Klientel taucht gerne beim Schwimmen mit dem Gesicht ins Wasser ein und liefert sich damit potentiell dem Parasiten aus. Gefährdet sind Menschen hauptsächlich beim Baden in krautigen, warmen Badeseen oder auch in schlecht gechlorten und ungepflegten Schwimmbädern.

Ein Phänomen ist, dass in endemischen Gebieten bei jungen Leuten schon des Öfteren Antikörper gegen diese Infektion nachgewiesen wurden. Man muss also davon ausgehen, dass diese Erkrankung – zum Glück, kann man wohl sagen – offenbar gelegentlich auch symptomlos verläuft und vielleicht nur deshalb auch so selten als deutliche Infektion in Erscheinung tritt.

Es scheint so, dass offensichtlich noch Bedarf an einer weiteren gründlichen, wissenschaftlichen Untersuchung dieser schweren parasitären Erkrankung besteht. Besonders irritierend ist, dass in jüngster Vergangenheit in den USA von Erkrankungen durch diese Amöbe sogar auf Grund von Nasenspülungen mit Leitungswasser berichtet wurde.

Ein Parasit – mal harmlos, mal gefährlich

Der Fachkundige denkt bei den Sporozoa unweigerlich zuerst an den Malaria-Erreger, der in seiner Gefährlichkeit kaum zu überbieten ist. Aber es gibt noch einen anderen Parasiten in dieser Gruppe, den zu kennen sich eigentlich auch lohnt. Es ist der Erreger der Toxoplasmose. Die meisten glauben, dass diese Krankheit von Viren oder Bakterien hervorgerufen wird. Doch in Wahrheit sind es parasitische Einzeller, die wie der Malaria-Erreger zur Gruppe der Sporozoa zählen.

Toxoplasma gondii, so heißt der Erreger der weltweit verbreiteten Toxoplasmose. Ein Kuriosum ist, dass ein Großteil der Menschheit, ohne sich dessen bewusst zu sein, eine Infektion mit ihm schon durchlaufen hat, und dies, ohne dadurch bleibende Schäden davon getragen zu haben. Wenn überhaupt ähneln die Krankheitssymptome einem leichten bis mittelschweren grippalen Infekt. Nichts wirklich Ernstes also, wenn es da nicht dramatische Ausnahmen von der Regel gäbe. Genau deshalb möchte ich etwas ausführlicher auf diesen Parasiten eingehen.

Der Name *Toxoplasma gondii* nimmt Bezug auf zwei unterschiedliche Fakten. Der Gattungsname *Toxoplasma* weist auf die sichelförmige Gestalt dieses Einzellers hin, denn toxon heißt Bogen und plasma ist das Gebilde. Der Artname bezieht sich in einer etwas merkwürdigen Weise auf den Gundi, ein afrikanisches Nagetier von der Größe eines Meerschweinchens. Vielleicht durch einen Hör- oder auch einen Schreibfehler resultierte irgendwann daraus ein „Gondi". Bei diesem Nager nämlich wurde der Erreger der Toxoplasmose erstmalig beschrieben. Man sieht, es ist immer recht interessant, wenn man die Bedeutungsgeschichte der Namensgebung einer Tier- oder Pflanzenart kennt.

Weltweit tritt diese Infektion bei allen Säugetieren, vielen Vögeln und auch bei Reptilien auf. Ist das Immunsystem der Wirte stabil, verläuft die Infektion – wie schon erwähnt – oft sogar völlig still, also symptomlos. Bei Menschen jedoch, deren Immunsystem zum Beispiel durch Aids oder eine Chemotherapie geschwächt ist, kommt es zu schwersten und sehr unterschiedlichen Krankheitssymptomen wie Hirnhautentzündungen, Krampfanfällen oder auch partiellen Lähmungen, um nur einige zu nennen. Hier muss dann schnellstens mit Medikamenten gegengesteuert werden. Verursacher dieser Symptome sind Cysten, die in verschiedene Organe, wozu leider auch das Gehirn zählt, eingedrungen sind. Dort vermehren sie sich ungeschlechtlich, um mit dem so erzeugten Nachwuchs den gesamten Körper zu überschwemmen.

Aber nicht nur Menschen, deren Immunsystem geschwächt ist, haben unter einer Toxoplasmose zu leiden. Sehr problematisch ist es, wenn sich eine werdende Mutter während ihrer Schwangerschaft erstmalig mit dem Parasiten infiziert. Hier wandern die Erreger über die Plazenta in das ungeborene Kind und sorgen dort für dramatische Konsequenzen. Im ersten Drittel der Schwangerschaft kommt es dadurch meist zu einer Fehlgeburt. Das ist zwar traurig für die Mutter, verhindert aber – so makaber es klingen mag – schlimmere Konsequenzen. Nach der embryonalen Frühphase entstehen bei dem ungeborenen Kind in der Regel schwerste Schäden durch diese Infektion, da die Parasiten einen fatalen Hang zum Besiedeln nervöser Elemente wie zum Beispiel dem Gehirn oder auch dem Auge haben. Infolgedessen leiden die Neugeborenen unter Spastiken und Epilepsie oder haben einen Hydrocephalus, den gefürchteten Wasserkopf. Häufig sind sie zudem erblindet und weisen schwere geistige Behinderungen auf. Daher ist es sehr wichtig, dass werdende Mütter, die keine Antikörper im Blut haben, welche auf eine zurückliegende Infektion mit dem Erreger hinweisen, während der Schwangerschaft vor einem Erstkontakt mit *Toxoplasma gondii* geschützt werden. Dafür ist die Kenntnis der Infektionswege dieser Parasiten von größter Bedeutung.

Am häufigsten infizieren sich Menschen über den Genuss von rohem oder ungenügend gegartem Fleisch, vor allem, wenn dieses von Schweinen und Schafen stammt. Die Erreger sind leider wenig empfindlich gegenüber Umwelteinflüssen. Im Fleisch werden sie erst bei einer Kerntemperatur von 70 °C abgetötet oder müssen alternativ im Gefrierschrank eine ganze Weile bei -18 °C, besser noch -20 °C lagern, um unschädlich gemacht werden zu können.

Der zweite Infektionsweg erfolgt über den Kot von zumeist jungen Katzen, die nach einer Mäusemahlzeit eine Erstinfektion mit *Toxoplasma* durchlaufen haben. Nur in wenigen Raubkatzen wie zum Beispiel dem Puma, dem Ozelot oder auch unserer Hauskatze kommt es bei deren Erstkontakt mit dem Parasiten zu der Ausbildung seines Sexualzyklus. Dabei entstehen durch einen Befruchtungsvorgang sogenannte Oocysten. Diese werden mit dem Katzenkot ausgeschieden und können lange Zeit in der Umwelt auch unter ungünstigen Bedingungen überleben. Gerne werden sie dabei wieder mal durch Insekten, wie zum Beispiel Fliegen oder Schaben, mit den Füßen auf menschliche Nahrung übertragen. Einige wirbellose Tiere nehmen die Oocysten mit ihrer Nahrung auf und fungieren dann als Transportwirt. Über diese Schiene infizieren sich häufig Vögel und Reptilien zum Beispiel durch den Genuss eines fetten Regenwurms.

Eine spannende Begleiterscheinung der Toxoplasmose-Infektion sind auffällige Verhaltensänderungen bei den infizierten Tieren. So hat man bei Mäusen beobachtet, dass diese weniger ängstlich und vorsichtig agieren und sich nicht mehr vor dem Geruch von Katzen fürchten. Dadurch laufen sie dann natürlich ihrem potentiellen Fressfeind direkt ins geöffnete Maul und der Parasit lacht sich dabei sicherlich ganz fett ins Fäustchen.

Neuere Beobachtungen an frisch infizierten Menschen haben gezeigt, dass auch diese gerne einige dementsprechende deutliche Verhaltensänderungen aufweisen. Sie zeigen eine erhöhte Risikobereitschaft und agieren im Alltagsleben weniger vorsichtig. Hier dürfte die Fähigkeit des Parasiten, solche Symptome bei ihren Wirten hervorrufen zu können, allerdings ohne Folgen bleiben, denn welcher Hauskater verspeist schon gerne einen Menschen?

Die Malaria – eine bekannte Unbekannte

Historische Betrachtungen

Fast jeder hat schon mal etwas von der Malaria gehört, aber nur wenige wissen Genaueres darüber. In meiner Vorlesung zu diesem Thema zeigte ich am Anfang immer ein Bild, auf dem in großen weißen Buchstaben auf rabenschwarzem Untergrund geschrieben stand: „Alle 30 Sekunden stirbt ein Kind an der Malaria!“ Diesen Satz ließ ich zunächst kurz auf die Studenten wirken und fügte dann mündlich hinzu, dass ein Drittel der Weltbevölkerung an Malaria bzw. ihren Folgen leidet.

Spätestens jetzt dürfte jedem klar geworden sein, dass Malaria nicht einfach nur eine Tropenerkrankung ist, die man durch einen Mückenstich bekommen kann. Gar mancher dachte dabei sicherlich auch noch im Stillen: „Zum Glück gibt es so was ja nicht bei uns!“ Manch einem mag auch eingefallen sein, dass man sich durch Prophylaxe, also durch die Einnahme von bestimmten Medikamenten, ohne Probleme vor dieser Infektion schützen kann.

Nun ist es an der Zeit, das Thema hier etwas gründlicher zu beleuchten und falsche Vorstellungen zu korrigieren, handelt es sich doch bei der Malaria um eine der drei wichtigsten, weltweit verbreiteten, äußerst gefährlichen parasitären Infektionen. Die beiden anderen Kandidaten sind die Bilharziose und der Hakenwurmbefall, die wir später noch kennenlernen werden.

Seit Urzeiten hat Malaria den Menschen heimgesucht. Dadurch hat sie – was im Schulunterricht, zumindest zu meiner Zeit, viele, ach so langweilige Geschichtsbücher und ebenso langweilige Lehrer oft verschwiegen haben – die Weltgeschichte an etlichen Stellen maßgeblich beeinflusst.

Beginnen wir mit Alexander dem Großen, von dem die meisten sicherlich besonders den Spruch „Drei, drei, drei, bei Issos Keilerei!“ in Erinnerung haben. Dieser kriegsbesessene und gnadenlose Eroberer starb im Jahr 333 vor Chr. mit nur 33 Jahren an einem – wie die Geschichtsschreiber seines Kriegstrosses vermerkten – schon länger andauernden Fieber, das sehr augenfällig nach den Symptomen einer Malaria-Erkrankung klingt. Viele Historiker diskutieren allerdings heute gerne über eine Vergiftung als Ursache des frühen Todes dieses Gewaltherrschers. Das wäre dann einfach ein Meuchelmord gewesen, den zu vermuten für Historiker den Vorteil bringt, dass diese Art des Ablebens zu einem spannenden und endlos diskutier- und spekulierbaren Krimi wird. Mir scheint die Malaria-Theorie allerdings viel wahrscheinlicher, denn es ist sicherlich kaum anzunehmen, dass ein so bedeutender Herrscher wie Alexander nicht für seine Mahlzeiten massenhaft Vorkoster gehabt hätte.

Des Weiteren lehrt uns die Geschichte mit trockenen Worten, dass „die Macht der Staufer in Italien gebrochen wurde". Ursache aber war letztendlich auch hier die Malaria, die Konrad IV, den Sohn und Nachfolger des bekannten Stauferkaisers Friedrich II in Apulien im jugendlichen Alter von 26 Jahren gnadenlos dahinraffte. Schon einmal hatte die Malaria einen Stauferkaiser auf dem Gewissen, nämlich Heinrich VI, der in Messina an ihr verstarb.

Wenig aussagekräftig ist auch die Feststellung: „Napoleons Heer schmolz in Ägypten und daran scheiterte letztlich der gesamte Feldzug." Aber auch hieran war die Malaria wesentlich beteiligt. Die Soldaten lagen tatsächlich fiebernd und zitternd in ihren Zelten und „schmolzen" massenweise dahin. An ein erfolgreiches Kämpfen war also überhaupt nicht zu denken.

Die Malaria-Mücke

Nach diesem kleinen Einblick in die Geschichte soll es nun noch dicker kommen: Die Malaria war nämlich früher ganz und gar nicht nur ein Thema der Tropen! Sie kam im Sommer auch im Norden und somit ebenfalls bei uns vor. Selbst im südlichen Schweden soll sie ihr Unwesen getrieben haben. Warum aber wissen das die Meisten nicht? Nun, man nannte die Erkrankung anders, nämlich Sumpf-, Wechsel- oder Flussfieber. In den großen, damals noch unbegradigten Flussebenen zum Beispiel des Rheins, des Mains oder der Donau und rund um den Bodensee fürchteten sich die Menschen vor dieser schweren und oft tödlich endenden, fiebrigen Erkrankung.

Der Name Malaria kommt aus dem Italienischen, wo die Infektion noch bis in die Mitte des 20. Jahrhunderts durchaus ein Thema war. Mal(a) aria heißt nämlich nichts anderes als „schlechte Luft". So hatten nämlich die Menschen ganz richtig beobachtet, dass die Erkrankung gerne im Bereich sumpfiger Gelände auftrat. Da in Sümpfen sehr häufig übel riechende Ausdünstungen, sogenannte Miasmen, auftreten, glaubte man daher früher hierin die Ursache der fiebrigen Erkrankung zu erkennen. Warum wohl wurde Rom auf sieben Hügeln erbaut? Ganz einfach, weil unten im Tal, in den Pontinischen Sümpfen, die Brutstätten der Malaria-Mücke waren. Es ist – so muss man eingestehen – ein Verdienst des Diktators Mussolini, veranlasst zu haben, diese großflächigen Sümpfe trockenzulegen. Durch solche und andere Aktivitäten wurde in jüngster Vergangenheit die Malaria tatsächlich immer mehr zu einem überwiegenden Tropenthema.

Besonders lustig finde ich in dem Zusammenhang immer, wenn selbst ernannte Fachleute in der Presse davor warnen, dass die Malaria-Mücke *„Anopheles"* auf Grund des Klimawandels auch bei uns einwandern könnte. So ein Quatsch! Sie war hier schon immer heimisch und ist es auch bis heute. Auch in ganz normalen Häusern kann man sie in Deutschland gelegentlich antreffen. Bevorzugt in etwas feuchteren Kellerräumen lässt sie sich gerne beobachten, weil sie dort auch oft überwintert. Langbeinig, still vor sich hin wippend, sitzen sie an den Wänden. Auffallend ist ihre Körperhaltung. Der Kopf ist nach unten geneigt und der Körper mit dem hochgereckten Hinterleib bildet dabei einen spitzen Winkel zum Untergrund. Gerne streckt sie zusätzlich das hintere Beinpaar hoch über dem Körper in die Luft.

Von den weltweit verbreiteten 420 Arten der Gattung *Anopheles* können insgesamt 40 den Malaria-Erreger übertragen. Allein in Deutschland gibt es sechs *Anopheles*-Arten. Noch immer existieren bei uns die Vertreter, welche auch früher in nördlichen Regionen das Sumpf- oder Wechselfieber, die Malaria also, übertragen haben. Wer aber tatsächlich in jüngster Zeit begonnen hat, neu bei uns einzuwandern, ist die Art *Anopheles plumbeo*, welche *Plasmodium falciparum*, den gefährlichsten Malaria-Erreger, überträgt. So war vor einiger Zeit in Deutschland ein kleines Mädchen im Krankenhaus mit der tropischen Malaria infiziert worden, weil in einem benachbarten Raum ein Patient aus Angola, der wegen eines Geschwürs behandelt wurde, diesen Malariaerreger ohne Krankheitssymptome in sich trug. Wir werden noch darauf zu sprechen kommen, wie so etwas passieren kann. Das kleine Mädchen muss offensichtlich von der gleichen *Anopheles-plumbeo*-Mücke gestochen worden sein, die zuvor mit großer Wahrscheinlichkeit bei dem Angolaner Blut genascht hatte.

Grundsätzlich stechen nur die weiblichen *Anopheles*-Mücken. Sie brauchen die Blutmahlzeit für den Reifungsprozess ihrer Eier. Die Mückenmännchen sind harmlose Pflanzensauger. Mit anderen Worten, sie können kein Wässerchen trüben, wenn man mal außer Acht lässt, dass diese Bürschchen mit ihrem Sperma ja immerhin für Mücken-Nachschub sorgen. Darauf aufbauend gibt es eine biologische Bekämpfungsmethode in endemischen Malaria-Gebieten. Man sterilisiert dort in Labors massenweise männliche *Anopheles*-Mücken mit Hilfe radioaktiver Strahlen und lässt sie dann zwecks Begattung auf die Weiber los. Das bedeutet, dass beide zwar ihren Spaß haben, aber der Nachwuchs ausbleibt. Die wirklich potenten Mückenmänner haben dabei das Nachsehen.

Plasmodium, der Malaria-Erreger

Nun wird es Zeit, „dem Kind einmal einen Namen zu geben". Wie schon vorher erwähnt, ist *Plasmodium* der Gattungsname dieses parasitischen Einzellers. In vielen Arten kommt er vor und infiziert Reptilien, Vögel und bei Säugetieren bevorzugt Affen, Menschen und Nagetiere. Dabei hat er allerdings unterschiedlich virulente Auswirkungen. Je nachdem, wie lange die stammesgeschichtliche Beziehung zwischen dem Parasiten und dem jeweiligen Wirt schon existiert hat, kann eine solche Infektion symptomlos bis milde oder schwer und auch tödlich verlaufen.

Menschen erkranken grundsätzlich heftig an einer Infektion durch die Erreger. Vier verschiedene *Plasmodium*-Arten können den Menschen befallen.

- *Plasmodium vivax* und *Plasmodium ovale*, die beide das Tertiana-Fieber hervorrufen.
- *Plasmodium malariae*, die am wenigsten häufige Art, ist der Erreger des Quartana-Fiebers.
- *Plasmodium falciparum* ist die gefährlichste Art. Anders als die drei anderen Arten kommt sie nur in den Tropen vor und erzeugt das danach benannte, mit einer hohen Mortalitätsrate verbundene Tropica-Fieber.

Nach einer unterschiedlich langen Inkubationszeit, die zwischen 6 bis sogar 50 Tage dauern kann, beginnt eine Malaria mit Symptomen, die der einer beginnenden Grippe ähneln. Dann folgen bald die klassischen Malaria-Anfälle, die mit starkem Schüttelfrost anfangen. Daraufhin kommt eine Phase mit sehr hohem

Fieber. Mit heftigen Schweißausbrüchen klingt der Anfall unter gleichzeitigem Fiebersinken endlich ab, um sich danach in einem ganz bestimmten Rhythmus unentwegt zu wiederholen. Wechselfieber also, der Name kommt nicht von ungefähr. Die Abstände zwischen den Fieberanfällen hängen davon ab, mit welchem Erregertyp man infiziert wurde. Dementsprechend unterscheidet man das Tertiana-Fieber vom Quartana-Fieber. Den mathematisch begabten Leser wird es nun mächtig irritieren, wenn er erfährt, dass das Tertiana-Fieber einen 48 Stunden Rhythmus aufweist und das Quartana-Fieber alle 72 Stunden erfolgt. Jeder, auch wenn er in der Schule in Mathe keine Leuchte war, muss nach Adam Riese erkennen: Da stimmt was nicht! Aber für diesen Widerspruch gibt es eine ganz einfache Erklärung und die beruht in der antiken römischen Zählweise. Dabei wurde nämlich immer der letzte und auch der erste Fiebertag mitgezählt. So erklärt sich, dass aus dem eigentlichen Zwei- bzw. Dreitagefieber ein Tertiana- oder Quartana-Fieber wurde.

Nun fehlt uns nur noch das Tropica-Fieber. Hier hat man sich auf keine Zahl festgelegt, weil es diese nicht konstant gibt. Die armen Patienten leiden unter unregelmäßigen Fieberschüben und kommen aus dem Zittern und Fiebern überhaupt nicht mehr heraus.

Plasmodoum vivax, *P. ovale* und *P. malariae* gelten zwar als etwas weniger gefährlich als *Plasmodium falciparum*, haben dafür aber eine sehr unangenehme Eigenschaft, nämlich die Neigung zur Rezidivbildung. Dahinter steckt, dass sich bei ihnen immer einige Erreger an dem üppigen Vermehrungsspielchen im Menschen nicht beteiligen, sondern stattdessen in den Wirtszellen Ruheformen ausbilden. Diese stillen Penner sind aber der Grund, warum scheinbar genesene Malaria-Patienten in bestimmten Abständen immer mal wieder einen erneuten Krankheitsschub erleiden. Dies geschieht bevorzugt dann, wenn die Menschen durch einen kleinen, an sich harmlosen Infekt, wie zum Beispiel eine Erkältung, geschwächt sind. Ihr Immunsystem ist dadurch abgelenkt und beschäftigt. Das nun nutzen einige der ruhenden Malaria-„Schläfer" aus und beginnen umgehend mit einer Vermehrungsphase. Damit erkrankt die unschuldige Person erneut an der Malaria.

Etliche Soldaten, die sich im Zweiten Weltkrieg beim Russlandfeldzug oder in der Kriegsgefangenschaft eine Malaria eingefangen hatten, haben jahrelang unter solchen Rezidiven gelitten. Vielleicht kennt noch mancher Leser derartige Erlebnisse von den Erzählungen der Eltern oder der Großeltern.

Die Besonderheit der Ausbildung von Ruheformen und der damit verbundenen Fähigkeit zur Rezidivbildung ist bei den drei genannten Malaria-Arten ganz einfach eine Antwort darauf, dass diese Erreger auch in den gemäßigten Klimazonen vorkommen können. In den nördlichen Ländern stehen ihnen jedoch in der kalten Jahreszeit für einen erfolgreichen Ablauf ihres Lebenszyklus einfach keine Mücken zur Verfügung. Ein Parasit aber, der im Winter schon all seine Nachkommen im menschlichen Blut in einem nutzlosen Kreislauf ohne die Hilfe einer Mücke verpulvert hätte, würde ohne solche heimlichen, verborgenen Rückstellmaßnahmen ganz schön blöd dastehen. Anders der tropische Malaria-Erreger, *Plasmodium falciparum*, er braucht solche Tricks nicht anzuwenden. In seinen warmen Verbreitungsgebieten stehen ihm jederzeit Myriaden von stechlustigen Mückenweibern zur Verfügung.

Der Malaria-Kreislauf

a) Vorbemerkungen zum Kreislauf. Nun soll der recht komplizierte Lebenszyklus des Malaria-Erregers vorgestellt werden, in dessen Verlauf dieser Parasit verschiedene Erscheinungsformen durchläuft, die in der wissenschaftlichen Literatur unterschiedlich benannt werden. Deren Namen werden hier deshalb erwähnt, weil man so am besten die Formenvielfalt des Parasiten während seines Kreislaufs deutlich erkennen kann. Allein die Variabilität dieses Bösewichts ist ein wesentlicher Grund, warum es so unendlich schwierig ist, gegen einen derartig wandlungsfähigen Erreger einen Impfstoff zu entwickeln. Man hat im Labor die gleichen Probleme mit diesem verkleidungsfreudigen Burschen, wie das Immunsystem unseres Körpers mit dem Bekämpfen einer Malaria-Infektion. Es ist schier unmöglich, einem Parasiten beizukommen, der es versteht, immer wieder in einer neuen Maskerade zu erscheinen.

Der Malaria Kreislauf ist ein Bilderbuchbeispiel für den zyklischen Wechsel eines pfiffigen Parasiten, der zwischen zwei unterschiedlichen Organismen, nämlich dem Vektor (= der Mücke) und dem Wirt (= den Menschen), hin und her pendelt. In beiden findet ein ganz bestimmter, streng geregelter Abschnitt seines Lebenszyklus statt. Wenn man es genau betrachtet, stößt man dabei auch immer wieder auf ganz geschickte Schachzüge des Parasiten, mit denen er bestimmte Probleme umschifft, um sein Ziel zu erreichen. Die Gegenwehr des befallenen Organismus wird so obendrein noch gnadenlos und mannigfaltig ausgetrickst. Nicht zuletzt deshalb wird der Malaria-Kreislauf im Folgenden von mir sehr ausführlich kommentiert werden. Dadurch soll man verstehen, warum die einzelnen Schritte so und nicht anders ablaufen müssen.

Wie häufig in solchen Parasiten-Kreisläufen trägt der Überträger, der Vektor, dabei überhaupt keine Schäden davon. Grund ist ganz einfach, weil die Mücke fit bleiben muss, um die Infektion hochpotent wieder auf einen neuen menschlichen Wirt zu übertragen. Eine Mücke, die abends nicht wach würde, um die nächtliche Stechrunde zu beginnen, weil sie sich „krank" fühlt – das geht gar nicht. So etwas kann kein Parasit wirklich verursachen wollen. Anders der Wirt, er zeigt deutliche Krankheitssymptome. Er wird sogar so stark geschädigt, dass er kaum noch Kraft hat, sich gegen neue nächtliche Attacken des Vektors zu schützen. Schließlich will der inzwischen in seinem Körper mannigfach vorhandene Spitzbube erfolgreich durch einen erneuten Mückenstich weitergetragen werden, bevor sein aktueller Wirt stirbt.

b) Massive Vermehrung des Malaria-Erregers im menschlichen Körper. Es ist am sinnvollsten, die Beschreibung des Kreislaufes mit einem Mückenstich, der eigentlichen Infektion des Menschen zu beginnen: Über ihren Speichel überträgt die *Anopheles*-Mücke dabei den zunächst sichelförmigen Malaria-Erreger, den man in dieser Phase als „Sporozoit" (sporos/grch. = die Saat, zoon/grch. = Tier) bezeichnet. Einmal im Menschen angelangt, hat dieser zunächst ein großes Problem zu bewältigen – die Körperabwehr des Opfers, seine Polizei sozusagen, die fremde Eindringlinge vernichten soll. Tatsächlich schafft es deshalb auch von allen durch den Stich injizierten Sporozoiten nur jeder sechzigste, sich zu verstecken, ohne vorher vom Immunsystem des Menschen platt gemacht worden zu sein. Da die Anzahl der mit dem Mückenspeichel übertragenen Sporozoiten vergleichsweise gering ist, heißt es für den Parasiten, dass er sich sputen muss. Er wird daher erst einmal möglichst schnell einen Ort aufsuchen, wo das Immunsystem, anders als im übrigen Körper, nur mäßig präsent ist. Also geht es zunächst mal ab in die dafür ideale Leber! Dort dringen die wenigen Sporozoiten, die den Immunangriff erfolgreich überlebt haben, in die Leberzellen ein und dann ist zu ihrem Glück erstmal Ruhe! Knapp eine halbe Stunde haben sie übrigens für diesen Sprint vom Mückenstich bis ins Lebergewebe gebraucht.

Im Leberparenchym dürfen die eingedrungenen Parasiten allerdings nicht allzu lange verschnaufen. Die kurz zuvor Gejagten müssen sich etwas einfallen lassen, denn mit so ein paar „Männeken" ist auf Dauer in dem großen Wirtskörper kein Staat zu machen. Also ran an die Vermehrung! Für ein zeitaufwendiges Herumgetüddel ist im Augenblick kein Platz. Es gilt jetzt, sich schnellstens zu vermehren und den Start für ein Überschwemmen des Körpers zu setzten. Das geht am besten ungeschlechtlich mit Hilfe der sehr ertragreichen und wenig zeitaufwendigen Multiplen Teilung. Exoerytrocytäre Vermehrung nennt der

Parasitologe das. Ein toller Begriff, der nichts anderes besagt, als dass in diesem Kreislauf im Menschen zu allererst mal eine Vermehrung außerhalb (= exo) der roten Blutkörperchen (= Erythrocyten) stattfindet. Das muss schon ein wenig betont werden, denn immerhin gilt der Malaria-Erreger ja als ein Blutparasit. Ganz klar, dass danach die erythrocytären Vermehrungen folgen müssen. Damit sind dann die nun folgenden zahlreichen Multiplen Teilungen in den Blutkörperchen gemeint. Bevor die Erreger aber dieses anvisierte Lieblingsziel erreicht haben, müssen sie leider ihr zelluläres Versteck in der Leber aufgeben. Damit setzen sie sich potentiell wieder den gefährlichen Attacken des Immunsystems aus. In dieser Phase sind sie nun aber schon so etwas wie alte, erfahrene Hasen und verstehen es, mit Raffinesse das Immunsystem auszutricksen. Dazu gehört unter anderem auch ihre Fähigkeit zur Antigenvarianz. Man möge sich erinnern, dass so etwas schon mal beim Erreger der Schlafkrankheit beschrieben wurde. So können sie also wie die Trypanosomen auch die Antigene ihrer Zelloberfläche ändern. Das Immunsystem, die körpereigene Polizei, hinkt dabei hinterher. Ständig muss von ihr ein neuer „Fandungsaufruf" herausgegeben werden. In immer wieder „neuer Verkleidung" schaffen es dadurch dann doch sehr viele Erreger hinein in ein neues Zellversteck, und das sind dieses Mal die roten Blutkörperchen. Dort erfolgen dann umgehend die Vorbereitungen für neue Multiple Teilungen. Schizogonie II (schizeïn/grch. = spalten, gone/grch. = die Erzeugung) nennen wir diese äußerst ertragreichen ungeschlechtlichen Vermehrungsprozesse. Schizogonie II deshalb, weil ja bereits eine erste Multiple Teilung, die Schizogonie I, in den Leberzellen stattgefunden hat. Jedes Mal, wenn eine solche abgeschlossen ist, platzen die roten Blutkörperchen und die nun Schizonten genannten Parasiten müssen sich immer wieder aus dem sicheren Versteck in die gefährliche Blutflüssigkeit begeben, in der das Immunsystem auf der Lauer liegt. Aber die Masse macht es. Um das Immunsystem zusätzlich zu verwirren, platzen die neu gebildeten Schizonten synchron aus allen besetzten Blutkörperchen heraus. In einem solchen unübersichtlichen Rudel werden die meisten es dann auch erfolgreich schaffen, neue rote Blutkörperchen zu befallen. Dieser rhythmische „Platzprozess" versetzt das Immunsystem in höchste Alarmbereitschaft und das ist dann auch der Grund für die ebenfalls regelmäßigen Fieberanfälle, die wir Tertiana- bzw. Quartana-Fieber nennen. Wenn die Ganoven, wiederum synchron, neue intakte Blutkörperchen befallen haben, sinkt auch gleich die Fieberkurve für eine kurze Verschnaufpause in den Normalbereich. Beim Tropica-Fieber einigt man sich leider immer mal wieder auf einen neuen Rhythmus, der eine deutliche Regelmäßigkeit vermissen lässt und der daher für den Erkrankten besonders quälend ist.

Erwähnen sollte man an dieser Stelle noch, welche Folgen die massenhafte Zerstörung der roten Blutkörperchen für den menschlichen Körper hat. Es entsteht nämlich eine Flut von Abbauprodukten, mit denen sich vor allem zwei Organe, die Milz und die Leber, beschäftigen müssen. Dieser Abbauprozess überlastet die beiden so sehr, dass sie gewaltig anschwellen. Wir kennen von der Visceralen Leishmaniose, der Schwarzen Krankheit, schon das Fachwort dafür, es ist die Splenomegalie. Sie ist also auch ganz charakteristisch für eine Malaria-Erkrankung. Klar, dass es dabei auch gerne bei diesen Patienten zu der gefürchteten und todbringenden Milzruptur, dem Reißen der Milz, kommt.

Nach all dem fragt man sich nun: Was soll der ganze Spaß, warum wird ein von dem Parasiten *Plasmodium* befallener Mensch so unglaublich gequält? Die Antwort ist ganz einfach. Der Mensch spielt für den Parasiten nur eine Rolle für den egoistischen Erfolg seiner ganz persönlichen biologischen Interessen: Er möchte seinen Zyklus am Laufen halten! Durch die massenhafte Vermehrung des Parasiten in den roten Blutkörperchen soll erreicht werden, dass am Schluss auch wirklich genügend Erreger in dem Tropfen Blut sind, den sich dann im Sinne des Kreislaufs letztendlich wieder eine stechende *Anopheles*-Mücke zu Gemüte führen soll.

c) Die Sexualphase. Nach all diesen ungeschlechtlichen Vermehrungszyklen im Blut des Menschen muss der Parasit dort noch etwas für den vollen Erfolg seiner Strategien „erledigen". Er ist gezwungen, seinen durch die massenhafte ungeschlechtliche Vermehrung erzeugten Nachwuchs auf die kommende Sexualphase vorzubereiten, die dann im Mückendarm erfolgreich zum Abschluss kommen soll. Die neue angepeilte Phase nennen wir „Gamogonie". Dahinter steckt das altgriechische Wort gameïn, was begatten heißt. Auslöser für diese neue Phase sind Signale, die den cleveren Schizonten im Blut deutlich machen: „Halt, Stopp, wenn du so weitermachst mit den Multiplen Teilungen, dann sind bald keine frischen roten Blutkörperchen mehr da, die du befallen könntest. Nun komm mal zur Ruhe und besinne dich auf deine anderen Fähigkeiten." Die Schizonten geraten nun in Heiratslaune und produzieren bei ihrer nächsten Multiplen Teilung keine weiteren Schizonten, sondern Geschlechtszellvorstufen, die Gamonten genannt werden. Genauer gesagt sind es dieses Mal männliche (= Mikrogamonten) und weibliche (= Makrogamonten) Nachkommen. Man könnte sie humorvoll als „Verlobte" bezeichnen, die im menschlichen Körper aber noch nicht zum Zuge kommen können. Da gibt es ganz strenge Regeln. Sie brauchen jetzt wieder eine Mücke für die weiteren nunmehr hocherotischen Aktivitäten. Eine *Anopheles* muss her und erneut den Patienten stechen und Blut saugen. Dumm gelaufen, wenn die Mücke dabei ganz nebenbei dem schon gequälten

Menschen mit ihrem Speichel eine neue Ladung Sporozoiten verpasst. Schlimm, wenn die dann auch noch von einer anderen *Plasmodium*-Art sind, als die bereits im Körper vorhandenen Erreger. In diesem durchaus nicht seltenen Fall hat der Ärmste dadurch dann gleich eine Mehrfachinfektion. Aber wir wollen uns hier ja erst mal mit der Vollendung des Malaria-Kreislaufes beschäftigen und verfolgen, was mit unseren Heiratswilligen, den Gamonten, im Mückendarm passiert, nachdem sie mit einem Tropfen Blut von der Mücke eingesogen wurden.

Im Mückendarm soll es nun zu einer Massenhochzeit kommen. Die weiblichen Makrogamonten unternehmen vorher nicht mehr viel, sondern werden gleich zum befruchtungsfähigen Makrogameten (diesmal mit „e" statt mit „o"). Die männlichen Mikrogamonten aber können es nicht lassen, sie vermehren sich noch mal schnell mittels einer flotten Multiplen Teilung und produzieren dabei große Mengen spermienartiger Mikrogameten (nun auch mit „e"). Dann können die Jungs es kaum noch abwarten und verfahren nach dem Motto: Wer zuerst kommt, mahlt zuerst! Nun werden die weiblichen Makrogameten begattet, dass es nur so brummt. Eine Massenorgie sozusagen. Ergebnis sind befruchtete Eier, an denen allerdings kein Osterhase wirklich seine Freude hätte. Statt hübsch eiförmig, sind sie schlank und beweglich. Man nennt sie darum Ookinet (oon/grch. = Ei, kineteos/grch. = beweglich). Beweglich müssen diese Eier auch sein, denn sie sollen sich nun erfolgreich in die Epithelzellen des Mückendarms einarbeiten. Dort wachsen sie zu dicken, runden, unbeweglichen Gebilden heran, die von jetzt ab Oocysten heißen.

d) Sporozoiten, der Start in einen neuen Kreislauf. Es kommt, wie es kommen muss, in der Oocyste erfolgt nun wieder mal still und leise nach der Reduktionsteilung eine Multiple Teilung. Diesmal ist es nun wieder eine ungeschlechtliche Fortpflanzung, durch die viele, kleine, schlanke Sporozoiten erzeugt werden. Hoffentlich ist der Leser nach dem Genuss dieses komplizierten Kreislaufes des Malaria-Erregers noch in der Lage, zu erkennen, dass dieser Name schon mal ganz am Anfang der Geschichte auftaucht. Damals war es der Beginn des Zyklus und logischerweise beißt sich jetzt die Katze in den Schwanz. Das scheinbare Ende ist wieder ein Neubeginn. Die winzigen Sporozoiten platzen nämlich aus der Oocyste heraus und wandern in die Speicheldrüse der Mücke ein. Das ganze Spiel geht von vorne los: Die Mücke sticht wieder ein Opfer, überträgt dabei die Sporozoiten und der Kreislauf beginnt erneut.

Jedem dürfte aufgefallen sein, dass in so einem Kreislauf Unmengen von Nachkommen erzeugt werden. Ein Überfluss, der aber sein muss und sich ganz einfach erklären lässt. Mit wenigen Nachfahren kann nicht wirklich ein Erfolg erzielt werden. Also wird geklotzt und dabei gerne in Kauf genommen, dass die meisten so erzeugten Stadien letztendlich dem Untergang geweiht sind. Es ist wie bei einem Massenmarathon, bei dem nur wirklich wenige zu Siegern werden können. Zum Glück gilt bei einem sportlichen Wettkampf allerdings nicht, dass die Verlierer im wahrsten Sinne des Wortes „auf der Strecke bleiben und dabei ins Gras beißen".

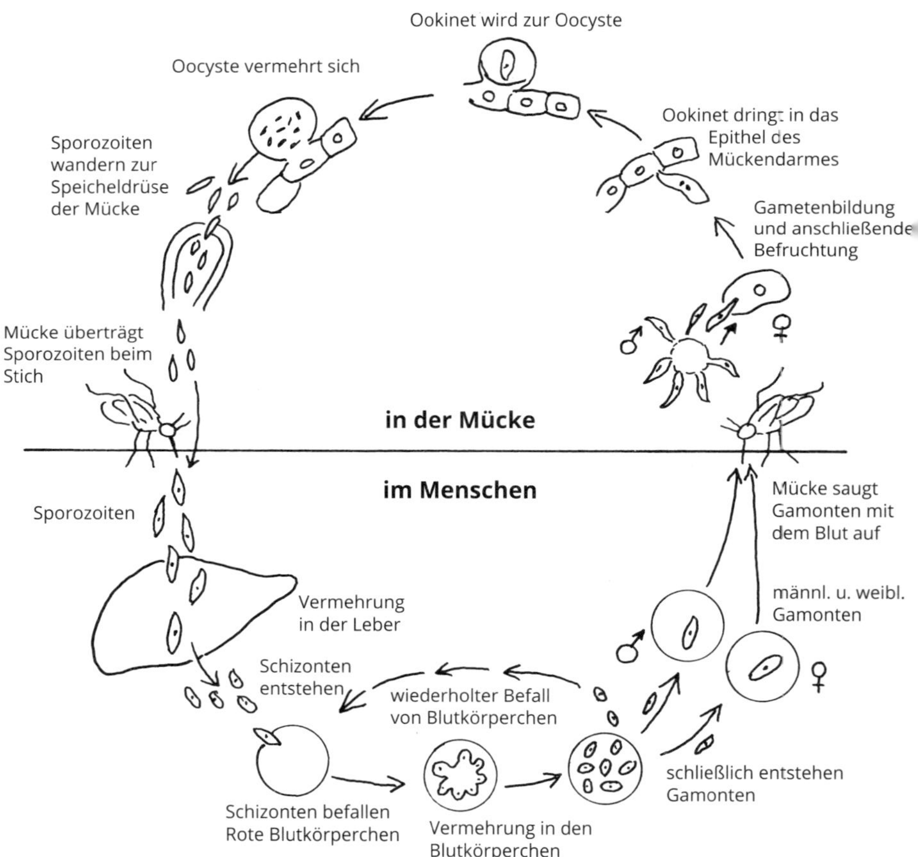

Der Malaria-Kreislauf.

Malaria tropica, die gefährlichste Plasmodien-Infektion

Die durch die Art *Plasmodium falciparum* hervorgerufene Erkrankung ist ohne Zweifel die schlimmste und die mit der höchsten Mortalitätsrate behaftete Malaria-Infektion. Etwas ältere Leser werden sich vielleicht noch daran erinnern, dass unser ehemaliger Wirtschaftsminister Günter Rexrodt sich 1996 bei einem Afrikabesuch damit infizierte. Ausgerechnet bei einem schönen Ausflug zu den Viktoria-Wasserfällen hatte es ihn erwischt. Er erkrankte so schwer, dass kein Medikament mehr half und deshalb sein ganzes Blut ausgetauscht werden musste. Erst nach 2 Monaten war diese Tortur für ihn mit einer tatsächlichen Genesung abgeschlossen. Mit diesem Ereignis bekam das bislang schwammige Thema Malaria in Deutschland plötzlich ein schrecklich realistisches Gesicht.

Ein wesentlicher Grund für die Gefährlichkeit gerade dieser Malaria-Variante ist deren Neigung, Embolien zu erzeugen. Sie entstehen dadurch, dass dieser Erreger sich der Gefahr entziehen will, in der Milz mit samt seiner „Behausung" vernichtet zu werden. Die Milz ist nämlich darauf programmiert, alle roten Blutkörperchen aus dem Verkehr zu ziehen, die nicht zu 100 Prozent dem Normbauplan entsprechen. Dabei kann man sich sicherlich leicht vorstellen, dass ein mit Parasiten beladener Erythrocyt manche äußerliche Veränderung aufweist. Da wird es unplanmäßig „Beulen und Dellen" an der Oberfläche der befallenen Blutzellen geben. So etwas kann die Milz nicht dulden. Die fehlerhaften Blutkörperchen müssen aussortiert und beseitigt werden. Um dieser Eliminierung zu entgehen, schlägt der Malaria-Erreger der Milz ein Schnippchen. Er verursacht nämlich an der Oberfläche „seines" Erythrocyten die Bildung bestimmter Eiweißmoleküle, mit denen diese dann an den inneren Wänden der engen Kapillaren andocken. Das funktioniert ganz prima, geht aber nicht auf Dauer gut. Der Durchfluss in den Gefäßen wird dadurch zunehmend blockiert und so kommt es zu den lebensbedrohlichen Gefäßverschlüssen.

Plasmodium falciparum gilt auch als Impfmalaria. In endemischen Gebieten kann man sie nämlich nicht nur durch einen Mückenstich bekommen, sondern auch in Arztpraxen. Über verunreinigte, schlecht sterilisierte Impf- und Nadelbestecke hat sich schon mancher diese Pest eingehandelt. Es wird also Zeit, sich nun mal mit dem Thema Therapie und Prophylaxe zu beschäftigen.

Eine Malaria-Infektion verhindern oder behandeln

Viele – vor allem die etwas älteren Leser – werden vielleicht bei dem Thema Malariabehandlung zuerst an das Chinin denken, das tatsächlich viele Jahrzehnte das erste funktionierende Therapeutikum und als solches das Mittel der Wahl war. Interessant ist dabei die Entdeckungsgeschichte dieser erfolgreichen Therapiemöglichkeit der Malaria-Erkrankung.

Es war im Jahre 1638, als in Peru ein Dr. Vegas verzweifelt am Bett der schwer an der Malaria erkrankten Gräfin Chinchón stand. Alles hatte der Arzt schon probiert, um ihr zu helfen, und war stets dabei erfolglos geblieben. Da wurde ihm zugetragen, dass die Indios Fiebererkrankungen mit dem Aufguss aus einer rötlichen Baumrinde therapierten. Er probierte dieses einfache Rezept bei der Gräfin aus und es klappte tatsächlich! Die adlige Dame wurde wieder vollkommen gesund, ein wahrlich voller Erfolg! Der von den Indios „Quina" genannte Baum mit der Wunderrinde bekam den wissenschaftlichen Gattungsnamen der genesenen Patientin, nämlich *Cinchona*. Wenig später sorgten Jesuiten dafür, dass die Rinde auch in das von der Malaria gebeutelte Europa gelangte. Erst 1820 wurde die wirksame Substanz dieser Bäume gefunden. Man nannte sie Chinin. Aufgüsse aus der Baumrinde waren fortan das Mittel der Wahl bei der Behandlung der Malaria. Die Bäume dafür wurden bald von Holländern in ihren ostindischen Kolonien in großen Baumplantagen gezüchtet, weil der Ertrag der Gehölze aus Peru nicht mehr ausreichte. Nachdem es endlich 1918 den beiden Chemikern Paul Rabe und Karl Kindler erfolgreich gelungen war, das Chinin im Labor zu synthetisieren, konnte das Malariaheilmittel endgültig im großen Umfang die Welt erobern.

Bei all seinem Erfolg in der Malariatherapie hat das Chinin leider einen bösen Schwachpunkt. Wenn nämlich Patienten zum zweiten Mal bei einer erneuten Malaria-Erkrankung mit Chinin therapiert wurden, kam es früher häufig zu fatalen Konsequenzen. Sie litten unter der gefährlichen Hämoglobinurie, dem lebensbedrohenden Schwarzwasserfieber. Auf Grund massenhafter Zerstörung roter Blutkörperchen färbt sich nämlich bei den erkrankten Patienten der Urin durch den dabei frei werdenden Blutfarbstoff schwarzbraun. Die dadurch überlasteten Nieren scheiden nun sehr schnell immer weniger Urin aus. Die Patienten bekommen daher eine Urämie, die auch in Laienkreisen als Nierenvergiftung bezeichnet wird. Meist verläuft diese außerordentlich schwere Urämie tödlich.

Heute werden in der Malariatherapie überwiegend neue Medikamente eingesetzt, bei denen die Hämoglobinurie kein Thema ist. Aber dadurch entstand ein anderes Problem: Die heutigen Therapeutika werden üblicherweise auch zur Prophylaxe eingesetzt. Das heißt, sie sollen ein Auftreten der Erkrankung nach einem Mückenstich von vorne herein verhindern, indem sie die gefährliche Vermehrung durch Schizogonie bei den Menschen unterbinden. Schön, denkt man, das ist doch eine tolle Idee, von der auch jeder reiselustige Tourist profitieren kann. Leider ist dem nicht ganz so. Auch hier gibt es einen nicht zu unterschätzenden Haken bei der Sache, den wir im Prinzip vom übermäßigen Einsatz der Antibiotika her kennen. Hier wie dort führt die unkontrollierte und unvernünftige Anwendung eines Medikamentes bei einem Erreger, dessen Waffe die ebenfalls massenhafte Vermehrung ist, oft sehr schnell zu Resistenzbildungen. Einige Nachkommen der Krankheitserreger schaffen es immer mittels kleiner Genmutationen gegen das Medikament immun zu werden. Ein gutes Beispiel hierfür ist in unserem Fall das bekannte Malaria-Mittel Chloroquin. Im Vietnamkrieg bekamen es die amerikanischen Soldaten reihenweise und dabei unentwegt auch zur Prophylaxe verabreicht. Das konnte sich der Parasit nun wirklich nicht gefallen lassen und es kam wie es kommen musste: In den südostasiatischen Ländern ist Chloroquin als Malariamittel inzwischen ein zahnloser Tiger geworden. Weder zur Prophylaxe noch zur Therapie kam man es dort noch erfolgreich einsetzen. Leider haben auch andere Mittel in der jüngeren Vergangenheit auf diese Weise ihre Wirksamkeit eingebüßt. Auf Grund dieser wachsenden Resistenzen wird sogar Chinin wieder aus der Mottenkiste hervorgeholt und in gut durchdachten Fällen zum Einsatz gebracht.

Heute gibt es ganz neue Medikamente. Dabei werden unter anderem auch die gerne von der Pharmaseite her belächelten Heilpflanzen der Chinesen erfolgreich eingesetzt. Insbesondere ein solches aus einer Beifußpflanze gewonnenes Präparat, das Artemisinin, ist so wirkungsvoll, dass es sogar von der WHO als Mittel der Wahl bei der Akutbehandlung der Malaria empfohlen wird. Für die Entdeckung und Erforschung des Artemisinins erhielten 2015 drei Forscher den Nobelpreis. Die verdiente eine Hälfte des Preises ging dabei an die chinesische Pharmakologin Youyou Tu, ohne die das Mittel mit seiner Wirkung kaum entdeckt worden wäre. Die zweite Hälfte teilten sich der Parasitologe W. C. Campbell und der japanische Biochemiker Satoshi Omura. Hier wurde wahrhaft eine ungeheuer bedeutungsvolle Forschungsarbeit mit dem Nobelpreis honoriert.

Ein wenig hat man aus den Erfahrungen der Vergangenheit gelernt. So dürfen heute grundsätzlich bestimmte hochwirksame Mittel nur noch zur Behandlung der Malaria und nicht zu deren Prophylaxe eingesetzt werden.

Wunschtraum aller Malaria-Forscher ist natürlich die Entwicklung einer funktionierenden Impfung. Aber hier kämpfen die Forscher – wie schon vorher kurz erwähnt – mit einem schwierigen Gegner. Es gibt bei dem Parasiten *Plasmodium* nicht „den" Erreger. Durch dessen Fähigkeit zur Maskerade hat die Forschung mit vielen scheinbar verschiedenen Erregertypen zu kämpfen. So wie diese das menschliche Immunsystem austricksen, machen sie genauso den im Labor an einer Impfung arbeitenden Forschern das Leben schwer. Schon des Öfteren habe ich immer wieder von der erfolgreichen Entwicklung einer Malaria-Impfung gehört, die dann bislang – wie mir bekannt – doch in der Praxis gefloppt hat.

Malaria und noch immer kein Ende

Bei dem von mir gewählten Titel für den letzten Abschnitt des Kapitels Malaria fiel mir unweigerlich unser bekannter Nachkriegskomiker Heinz Erhardt ein. Er hätte sicherlich hierfür eine andere Überschrift gewählt und zwar sein berühmtes augenzwinkerndes Sprüchlein: „Noch'n Gedicht!"

Nun aber soll es wieder seriös werden. Es gibt nämlich noch ein paar Dinge, die zum Thema Malaria abschließend angemerkt werden sollten. Diese parasitäre Erkrankung ist einfach so facettenreich, dass mir ein solch umfangreiches Kapitel angemessen erscheint, insbesondere wegen ihrer weltweiten Bedeutung.

Bei der Malaria stellt sich gerne die Frage nach dem Vorhandensein einer Immunität. Das hieße also: Einmal die Malaria gehabt, dann davon genesen und man könnte sicher sein, dass man sie nie wieder bekommt. Wäre das nicht tröstlich? Leider bleibt das ein Traum, es gibt keine dauerhafte Immunität! Das Einzige, was man in hyperendemischen Gebieten beobachten kann, ist die Ausbildung einer labilen bzw. latenten Immunität. Das bedeutet, dass einige in jungen Jahren erkrankte Kinder, welche die Malaria überlebt haben – allerdings leider mit gewissen Einschränkungen – meist nicht wieder an ihr erkranken können. Sie sind damit scheinbar gesund, aber im Hinterstübchen noch immer klammheimliche Parasitenträger. Eine Mücke, die an ihrem Blut nascht, kann also den bei ihnen noch immer latent vorhandenen Parasiten grundsätzlich weitertragen. Hier erinnere ich an die zuvor berichtete Geschichte von dem kleinen Mädchen, welches in Deutschland im Krankenhaus durch einen Mückenstich an Malaria erkrankte, nur weil ein paar Zimmer weiter ein latent infizierter Afrikaner an einem Geschwür operiert worden war. Aber auch diese an sich glücklichen Menschen mit der beschriebenen scheinbaren Immunität können eben unter bestimmten Umständen doch wieder erkranken. Kehren sie zum Beispiel nach einem längeren Auslandsaufenthalt – weil sie vielleicht in Deutschland einige Semester studiert haben – in ihre Heimat zurück, erkranken sie dort erneut an dem heimtückischen Parasitenbefall. So viel also zum Thema Malaria und Immunität, von dem ich leider nichts Besseres zu berichten weiß.

Ein weiteres merkwürdiges Phänomen konnte man in Deutschland erstmalig an türkischen Kindern beobachten, die hier lebten und zur Schule gingen. In den Schulferien wurde in der Türkei Urlaub gemacht. Scheinbar gesund und dabei munter und fröhlich kamen sie anschließend wieder zurück nach Deutschland. Monate später, im anbrechenden Frühjahr, erkrankten etliche von ihnen plötzlich an einer Malaria-Infektion, die man zunächst einmal überhaupt nicht richtig deuten konnte. Diese inzwischen mehrfach gemachte Beobachtung wurde als primäre Latenz bezeichnet, über deren Hintergrund noch diskutiert wird.

In endemischen Malariagebieten, in denen sich die Bevölkerung seit Jahrhunderten mit dieser gefährlichen Erkrankung auseinandersetzen muss, ist das nicht ganz ohne Folgen geblieben. So treten in diesen Gegenden bestimmte Blutanomalien, die zumeist eigentlich nicht optimal für den Menschen sind, übermäßig gehäuft auf. Auf Grund der dort verbreiteten Malaria-Infektionen sind sie dort plötzlich zu so etwas wie einem Selektionsvorteil geworden, weil Menschen mit diesen Defekten schlechte Wirte für den schlimmen Parasiten sind. Sie erkranken entweder gar nicht daran oder nur leicht.

Das bekannteste Beispiel ist die Sichelzellenanämie. Sie ist in endemischen Gebieten, wie zum Beispiel in Afrika, eine sehr verbreitete Erbkrankheit. Auf Grund der damit verbundenen Anomalien bei den roten Blutkörperchen vermögen diese weniger Sauerstoff zu transportieren. Weniger Sauerstoff heißt natürlich auch weniger körperliche Energie. Homozygote Träger dieses Defektes, das sind Kinder, welche diese Sichelzellenanämie von beiden Elternteilen geerbt haben, entwickeln die vollständigen Erkrankungssymptome einer schweren Anämie. Solche Kinder werden leider nicht sehr alt. Wer allerdings heterozygot ist, den Gendefekt also nur von einem Elternteil geerbt hat, ist fein raus. Dieser Person geht es recht gut, sie entwickelt keine Anämie und ist gleichzeitig resistent gegen eine Malaria-Infektion.

Etwas weniger bekannt, aber genauso interessant ist eine Genmutation, die gehäuft im gesamten Mittelmeerbereich und einigen anderen Ländern vorkommt.

Man nennt sie Thalassämie. Die davon betroffenen Menschen haben 10 % bis 20 % mehr rote Blutkörperchen, die gleichzeitig aber weniger Hämoglobin enthalten und etwas kleiner sind, als es das normale Standardmaß vorgibt. Diese genetisch induzierte Merkwürdigkeit schützt die betroffenen Menschen vor einer schweren Erkrankung durch den Malaria-Erreger.

Damit ist noch nicht Schluss mit diesem Thema. Ganz prima nämlich geht es vielen Melanesiern auf Papua-Neuguinea. Fast die Hälfte der dortigen Einwohner steckt sich überhaupt nicht mit dem Malaria-Erreger an! Das Eiweiß an der Oberfläche der Blutkörperchen ist bei ihnen so verändert, dass es einen normal ablaufenden Malariazyklus im Menschen verhindert.

Ein weiteres interessantes Gebiet hängt mit dem Flugtourismus zusammen. Waren es 1955 noch gerade mal 11 mit Malaria infizierte Personen pro Jahr, die mit einem Flieger Deutschland erreichten, so sind es heute 500 bis 600 daran Erkrankte. Erfreulicherweise sind die Infektionszahlen in den letzten Jahren etwas rückläufig geworden, wohl weil heute mehr auf eine gute Prophylaxe geachtet wird. Noch immer gilt Malaria jedoch als die am häufigsten eingeschleppte Reiseerkrankung.

Ein Problem sind im Rahmen der Vielfliegerei auch mit Malaria infizierte Mücken, die sich in den Tropen vor Ort als blinde Passagiere in die Flugzeugkabinen einschleichen und sich so in andere Länder transportieren lassen. Während des nächtlichen Fluges gönnen sie sich auch schon mal den einen oder anderen Blutstropfen der ahnungslosen Passagiere. Ganz schlimm wird es, wenn die *Anopheles*-Mücken zum Beispiel im Sommer in Europa „aussteigen“, um dort nach lohnender Beute zu suchen. So erkrankte vor etlichen Jahren in England ein älteres Ehepaar, das etwa 30 km vom Londoner Flughafen entfernt wohnte, ganz schwer an der Malaria tropica. Das ist einfach eine Schweinerei, denn diese beiden Menschen, bieder und bodenständig, hatten ihr Heimatland nie verlassen, sondern ihr Glück darin gefunden, dass sie Jahr für Jahr liebevoll ihren – natürlich „englischen“ – Garten gepflegt hatten. Für diese Infektion gibt es nur die Erklärung der oben beschriebenen Mücke als blinder Passagier. Sie ist offenbar direkt zu ihnen aufs Land geflogen und nächtens in ihr Schlafzimmer eingedrungen, um sodann ihre Stiche gerecht auf beide zu verteilen.

In Kenntnis dieser Problematik des Einschleppens infizierter Mücken in andere Länder greift man inzwischen zu radikalen Mitteln. Vor dem Abflug aus den endemischen Malaria-Ländern werden die Flugzeuge mit Hilfe von versprühten Insektiziden kräftig begast. Leider sind diese Aktionen für das Flugpersonal, welches so etwas häufig erdulden muss, auf Dauer nicht sehr bekömmlich.

Das nun endgültig letzte „Heinz-Erhardt-Gedicht" habe ich mir bewusst für den Schluss dieses Kapitels aufgehoben: Man höre und staune, der Malaria-Parasit ist in Wirklichkeit eine Pflanze – genauer gesagt eine einzellige Alge – und gehört damit eigentlich ins Reich der Botanik. Aber so eng sollte man es nun doch nicht sehen. Auch ein Zoologe darf sich trotzdem weiterhin für diesen Parasiten interessieren.

Was also steckt dahinter? Es war 1998, als ein Forscherteam in der renommierten Fachzeitschrift „Nature" darüber berichtete, dass sie bei *Plasmodium* den kleinen Rest eines Chloroplasten identifiziert hatten. Dieser Rest scheint obendrein noch eine entscheidende Rolle für die erfolgreiche Infektion eines Menschen mit dem Krankheiterreger zu spielen. Als ich davon zum ersten Mal hörte, sagte ich zu meinen Studenten mehr scherzhaft in der Vorlesung, man könne ja in Zukunft der Malaria mit Roundup (= Glyphosat), dem bekannten Unkrautvernichtungsmittel zu Leibe rücken. Inzwischen habe ich davon gehört, dass in dieser Richtung tatsächlich Forschungsansätze existieren sollen!

Um nun dem Ganzen noch die Krone aufzusetzen, will ich am Schluss dieses umfangreichen Kapitels noch verraten, dass man jüngst im Hafen von Sydney genetisch enge Verwandtschaft zum Malaria-Erreger gefunden hat. Es sind kleine, grüne, kugelförmige, einzellige Algen, die zur Gruppe der Dinoflagellaten gehören. Man sieht, es bewegt sich etwas an der Malaria-Front!

Nun kommen die Würmer

Nachdem sich hier bis jetzt ausschließlich mit Vertretern einzelliger Parasiten beschäftigt wurde, wenden wir uns nun den vielzelligen Schmarotzern zu. Die vielen dort anzusiedelnden Parasiten werden damit für uns ein in der Regel deutlich sichtbares Thema. Nicht nur sind sie meist mit bloßem Auge klar erkennbar, sondern zu unserem großen Unbehagen handelt es sich bei der Mehrheit dieser Kreaturen auch noch um klassische Würmer! In dieser Form präsentieren sie sich in allen nur vorstellbaren Varianten: Klein oder groß und auch sehr groß, dünn oder dick, mit schlängelnden oder mit kriechenden Bewegungen und das alles irgendwo im Körperinneren eines Wirtes, der leider auch oft ein Mensch ist. Mal tummeln sie sich dabei im Darm, mal schleichen sie durch das Gewebe bzw. lümmeln in bestimmten Organen herum oder – noch ekliger – kriechen unter der Haut, wobei man sie obendrein häufig leider auch beobachten kann.

Wer nun meint, dass diese zahlreichen Würmer alle miteinander verwandt sind, irrt gewaltig. Trotz ihrer äußerlichen Ähnlichkeiten gehören sie aus zoologischer Sicht in ganz verschiedene Stammeslinien. Ihre identische Körpergestalt ist, wie schon bereits an anderer Stelle erwähnt, ganz einfach der Tatsache geschuldet, dass sich mit dieser Figur ganz prachtvoll im Körperinneren eines Wirtes leben und schmarotzen lässt.

Im Folgenden kann sich der interessierte Leser ganz langsam an das Wurmthema gewöhnen, weil zunächst von einer Parasitengruppe die Rede sein wird, welche bei uns Menschen nicht vorkommt, sondern mit der sich diverse Tiere herumschlagen müssen. Da diese unangenehmen Kameraden aber biologisch hoch interessant sind, möchte ich sie auf jeden Fall vorstellen. Gleichzeitig darf der Leser sich darüber freuen, dass er kein Fisch oder gar ein Frosch ist.

Plattwürmer – platt wie eine Flunder

Wegen ihres relativ einfachen Körperbaus beginnen wir das Wurmthema mit den vielseitigen und, wie ihr Name erahnen lässt, sehr stark abgeflachten Plattwürmern. Auch deren griechischstämmige wissenschaftliche Bezeichnung Plathelminthes heißt übersetzt nichts anderes als Plattwürmer.

Dieser artenreiche Tierstamm hat sehr viele rein parasitisch lebende Mitglieder hervorgebracht. Eine große Ausnahme macht dabei die Gruppe der Strudelwürmer, fachmännisch Turbellaria genannt. Sie zeigen uns, dass es auch anders geht, indem deren Arten überwiegend freilebend sind. Gerne findet man einige ihrer Vertreter zum Beispiel in Fließgewässern auf der Unterseite von Steinen. Die kleinen, glänzenden, an Nacktschnecken erinnernden Gesellen fristen dort ein stilles, bescheidenes und harmloses Dasein.

Die anderen Plathelminthes aber haben es allesamt faustdick hinter den Ohren. Schon deren deutsche Namen lassen Böses ahnen, denn es sind Hakensaugwürmer und Saugwürmer ohne Haken sowie die allseits bekannten Bandwürmer. Im Folgenden werden wir sie uns der Reihe nach mit spannenden und teilweise auch gruseligen Beispielen vornehmen.

Hakensaugwürmer – die Plagen im Wasser

Wie versprochen – sozusagen zum Eingewöhnen an das Thema „Würmer" – wollen wir uns zuerst einer parasitischen Klasse der Plathelminthes zuwenden, die sich mit ihren weit mehr als 2.000 bekannten Arten auf das Schmarotzen an Wirbeltieren spezialisiert hat, die immer oder wenigstens teilweise im Wasser leben. Dort leben sie, die Hakensaugwürmer, als kleine, stationäre Ektoparasiten. Logisch, dass sie, dünnhäutig wie sie sind, bei dieser Lebensweise an der Körperoberfläche ihres Wirtes ohne eine wässrige Umgebung austrocknen würden. Dankbar nehmen wir das zur Kenntnis, denn wenn dem nicht so wäre, gäbe es ektoparasitische Plathelminthes sicher auch bei uns Landlebewesen.

Hakensaugwürmer, oder, wie der Biologe sie nennt, die Monogenea, sind homoxen, das bedeutet, sie leben nur auf einem Wirt. Dort entwickeln sie sich über eine Metamorphose aus einer anfänglichen Larve zum erwachsenen, adulten Parasiten. Wer nun glaubt, dass hier recht langweilige Geschichten auf uns warten, liegt definitiv falsch. Die Lebensläufe dieser Schmarotzer können es in sich haben. Als Wirte dienen diesen Ektoparasiten – wie zu erwarten – hauptsächlich Fische, aber auch Amphibien werden nicht verschont. Nur wenige Monogenea haben sich auf Reptilien spezialisiert und ein Vertreter kommt sogar bei Säugern vor. Außerdem, man höre und staune, müssen sich sogar einige wenige Krebse und Tintenfische mit Hakensaugwurmbefall herumschlagen.

Hakensaugwürmer, der deutsche Name lässt Böses ahnen und das mit Recht. Damit diese überwiegend ektoparasitisch lebenden Übeltäter von ihren Wirten nicht abgestreift werden können, sind sie bestens gerüstet. Sie halten sich mit mehreren Saugnäpfen und auch etlichen Haken an ihnen fest. Schon die Larve, dieser winzige Baby-Lästling, ist diesbezüglich bestens ausgestattet, heißt sie doch nicht umsonst Oncomiracidium, was übersetzt so viel wie Hakenwimpernlarve bedeutet. Mit den Haken können sie sich festsetzen und mit den Wimpern vermögen sie zu schwimmen, um sich damit vorher an einen Wirt heranzuschleichen.

Neben den zahlreichen Arten, die sich einfach nur an der Haut ihrer Wirte festsetzen, leben viele auch gerne versteckt an den dünnwandigen Kiemen. Andere Kameraden führen sogar ein Höhlendasein, indem sie sich dort ansiedeln, wo sie direkt oder auch indirekt mit der Außenwelt kommunizieren können. Sie lümmeln dann zum Beispiel in der Mund- oder auch Nasenhöhle herum oder tauchen sogar in die Harnblase ab. Genau mit einem dieser Vertreter wollen wir nun beginnen.

Ein Leben im Aquarium

Wenn ein Hakensaugwurm beschließt, als Parasit Amphibien zu besiedeln, ist das häufig schon ein kleines Wagnis. Anders nämlich als Fische, die zuverlässig ihr ganzes Leben im Wasser verbringen, halten sich zahlreiche Amphibien – wie zum Beispiel viele Frösche – nicht nur im Wasser, sondern durchaus auch mal für eine geraume Zeit durchgängig an Land auf. Das aber wäre für die empfindlichen, dünnhäutigen Parasiten tödlich, sie würden dort rasch austrocknen, wenn sie nicht von Hause aus erfindungsreiche Lebenskünstler wären. Am Beispiel der Art *Polystoma integerrimum* soll ein solches trickreiches Parasitenleben und das damit verbundene geschickte Umschiffen zahlreicher potentieller Probleme vorgestellt werden.

Das fängt damit an, dass *Polystoma* sich beim Frosch an eine Körperstelle begibt, die zwar mit der Außenwelt gut verbunden ist, dabei aber garantiert auch bei einem Landgang schön feucht bleibt. Es ist die Harnblase! Clever, dieser kleine Schmarotzer, er lebt dort wie in einem Aquarium und das selbst, wenn sein Wirt tage- oder sogar wochenlang kein Bedürfnis verspürt, schwimmen zu gehen, sondern stattdessen fröhlich auf saftigen Wiesen herumhüpft.

So weit, so gut! Was aber, wenn es an die Fortpflanzung des Parasiten geht? Kann er es tatsächlich riskieren, beim nächsten Vollbad seines Wirtes ganz einfach seine Eier ins Wasser zu entlassen? Kann er nicht, denn wo soll sein Nachwuchs hin, wenn dann zufällig gerade mal wieder eine Phase eintritt, in der sich für lange Zeit kein einziger Frosch im Wasser aufhält?

Man merkt, auch dieses Problem musste elegant gelöst werden, schließlich möchte man auch als Parasit gerne weiterkommen. Also lässt sich *Polystoma* ganz einfach von den Sexualhormonen seines Wirtes in der Ausbildung seiner eigenen Geschlechtsreife steuern. Dadurch synchronisiert er letzten Endes seinen Lebensrhythmus mit dem seines Wirtes. Geduldig wartet er auf die Zeit, in der sein Frosch nach drei Jahren zum ersten Mal Frühlingsgefühle entwickelt. Kaum ist dieser Zeitpunkt erreicht und die Frösche haben mit ihren quakenden Hochzeitsgelagen angefangen, da entlassen auch ihre ungebetenen Harnblasenbewohner die eigenen befruchteten Eier. Als Zwitter hatten sie sich zuvor gegenseitig befruchtet. Die Hakenwurmeier besitzen ein kleines Deckelchen, welches im Wasser abfällt, damit die Larven herausschlüpfen können. Inzwischen haben sich zwar die ursprünglichen Wirte der Parasiten, die erwachsenen Frösche, meist schon wieder an Land begeben, aber ihr eigener Nachwuchs, die Kaulquappen, vergnügt sich nun stattdessen reichlich in dem Gewässer.

Wer jetzt denkt, es geht nun ganz einfach schnurstracks weiter, der irrt gewaltig. Von der jeweiligen Temperatur des Frühjahrs hängt es nämlich ab, wie schnell die Entwicklung einer Kaulquappe zum erwachsenen Frosch erfolgt. Das heißt, im kalten Frühjahr verläuft sie langsamer, als wenn es früh im Jahr schon warm wird. Genau darauf hat sich der schlaue Parasit eingestellt. Er hat daraus sogar Kapital geschlagen: Trifft er nämlich auf schon ältere Kaulquappen mit ihren großen, runden Vorderkörpern, dann schlüpft er hinein zu deren inzwischen nach innen verlagerten Kiemen. Von dort aus wandern die Hakenwurmlarven nach kurzem Aufenthalt weiter in den Darm, denn die Froschlarve beginnt allmählich mit der Metamorphose, bei der unter anderem auch die inneren Kiemen zurückgebildet werden. Der Darm aber öffnet sich am hinteren Körperende des Frosches in eine sackartige Einstülpung, die man Kloake nennt. In dieses anrüchige Beutelchen münden auch die Harnblase und die Geschlechtsorgane des Frosches. Daher kann unser Hakenwürmchen direkt vom Enddarm aus leicht in die benachbarte Harnblase einwandern. Der Parasit hat nun sein Ziel erreicht, sein Aquarium, wo er sich in aller Ruhe zum adulten Hakenwurm umwandelt, damit der ganze Kreislauf in drei Jahren wieder von vorne beginnen kann.

Halt, das ist aber noch nicht alles! Es gibt natürlich noch die zweite Variante. Unsere Hakenwurmlarve kann ja auch mal im kälteren Frühjahr auf viele, sehr junge Kaulquappen treffen. Kaulquappen, welche noch äußere Kiemenblättchen besitzen, die den Parasiten direkt zum Besiedeln einladen. Hat er es sich dort als frühreifer, jugendlicher Schmarotzerlümmel bequem gemacht, kommt keine Langeweile auf. Er ist ganz einfach in der Lage, sich jetzt schon im Larvenstadium auf ungewöhnliche Art zu vermehren. Weil die Kaulquappen noch klein sind, hat er dafür alle Zeit der Welt. Also produzieren die frühreifen Hakenwurmlarven schon mal pro Individuum eine Fuhre von bis zu 400 Eiern, aus denen dann im Wasser eine neue Generation winzig kleiner, neuer Lärvchen schlüpft. Diese zweite Larvengeneration der Hakenwürmer schleicht sich dann ohne zu fackeln direkt von hinten über die Kloake in die kleinen Harnblasen der Kaulquappen hinein und lässt es sich dort gut gehen, bis diese nach der Metamorphose als Frosch in drei Jahren wieder geschlechtsreif geworden sind. Dann startet auch für diese *Polystoma*-Generation ein neuer Kreislauf.

Dieser komplizierte und merkwürdig anmutende Prozess der Geschlechtsreife einer Larve wird auch als „Neotenie" bezeichnet. Damit sichern sich Tiere durch eine reichliche, zusätzliche Vermehrung das erfolgreiche Fortkommen ihres Nachwuchses. Neotenie ist übrigens eine nicht ungewöhnliche Erscheinung im Tierreich. Sie tritt immer gerne bei solchen Arten auf, die während ihrer Jugendentwicklung mit einer hohen Verlustrate rechnen müssen. Das trifft natürlich grundsätzlich auf viele Parasiten zu, denn meist erreichen nur wenige ihrer Nachkommen erfolgreich ihr Ziel, den neuen Wirt. Aber auch freilebende, nicht parasitische Tiere sind häufig von solchen hohen Verlusten in ihrer Jugendzeit bedroht. Dies gilt ganz besonders für solche Kandidaten, die ihren Nachwuchs dem äußerst gefährlichen Planktonleben im Meer anvertrauen. Hier lauern unendlich viele Fressfeinde auf sie. Einmal zugeschnappt und tausende kleiner Larven und Jungtiere verschwinden in unersättlichen Mägen. Also bedienen sich auch hier einige Vertreter der praktischen Neotenie. Das heißt, auch sie erreichen schon im Larvenstadium vorübergehend eine frühe Art der Geschlechtsreife. Das wäre im Übrigen so ähnlich, als hätten wir schon im Kindergartenalter unsere Eltern zum ersten Mal mit einer Handvoll Enkeln beglückt.

Doppeltiere und Russische Puppen

Zwei merkwürdige Arten der Hakenwürmer sollen hier nicht unterschlagen werden. Es sind die „Doppeltiere" und die „Russischen Puppen".

Beginnen wir mit *Diplozoon paradoxum*, dem paradoxen Doppeltier. Dieser Parasit lebt an den Kiemen von Süßwasserfischen aus der Familie der Karpfenartigen. Es sind Brachsen, häufig von Anglern auch Blei genannt.

Man möge sich das Erstaunen der Forscher vorstellen, als diese kuriosen Ektoparasiten erstmals entdeckt wurden, erschienen sie doch als Tiere, bei denen alles doppelt vorhanden ist. Doppelte Münder, doppelte Verdauungsorgane, doppelte weibliche und doppelte männliche Geschlechtsorgane. Für den unbedarften Betrachter sehen sie daher aus wie Siamesische Zwillinge. Das wollte erst einmal verstanden werden. Des Rätsels Lösung war einfacher als gedacht, denn in Wahrheit handelt es immer um zwei eng miteinander verwachsene Einzelindividuen.

Im Larvenstadium pflegen diese Tiere zunächst noch ein normales Single-Dasein. Dann verändern sie erstmals ihre larvale Körpergestalt, verlieren dabei ihr Wimperkleid und werden in diesem Zustand als „Diporpa" bezeichnet. Ab sofort geht es auf Partnersuche. Kaum haben sie einen solchen gefunden, beginnen sie sich zunächst druckknopfartig über Kreuz mit diesem zu verbinden. Das geschieht, indem jeder der beiden mit seinem Bauchsaugnapf den Rückenzapfen des anderen Kameraden ergreift und sich daran festsaugt. Danach kommt es in dieser Region zu einer innigen, echten Verwachsung beider Partner. Optisch bilden sie dadurch eine Art „Andreaskreuz", wie wir es von unbeschrankten Bahnübergängen her kennen. Eine Spitzenleistung dieses Verwachsungsprozesses ist es, dass sich dabei im Inneren der zwittrigen Tiere auch ihre jeweilige Vagina mit dem Samenleiter des jeweils anderen Tieres fest verbindet. Durch diesen Prozess wird eine stete reibungslose und wechselseitige Befruchtung ihrer Eier garantiert. Ein Entweichen aus dieser innigen Beziehung gibt es nicht mehr. Man ist ab sofort dauerhaft für das ganze Leben miteinander verbunden. Partnerwechsel ist dadurch für *Diplozoon paradoxum* ein Fremdwort geworden!

Es liegt auf der Hand, dass so ein komplizierter Vorgang nicht ohne Grund erfolgt. Was also soll das Ganze bewirken? Warum gönnt man diesen Hakenwürmern keinerlei Abwechselung in ihrem Leben? Die Antwort ist einfach: Gemeinsam sind sie besonders stark und bestens für das ektoparasitische Leben an Fischkiemen gerüstet. Wie eine Zange können sie sich auf diese Weise um eine Kieme herumlegen, wobei ihre Verwachsungszone als außerordentlich flexibeler Drehpunkt fungiert. Beidseitig halten sie sich jeweils mit ihrem Mundsaugnapf an der Kiemenhaut fest. Da können die unfreiwilligen Wirte noch so heftig mit ihren Kiemen wedeln, diese widerlichen Pärchen vermögen sie nicht abzuschütteln. Gleichzeitig findet bei den verpaarten Schmarotzern völlig unangestrengt eine ständige wechselseitige Begattung ihrer jeweiligen Eier über die miteinander verwachsenen Genitalschläuche statt. Sie führen damit ein geruhsames, wenn auch etwas freudloses Dasein ohne große Anstrengungen. Fast könnte man sie beneiden, aber wirklich auch nur fast!

Auch der Hakenwurm *Gyrodactylus elegans* ist ein Fischparasit. Er lebt vornehmlich an Karpfenfischen. Dort schmarotzt er meist als Hautparasit. Mit besonders vielen Häkchen und zahnartigen Gebilden an ihrem Hinterende vermögen diese

Ektoparasiten sich bestens festzuklammern, während sie sich mit ihrem Saugmund genussvoll an der Fischhaut gütlich tun. Blutungen sind bei ihrer Mahlzeit durchaus eine erwünschte Zuspeise.

Gyrodactylus ist lebendgebärend, ein Vorgang, den man auch Viviparie nennt. In diesem besonderen Fall aber erfolgt die Viviparie auf eine besonders originelle Weise. Im Inneren des Muttertieres befindet sich eine geburtsreife Larve und in dieser wiederum eine weitere Larve. In dieser findet sich ebenfalls eine Larve und so geht es weiter. Ineinander geschachtelt ähnelt das Ganze dann vom Prinzip her einer Russischen Puppe, die man aufschrauben kann, um die nächste, etwas kleinere Puppe zu entnehmen, die man dann wiederum aufschrauben kann usw. Ein Procedere, welches sich wiederholen lässt, bis man zuletzt ein ganz kleines Püppchen erhält.

Hier nun, bei *Gyrodactylus*, sind es die ineinander geschachtelten Larven. Sie sind wohl alle Abkömmlinge einer einzigen befruchteten Eizelle. Man ahnt es sicher schon, auch dieses putzige Phänomen hat einen biologischen Hintergrund. Jede Larve gebärt, einmal im freien Wasser angelangt, ganz schnell die nächste Larve und damit wird natürlich eine sehr rasche Vermehrung garantiert. Ähnlich wie beim schnellen Auseinanderschrauben der Puppen entstehen hier in kürzester Zeit ganze Serien von Nachkommen. Man vermehrt sich dabei umgehend ohne große Umstände und langwierige Entwicklungsprozesse. Die Larven setzen sich dann auch noch pfiffig auf dem gleichen Wirtstier fest, auf dem schon die Urmutter dieser merkwürdigen Hakenwurmsippe haust. Man bleibt hier offensichtlich gerne als Familie unter sich!

Trematoden, gefährliche Saugwürmer ohne Haken

Allgemeine Anmerkungen. Eine weitere große Gruppe der Plattwürmer sind die Trematoda. Bei ihnen handelt es sich zwar auch um Saugwürmer, allerdings solche „ohne Haken". Anders als die eben beispielhaft vorgestellten ektoparasitischen Monogenea, die Hakensaugwürmer, leben die Trematoda als Endoparasiten und dies leider häufig auch im Menschen mit oft schlimmen Konsequenzen. Um sich festzuheften, reichen diesen Würmern im Körperinneren zwei kräftige Saugnäpfe. Einer davon befindet sich in der Mitte ihres Bauches und der andere umrundet die Mundöffnung, wo er zudem fleißig bei der Nahrungsaufnahme hilft.

Wie fast alle Plattwürmer, sind auch die Trematoda bis auf wenige Ausnahmen Zwitter. Jedes Tier ist also im Besitz sowohl männlicher als auch weiblicher

Geschlechtsorgane. Als sogenannte proterandrische Zwitter (proteros/grch. = vorderer; andros/grch. = der Mann) reifen bei ihnen zunächst vorrangig die männlichen Gonaden heran. Sie begatten sich dann wechselseitig, indem jeder der beiden daran beteiligten Partner seine Spermien mit Hilfe eines ausstülpbaren Penis – den man Cirrus nennt – in die Vagina des anderen hinein befördert. Da zu diesem Zeitpunkt in beiden Tieren die Eireifung noch nicht ganz abgeschlossen ist, werden die Spermien in den Geschlechtsorganen zunächst einmal in einer Art „Weckglas" zwischengelagert. Dabei handelt es sich um ein kleines Beutelchen, welches man Receptaculum seminis nennt. Darin werden die Spermien so lange zurückgehalten, bis die Eier des jeweiligen Partners voll entwickelt sind. Erst dann kommt es zur eigentlichen Befruchtungssituation. Man erkennt, auch dies ist ein ausgeklügeltes System. Ein Selbstbefruchten durch die eigenen Spermien wird so verhindert.

Je nach Saugwurm-Art gelangen die aus diesem Begattungsakt hervorgegangenen Nachkommen auf unterschiedliche Weise in den ersten Zwischenwirt und das ist mit ganz wenigen Ausnahmen fast immer eine Schnecke. In dieser kommt es ausgehend von der Erstlarve des Parasiten, dem bewimperten Miracidium, zu einer riesigen ungeschlechtlichen Massenvermehrung. Dieser Vorgang läuft über mehrere, klar geregelte Zwischenstadien ab. Wir werden den komplizierten Prozess der Parasitenvervielfältigung bei Trematoden noch im Rahmen einiger Beispiele näher beleuchten. Auf jeden Fall sind das Endergebnis der Vermehrungszyklen unglaublich viele Larven, die sogenannten Cercarien, die wieder einen Endwirt befallen sollen. Dafür müssen sie zumeist die Schnecke verlassen.

Einmal befreit aus der Schnecke, können die Cercarien bei vielen Saugwurmarten häufig umgehend einen neuen Endwirt besiedeln. Bei etlichen Arten allerdings sind für das Erreichen des Endziels weitere Aufenthalte in einem Zwischenwirt oder gar zwei anderen Zwischenwirten erforderlich. Erst auf solchen umständlichen Umwegen vermögen diese dann endlich, den Zielwirt zu erobern.

Um das besser verstehbar zu machen, möchte ich hier einmal ein besonders verwickeltes Beispiel vorstellen: Es handelt sich um einen Trematoden, der ausgewachsen im Darm von Greifvögeln schmarotzt. Er hat den komplizierten Namen *Strigea falconispalumbi*. Auch bei diesem Wurm beginnt der Kreislauf zunächst in der Schnecke mit der dort herumlümmelnden Erstlarve, dem Miracidium. Wacker wird sich nun ertragreich in der Schnecke vermehrt, bis endlich zahlreiche Cercarien ausgebildet sind. Nun könnte es eigentlich weiter gehen. Da sich aber ein Bussard oder Falke kaum für eine Schneckenmahlzeit interessiert, dringen die Cercarien zunächst einmal in einen zweiten Zwischenwirt, und zwar in Frösche oder auch deren Kaulquappen, ein. Aber auch diese gehören nicht unbedingt zum Beutespektrum der Greifvögel. Somit heißt es nochmal umziehen und ab geht es in den dritten Zwischenwirt. Das können jetzt die verschiedensten Wirbeltiere sein, wie zum Beispiel Vögel und Kleinsäuger, auf deren Speiseplan eben auch die mit Larven voll gepackten Frösche stehen. Ab sofort braucht der Parasit nur noch zu warten, denn jetzt befindet er sich endlich in einem potentiellen Beutetier der Greifvögel. Der Zyklus kann sich hier also nach diesen mehrfachen Wirtswechseln schließen und von vorne beginnen. Man könnte dazu fast meinen, irgendjemand hätte solche trickreich komplizierten Kreisläufe am Reißbrett konstruiert.

Im Folgenden werden noch einige sehr anschauliche Beispiele für Parasitenkreisläufe der Trematoden detailliert vorgestellt werden. Dabei wird es dann überwiegend um solche Saugwürmer gehen, die vor allem dem Menschen übel zusetzen können. Ein gewisses Schaudern wird sich da sicherlich nicht vermeiden lassen. Vorher jedoch darf man noch ein paar allgemeine Fakten über die Trematoden genießen.

Ausgewachsene Saugwürmer kommen je nach Art in den unterschiedlichsten Größen vor. Meist bewegt sich ihre Länge im cm-Bereich. Aber es gibt auch Extreme. Einige Winzlinge bringen es gerade mal auf eine Größe von 1 mm bis 2 mm. Daneben gibt es auch Riesen. 1974 fand man ein wahres Monster, das bei einer Breite von 1 mm bis 3 mm bis zu 12 m lang werden kann. Ehrfurchtsvoll benannte man den mächtigen Parasiten in fast unaussprechlicher Weise als *Nematobothrioides histoidii*. Er lebt bei seinem Wirt unter dessen Haut und in der Muskulatur. Nun wartet jeder sicherlich mit Spannung auf des Rätsels Lösung: Wer ist der Wirt? Es ist *Mola mola*, der Mondfisch. Dieser kuriose, flache, scheibenförmige Riesenfisch dümpelt harmlos unter der Wasseroberfläche der Meere vor sich hin und greift dort Quallen ab. Für alle, die es interessiert, sei gesagt, dass dieser Bursche tatsächlich über 2 Tonnen schwer werden kann und dabei eine Länge von über 3 Metern erreicht. Angeleuchtet von Schiffslaternen erschien dieser riesige scheibenförmige Brocken den Seeleuten in früherer Zeit tatsächlich wie ein gewaltiger, im Meer schwimmender Mond. So kam dieses Meeresungeheuer dann auch zu dem deutschen Namen Mondfisch. Nicht weniger zutreffend ist sein wissenschaftlicher Name, denn *Mola* heißt ganz einfach Mühlstein. Dass er selbst gerne von einem anderen, einem parasitischen

Riesen besiedelt wird, konnte zunächst keiner ahnen, denn man sieht es ihm ja äußerlich nicht an.

Trematoden schützen sich als Endoparasiten vor den Abwehrreaktionen ihrer Wirte durch eine „makromolekulare Mimikry", wie der Fachmann es nennt. Dahinter verbirgt sich so etwas wie ein Verkleidungsspiel, welches es dem Wirt unmöglich macht, den Schmarotzer als Fremdkörper zu identifizieren. Das kommt daher, dass der Wurm auf seiner Haut eine schleimige Oberfläche besitzt, in die er trickreich wirtsspezifische Elemente eingelagert hat. Dadurch wird er für den Wirtsorganismus als Fremdkörper unkenntlich gemacht. Es ist eine Art Tarnkappe. Bildlich möge man sich vorstellen, dass ein Spitzbube sich frech als Polizist verkleiden würde, um so erfolgreich einer Festnahme zu entgehen.

Nun aber genug der Allgemeinheiten. Jetzt sollen markante Beispiele für sich sprechen und den Leser ein wenig das Fürchten lehren.

Nie wieder Brunnenkresse

Wer weiterhin als wahrer Gourmet oder auch der Gesundheit zuliebe Brunnenkresse essen möchte, sollte dieses Kapitel tunlichst überschlagen, denn es könnte ihm den Appetit darauf verderben. Hier nun fragt man sich mit Recht: Was hat mein Salat mit Saugwürmern zu tun? Eine Menge, Sie werden es gleich erfahren.

Alles dreht sich hier um den Großen Leberegel, *Fasciola hepatica*. Dieser stattliche Bursche hat es – wie der Name schon sagt – auf die Leber von Säugetieren abgesehen. Er ist gebaut wie ein längliches Blatt und wird 2 cm bis 3 cm groß. Wie fast alle Saugwürmer besitzt er zwei kreisrunde Saugnäpfe. Einer umgibt die an der Körperspitze liegende Mundöffnung und ein Stückchen darunter befindet sich der Bauchsaugnapf. Mit Hilfe dieser beiden kräftigen Muskelgebilde setzt der widerliche Schmarotzer sich in den engen Gallengängen der Leber fest und lässt es sich dort gut gehen. Zusätzlich ist die Haut von *Fasciola hepatica* dicht an dicht mit mikroskopisch kleinen, nach hinten gerichteten Häkchen besetzt. Sie funktionieren wie kleine Widerhaken. Den Würmern wird so die Fortbewegung in den glattwandigen Gallengängen erleichtert und ermöglicht es ihnen, sich dort auch gegen den Strom und gegen peristaltische Bewegungen durchzuschlängeln. Das verursacht natürlich Hautirritationen an den dünnen Epithelien der Gänge, die obendrein noch durch die Saugtätigkeit der Parasiten verletzt werden. Blutungen und Entzündungen sind die unangenehme Folge.

Am häufigsten kommt *Fasciola hepatica* bei klassischen Weidegängern wie zum Beispiel Rindern, Hirschen oder auch Rehen vor. Aber auch Hasen, Kaninchen und leider auch der Mensch können sich diese Egel einfangen. Während große Wiederkäuer erst bei stärkerem Befall deutliche Krankheitssymptome zeigen, reichen beim Menschen wenige Exemplare von *Fasciola* aus, um gravierende Störungen im Leberstoffwechsel hervorzurufen. Durch die Entzündungen in den Gallengängen kommt es dort häufig verbunden mit Kalkablagerungen zu Verengungen, die letztlich zum Gallestau führen können. Die Patienten haben Gelbsucht und zeigen bald, oft verbunden mit heftigen Schmerzen, Symptome einer schweren Lebererkrankung.

Fasciola hepatica ist weltweit verbreitet und kann in seinem Wirt 10 Jahre alt werden. In der medikamentösen Behandlung des Leberegelbefalls hat man von allen zur Verfügung stehenden Wurmmitteln (sogenannte Anthelmintika) mit Triclabendazol bislang die besten Erfahrungen gemacht. Wie zu erwarten, ist die Therapie natürlich nicht nebenwirkungsfrei, bringt aber wohl meistens die gewünschte Heilung.

Diesen Mitbewohner – so viel dürfte klar sein – möchte keiner in seiner Leber beherbergen. Daher ist es sinnvoll, zu wissen, wie man ihn sich einfangen kann. Dafür aber muss man seinen Kreislauf kennen.

Einmal in den Gallengängen eines Wirtes angelangt, reproduziert sich *Fasicola hepatica* munter drauf los. Tagtäglich entlässt dieser Saugwurm an die 20.000 Eier in die Gallenflüssigkeit. Von dort gelangen diese zusammen mit der Galle in den Zwölffingerdarm. Nach einer Darmwanderung abwärts lassen sie sich über den Kot ihres Wirtes in die freie Natur befördern. Noch ruht das Ei still vor sich hin, um dann, wenn genügend Feuchtigkeit in seinem Umfeld vorhanden ist, mit der Embryogenese zu beginnen. Schon kleine, sumpfige Trittlöcher der weidenden Kühe, in denen sich etwas Wasser angesammelt hat, reichen aus, um diesen Prozess in Gang zu setzen.

Bauern kennen natürlich die Ursachen des Leberegelproblems für ihr Weidevieh, das insbesondere von saftigen Feuchtwiesen ausgeht. Ein Landwirtschaftsstudent hat mir einmal verraten, dass diese Art von Wiesen im Frühjahr von den Bauern prophylaktisch mit Kalkstickstoff abgestreut werden, bevor man die

Kühe dort weiden lässt. Dieser ätzende, stark alkalische Dünger bekommt der inzwischen frisch geschlüpften Miracidium-Larve des Parasiten nicht. Gleichzeitig werden dadurch die Populationen der Schlammschnecke *Galba truncatula* dezimiert, die übrigens noch gerne in der Literatur unter ihrem alten Namen *Lymnea truncatula* zu finden ist. Diese kleine Schlammschnecke ist nämlich, man kann es schon erraten, der zwingende Zwischenwirt im Kreislauf von *Fasciola hepatica*.

Jetzt aber lassen wir das bewimperte Miracidum erst mal im Wasser erfolgreich aus der Eihülle schlüpfen und munter schwimmend weiterleben! Wenn dieser Winzling auf eine Schlammschnecke trifft, dringt er durch ihre dünne Haut in sie ein. Dort, im Inneren der Schnecke einmal angekommen, startet nun unverzüglich das volle Vermehrungsprogramm:

Das Miracidium verliert als erstes seine Schwimmhilfe, die Wimpern, und wächst sodann jeweils zu einem optisch darmlosen Schlauch heran, den man nun Sporocyste nennt. Diese Sporocyste enthält in ihrem Inneren Keimballen, aus denen sich rasch und sehr zahlreich die nächsten Stadien entwickeln, die man als Redien bezeichnet. Das genügt aber noch nicht. Auch die Redien, die schon etwas komplizierter gebaut sind und sogar einen Darm besitzen, haben Keimballen. Daraus entwickeln sich nun endlich die schon mal erwähnten Cercarien. Für alle, die bei diesem komplizierten Vorgang den Überblick verloren haben, möchte ich das darin enthaltene wesentliche Resultat nochmal in einem kurzen Satz wiederholen: Bei diesen Parasiten also werden aus einem Ei letztendlich viele, viele Endlarven und das sind dann die Cercarien. Beim Vorstellen einiger wichtiger Vertreter dieser Parasitengruppe wird darauf noch mal eingegangen.

Um die Dimension des eben Geschilderten besser zu verdeutlichen, will ich es jetzt einmal kurz und knapp auf den Punkt bringen: Bei *Fasciola hepatica* gehen aus einem Ei und dann aus einer einzigen daraus geschlüpften Miracidium-Larve letztendlich 2.000 bis 3.000 Cercarien hervor. Das sollte doch nun wirklich jeden beeindrucken!

Die Cercarien bohren sich aktiv aus der Schnecke heraus. Wie die meisten der verschiedenen Trematoden haben auch sie einen Schwimmschwanz an ihrem Hinterende, mit dem sie sich flink im Wasser fortbewegen können. Optisch sehen sie ein wenig wie mikroskopisch kleine Kaulquappen aus. In ihrem inneren Bauplan ähneln sie bereits ein wenig dem adulten Saugwurm. Sie schwimmen eine Weile umher und setzen sich dann an Pflanzenteilen fest. Dort verlieren sie ihr Schwänzchen – weil dieses ja nicht mehr gebraucht wird – und encystieren sich zu einer rundlichen Metacercarie, welche in der Lage ist, nun auch schon mal einen längeren Aufenthalt im Trockenen zu überstehen. Geduldig warten sie an den Pflanzen auf hungrig grasende Mäuler eines Endwirtes. In dessen Darm endlich angelangt, wird zunächst die schützende Hülle der Metacercarie verdaut. Sie bohren sich dann aus dem Darm heraus in die Bauchhöhle des Wirtes, um circa 24 Stunden später in die Leber einzudringen. Angekommen am Ziel, in den Gallengängen, werden sie dort nach 3 Monaten geschlechtsreif. Sie können dann wieder Eier legen und das Ganze geht von vorne los.

Saugwürmer (Trematoda) – Allgemeine Darstellung ihres Lebenszyklus

Im **Endwirt** leben die **ausgewachsenen Saugwürmer**.
Dort begatten sie sich gegenseitig.
In den befruchteten Eiern entsteht jeweils eine kleine, kugelige, bewimperte Larve, die man **Miracidium** nennt.
Die Miracidien gelangen passiv (über die Nahrung) oder aktiv (durch Eindringen über die Haut) stets in den **ersten Zwischenwirt**: eine **Schnecke** (ganz selten eine Muschel).
In der Schnecke kommt es über Zwischenstadien wie die **Sporocysten** (organlose Schläuche) und die **Redien** (mit Darm und Geburtsöffnung) zu massiven ungeschlechtlichen Vermehrungen.
Am Schluss entstehen so viele **Cercarien** (das sind Jugendformen mit einem Schwanz).
Sie verlassen die Schnecke.

Nach dem Verlassen der Schnecke gibt es ja nach Saugwurmart verschiedene Möglichkeiten, den jeweiligen Endwirt zu erreichen.

a) Die Cercarien infizieren direkt einen neuen Endwirt.
b) Vorher wird noch zweiter Zwischenwirt befallen.
c) Vorher wird noch ein dritter Zwischenwirt befallen.

Jetzt mag es manch einem schon dämmern, hier nun kommen der Mensch und die Brunnenkresse ins Spiel. Diese in und an Gewässern heimische Pflanze ist ganz einfach prädestiniert dafür, gerne von Metacercarien besiedelt zu werden. Das Gleiche gilt übrigens auch für andere Pflanzen, die in Gewässern, an ihren Rändern oder auf feuchten Wiesen verbreitet auftreten, wie zum Beispiel Löwenzahn und der Sauerampfer. Mit Grausen denke ich noch daran, wie gerne ich mich als Kind an dessen leicht säuerlich schmeckenden Blättern gütlich getan habe. In der Nachkriegszeit war man schließlich immer etwas hungrig. Ich hatte dann wohl Glück, dass mir nichts passiert ist. In Ländern aber, wie Südfrankreich, wo diese Wildkräuter, voran die Brunnenkresse, gerne dem Salat beigefügt werden, ist ein Befall des Menschen durch den Großen Leberegel nicht unbedingt eine Seltenheit. Diese Warnung gilt natürlich in ganz besonderem Maße für Kräuter, die der freien Landschaft entnommen wurden. Beängstigend ist in diesem Zusammenhang, dass in Deutschland aus tiefer Naturverbundenheit das Sammeln wilder Kräuter wieder vermehrt stattfindet. Die Brunnenkresse wird in diesem Rahmen meist sogar lobend wegen ihres guten, auf Grund ihres Gehaltes an Senfölen leicht scharf schmeckenden Geschmacks besonders hervorgehoben. Ich sehe das etwas skeptisch und hoffe, den Leser für diese Gefahr sensibilisiert zu haben. Abwaschen lassen sich die Metacercarien nämlich nicht. Gut ist zu wissen, wie die Brunnenkresse aussieht, damit man sie im Lokal aus dem Salat herausfummeln kann, denn ihre Herkunft (Kulturanbau oder freie Wildbahn) sieht man ihr ja leider nicht an.

Der Kleine Leberegel und der Trick mit der Ameise

*Dicrocoelium dendriticum l*autet der hochtrabende Name des Kleinen Leberegels. Klein ist er wirklich mit einer Länge von gerade mal 10 mm bis 15 mm. Wegen seiner sehr schmalen Körperform wird er auch gerne als Lanzettegel bezeichnet. Wie sein großer Vetter, *Fasciola hepatica*, lebt er ebenfalls in den Gallengängen verschiedener Säugetiere. Aus triftigem Grund, der noch verraten wird, kommt er kaum beim Menschen vor. Besonders häufig tritt er oft massenhaft in der Leber von Schafen und Ziegen auf. Da *Dicrocoelium dendriticum* relativ klein ist, sind die Schäden, die durch dessen Befall hervorgerufen werden, weitaus geringer als die bei einer Infektion mit dem Großen Leberegel.

Bei *Fasciola hepatica* wurde im vorangegangenen Kapitel der komplizierte Entwicklungszyklus eines Trematoden in der Schnecke exemplarisch recht ausführlich vorgestellt. Grundsätzlich nämlich finden wir bei allen Saugwurmarten das Prinzip dieser Vermehrungsstrategie. Kleine Varianten können dabei auftreten und den Prozess noch verkomplizieren. Hier jedoch auf diese Details näher einzugehen, erscheint mir überflüssig und nur für Fachleute, wie zum Beispiel Biologen und Parasitologen, interessant. Wichtig ist die Kenntnis des Ergebnisses, dass nämlich am Anfang das Ei und die Miracidium-Larve stehen und es am Ende eines gewaltigen Vervielfachungsprozesses in der Schnecke zur Ausbildung unglaublich vieler Cercarien kommt. Genau diese wesentlichen Dinge finden natürlich auch bei dem Kleinen Leberegel statt. Daneben muss er aber im Rahmen seines Kreislaufes mit sehr viel ungünstigeren Bedingungen fertig werden als der Große Leberegel. Er lebt nämlich in einer ausgesprochen trockenen Umwelt, weshalb er auch vorrangig die eben dort weidenden Schafe und Ziegen als Endwirte hat. Mit welchen großartigen Winkelzügen dieser kleine Schmarotzer das Problem der für ihn so bedrohlichen Trockenheit umschifft, ist absolut bemerkenswert.

Das Ganze fängt damit an, dass seine Eier auch mit dem Kot seiner Endwirte ausgeschieden werden. Hier nun aber eine empfindliche Miracidium-Larve schlüpfen zu lassen, wäre sehr dumm und das Ende seiner Entwicklung. Stattdessen verbleiben die relativ widerstandsfähigen Eier daher klugerweise und geduldig in ihrer anrüchigen Umgebung. Dort harren sie der Dinge, die da kommen mögen. Bis zu 20 Monate können sie in dem eingetrockneten Kothaufen überdauern. In dieser Zeit aber schleichen immer mal wieder kleine Feinschmecker vorbei. Es sind verschiedene Landlungenschnecken, die sich mit Freude an den Hinterlassenschaften der Weidetiere gütlich tun. Dabei werden die Parasiteneier natürlich als Extrahappen gerne mitgenommen. Einmal in der Schnecke angekommen, dürfen nun endlich die Miracidien aus den Eiern schlüpfen und den Startschuss für die massiven Vermehrungsprozesse mit ihrer Umbildung zu einer Sporocyste einläuten. Nach 3 bis 4 Monaten stehen dann viele Cercarien in der Schnecke in den Startlöchern, um diese zu verlassen. Leider stehen sie jetzt erneut vor dem Problem der trockenen Umgebung. Dieses muss wieder mal pfiffig umgangen werden. Also wandert das Cercarien-Pack einträchtig in den Lungenraum der Landschnecke. Wie alle Lungen reagiert auch dieses Atemorgan auf das Eindringen der Fremdkörper mit einer vermehrten Schleimproduktion. Dieser mit Cercarien angereicherte Schleim belastet die Lunge und muss daher ins Freie befördert werden. Jeder Raucher kennt das Problem von seinem morgendlichen Hustenritual. Husten kann die Schnecke zwar nicht, aber sie versteht sich stattdessen auch so darauf, sich still und leise des Schleimes zu entledigen. Damit gelangen die Cercarien rundum gut geschützt in die freie Natur. Nun ist Geduld gefragt und zum Glück trocknet Schleim in Bodennähe relativ langsam aus. Mit etwas Glück nähert sich nach einer Weile ein Krabbeltier. Es ist *Formica*, die Ameise. Sie hat diesen Schleim zum Fressen gern! Die Cercarien werden dabei als Zubrot mit verspeist. Einmal in die Leibeshöhle der Ameise eingedrungen, encystieren sich die Cercarien dort bis auf eine einzige, die aus der Reihe tanzt, zu nunmehr schwanzlosen Metacercarien. Der Außenseiter aber wandert dann nunmehr in das Unterschlundganglion der Ameise ein. Das ist ein kleiner Gehirnabschnitt, der zuständig dafür ist, die Bewegungsabläufe dieses Insekts zu steuern. Klar, dass die Cercarie diesem Nervensystem jetzt ihre ganz egoistischen Befehle einprogrammiert. Es kommt infolgedessen bei der Ameise zu einem völlig verrückten Verhalten. Statt sich bodennah aufzuhalten oder wenigstens bei Erschütterungen durch Tritte der Weidetiere auf die Erde fallen zu lassen, klammert sie sich mit ihren Mandibeln, den Beißzangen, an den Spitzen von Gräsern und Kräutern fest. Derart exponiert sind die kleinen Insekten mit samt ihrer unfreiwilligen Bande von Untermietern dann natürlich prädestiniert dafür, gefressen zu werden.

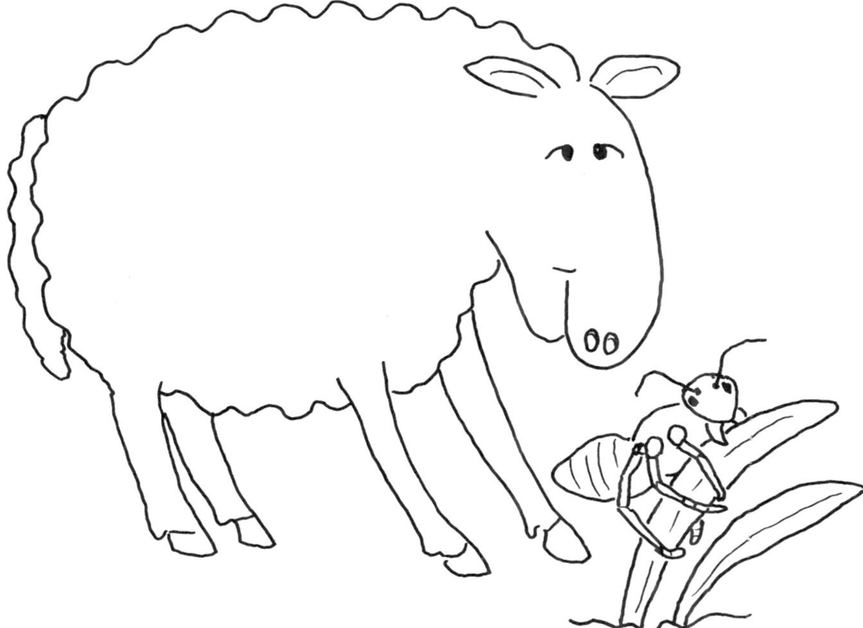

Der Kleine Leberegel und der Trick mit der Ameise.

Einmal erfolgreich mitsamt der Ameise im Säugetier angelangt, finden die Cercarien des Kleinen Leberegels dann natürlich auch flott den Weg in dessen Gallengänge. Erwähnt sei noch, dass der „Hirnwurm", wie die einzelne Cercarie im Gehirn der Ameise auch genannt wird, ihr freundlicherweise erlaubt, auch mal tagsüber, vom Vormittag an bis zum Abend, eine kleine Ruhepause einzulegen. Sie darf sich in dieser Zeit „entspannen“ und am Boden herumlaufen, um sich dann folgsam abends wieder an Pflanzenspitzen zu verbeißen.

Eigentlich stellt sich nach diesem Bericht wohl nicht mehr die Frage, warum *Dicrocoelium dendriticum* nur selten beim Menschen vorkommt. Wer verspeist schon absichtlich eine Ameise? So etwas kann sich eigentlich nur durch einen ganz dummen Zufall ergeben.

Bei Schlachtungen wird übrigens nicht selten ein Leberegelbefall bei Tieren festgestellt. Derart belastete Leberlappen müssen umgehend verworfen werden, und das, obwohl sich doch der Mensch nicht durch den „Genuss“ adulter Leberegel mit diesem Parasiten infizieren kann. Dafür müsste er ja seine Cercarien aufnehmen. Warum also diese Vorsichtsmaßnahme? Ist es die Hygiene? Nein, es ist schlimmer: Die Leberegel mögen es nämlich gar nicht, wenn ihnen ein Ortswechsel aufgezwungen wird. Sie versuchen, sich sofort mit Hilfe ihrer Saugnäpfe irgendwo „festzuhalten“. Das aber bekommt der Mensch beim Genuss einer rohen Lebermahlzeit sehr schnell auf übelste Weise zu spüren. In Vorderasien, wo rohe Ziegenleber als Delikatesse gilt, kennt man das Phänomen der „Halsdistomatose“. Die Leberegel setzen sich in einem solchen Fall massenhaft im Schlund des unschuldigen Gourmets mit ihren Saugnäpfen fest und drohen, ihn zu ersticken. Diese Art von „Leberegelbefall“ ist vielleicht noch viel bedrohlicher, als die übliche Besiedelung durch ihn in den Gallengängen.

Gefährliche Urlaubsparadiese

Den Koffer packen, in den Flieger steigen und dann die Welt erobern, davon träumen nicht wenige Menschen. Insbesondere in der kalten Jahreszeit sehnen sie sich nach Sonnenschein pur, Brutzelbräune, endlosen Sandstränden, türkisfarbenem, glasklaren Wasser und herrlichen exotischen Leckerbissen. Gerade südostasiatische Länder versprechen all diese Genüsse im Übermaß. Gut, man weiß, dass es dort mal einen schrecklichen Tsunami gegeben hat, aber so etwas passiert doch wohl nur äußerst selten und außerdem gibt es dafür inzwischen Frühwarnsysteme. Also, was kann einem dort wohl sonst noch drohen? Die Antwort lautet: Leider sehr viel! Der gemeine Nordländer hat davon selten eine Ahnung. Er ist in der Regel völlig uninformiert und – man muss es sagen – in dieser Hinsicht oft absolut unbedarft. Aber Südostasien mit seinem tropischen Klima ist ein wahres Eldorado für Parasiten im Allgemeinen und Saugwürmer im Besonderen. Kaum ein Urlauber ist über die Gefahren, die ihm auf diesem Sektor drohen, wirklich umfassend informiert. Das soll sich ab sofort ändern!

Ein Riese im Darm

Fangen wir mit *Fasciolopsis buski* an. So nämlich heißt der große Saugwurm, den man sich unter anderem in südostasiatischen Ländern einfangen kann. Ob Thailand, Vietnam, Indien, Borneo oder auch China, überall lauern die Metacercarien dieses Riesendarmegels auf potentielle Opfer. Dass auch andere Säugetiere wie zum Beispiel Schweine oder Hunde von ihm befallen werden können, macht seine Bekämpfung oder gar Ausrottung besonders schwer, wenn nicht sogar unmöglich. Bis zu 8 cm lang kann der Unhold in unserem Darm werden. Da er nicht nur lang, sondern mit 2 cm auch sehr breit werden kann, trägt dieser Plattwurm als Angehöriger der Familie Fasciolidae seinen Namen mit ganz besonderem Recht, denn Fascia kommt aus dem Lateinischen und heißt ganz einfach Band.

Der Kreislauf von *Fasciolopsis buski* ähnelt im Wesentlichen dem seines Verwandten, *Fasciola hepatica*.

Der entscheidende Unterschied ist, dass die Wurmeier von *Fasciolopsis buski*, welche mit dem Kot des Endwirtes ausgeschieden werden, in richtig viel Wasser gelangen müssen. Eine Pfütze wie bei *Fasciola hepatica* würde nicht für eine Weiterentwicklung von *Fasciolopsis buski* ausreichen. Am besten geeignet sind in diesem Fall also ruhige Gewässer mit viel krautigem Bewuchs. Zusätzlich muss das Wasser mindestens eine Temperatur von 21°C haben, dann klappt es mit dem Kreislauf. Dort im Wasser gibt es eine ganze Reihe unterschiedlicher Schneckenarten, die grundsätzlich – natürlich auch hier unfreiwillig – den Zwischenwirt spielen können. Darin finden dann wieder die berüchtigten Vermehrungsstufen statt, bis am Schluss viele Cercarien die Schnecke verlassen. Sie lassen sich an Pflanzen im Wasser nieder und werden dort zu Metacercarien. In dieser Form können sie dann von Menschen mit der Nahrung aufgenommen werden. Dabei gibt es mehrere Hauptinfektionsquellen. Da ist zum einen *Trapa natans*, die Wassernuss, an der schon mal fröhlich bis zu 200 Metacercarien kleben können. Beim Aufbeißen dieser leckeren Frucht kommt es zu einer Infektion des Endwirtes. Es soll helfen, wenn man die Frucht vor dem Essen kurz in siedendes Wasser taucht. Dafür muss man aber erstens um die lauernde Gefahr wissen, zweitens sich dann nicht die Finger verbrennen und drittens gerade einen Wasserboiler zur Hand haben. Weitere Infektionsträger sind die Knollen der Wasserkastanie (*Eleocharis tuberosa*) oder aber auch Gemüse- bzw. Salatpflanzen wie der Wasserspinat (*Ipomea aquatica*), der deshalb besser gekocht statt als Salat zubereitet werden sollte. Auch die Stängel des Mandschurischen Wildreises (*Zizania latifolia*), der in China gerne roh gegessen wird, sind ein gefährlicher potentieller Metacercarienträger.

Im Darm des Menschen entwickeln sich die adulten Riesendarmegel. Mit ihren Saugnäpfen und ihren Hautdornen verletzen sie die Darmschleimhaut. Außerdem scheiden sie bestimmte Substanzen aus, die sich toxisch auf den Darm auswirken. Folge sind relativ unspezifische Darmerkrankungen wie Durchfälle, Leibkrämpfe, auch Erbrechen und andere ähnliche, wenig begeisternde Symptome. Grundsätzlich lässt sich *Fasciolopsis buski* als Darmparasit relativ gut und einfach medikamentös therapieren. Grundvoraussetzung ist natürlich die richtige Diagnose. Das ist nicht immer ganz leicht, weil Urlauber in fremden Paradiesen nicht selten unter diversen gelegentlichen Darmbeschwerden leiden. Oft wird das am Anfang von ihnen nicht ganz ernst genommen, so nach dem Motto: „Es wird schon vorübergehen, nehmen wir erst mal ein paar Kohletabletten". Nur dieser üble Darmparasit haut nicht so ohne Weiteres von alleine ab, nur weil ihm mal im Darm ein unbekanntes Hausmittelchen begegnet. Da muss schon massiv und richtig nachgeholfen werden, um ihn zu vertreiben. In vielen Fällen jedoch werden die Krankheitssymptome erst nach dem Urlaub auftreten. Oft ist es daher sinnvoll, ein Tropeninstitut zu kontaktieren, damit von Anfang an die richtigen Medikamente gegeben werden.

Der Chinesische Leberegel

Fasciola hepatica ist nicht der einzige Leberegel, der beim Menschen – zum Glück aber nur relativ selten – vorkommt. Anders verhält es sich mit dem Chinesischen Leberegel *Clonorchis sinensis*, den man sich gar zu leicht – wie sein zweiter Name, der Artname *sinensis* (= chinesisch), schon vermuten lässt – in China einfangen kann. Aber auch in anderen ostasiatischen Ländern wie zum Beispiel Japan, Korea, oder auch Vietnam treibt er sein Unwesen und dies überall so heftig, dass die Clonorchiose, wie die Infektion mit dem Parasiten auch genannt wird, unter Experten als eine der häufigsten Wurmerkrankungen der Welt gilt. Nicht nur beim Menschen tritt er sehr oft auf, sondern er befällt – wenig wählerisch – auch verschiedene andere Säugetiere.

Grundsätzlich gelangen seine Eier meist über ungeklärte Abwässer, die mit menschlichen Fäkalien belastet sind, in die verschiedenen Gewässer. Die darin enthaltenen, bereits embryonierten Eier der Leberegel werden von einer Süßwasserschnecke (*Bithynia siamensis*) gerne als besondere Delikatesse verspeist. In ihr läuft anschließend natürlich die berüchtigte Vermehrungsphase des Saugwurms ab. Am Ende verlassen viele quicklebendige, kleine Cercarien mit fröhlichem Schwanzschlag ihren Schneckenwirt. Im Wasser zeigen sie einen faszinierenden Bewegungsrhythmus, der sie immer wieder erfolgreich auf ihren angepeilten zweiten Zwischenwirt, einen Fisch, treffen lässt. So wechseln dabei regelmäßige aktive Schwimmphasen mit anschließenden Schwebezuständen ab. Dadurch sinken die Cercarien immer mal wieder passiv im Wasser ab. Auf Grund dieses Manövers stoßen sie mit ziemlicher Sicherheit irgendwann auf ihr angepeiltes Opfer. Sie bohren sich flink in dessen Körper ein, werfen den Schwanz ab und werden dort zur Metacercarie. Über eine rohe Fischmahlzeit infizieren sich Menschen mit diesem Leberegel. Das Fatale ist, dass in den von diesem Parasiten betroffenen Ländern rohe Fischgerichte in verschiedensten Ausführungen gerne als besondere Gourmetspeise gelten. Aber für eine Infektion mit diesem Schmarotzer reicht es natürlich auch aus, einen Fisch zu essen, der einfach nur ungenügend durchgegart wurde.

Wie bei *Fasciola hepatica*, dem Großen Leberegel, erreichen auch die Metacercarien von *Clonorchis sinensis* im Endwirt relativ schnell dessen Leber, in deren Gallengängen sie es sich gemütlich machen. Schon nach 3 bis 4 Wochen beginnen sie dort mit der Fortpflanzung. Ihre Eier werden via Hauptgallengang in den Darm und von dort abwärts mit dem Kot ins Freie befördert. Der Parasitenbefall führt beim Menschen zu schweren Leber- und Gallengangsentzündungen, die nicht selten sogar eine Karzinombildung verursachen und dadurch für ihn tödlich enden können.

Von Menschen, bei denen man den Zeitpunkt der Infektion genau abgrenzen konnte, weiß man, dass *Clonorchis sinensis* bis zu 20 Jahre im Endwirt überleben kann. Sein wissenschaftlicher Name wurde diesem bereits 1874 erstmals entdeckten Leberparasiten erst 1907 von Arthur Looss gegeben. Der Gattungsname *Clonorchis* ist griechischen Ursprungs und heißt übersetzt „zweigförmiger Hoden". Dieser Name nimmt Bezug auf das Aussehen des Hodens, der nämlich mit seinen beiden seitlichen Verzweigungen bei den fast durchsichtigen Würmern gut erkennbar ist. Da natürlich auch dieser Saugwurm ein Zwitter ist, beherbergt er zusätzlich in seinem Körper die weiblichen Geschlechtsorgane. Davon erkennt man äußerlich immer besonders deutlich den reich verzweigten und prall mit dunklen Eiern angefüllten Uterus.

Clonorchis sinensis ist mit 10 mm bis 20 mm Länge und 3 mm bis 5 mm Breite ein recht schlanker, mittelgroßer Plattwurm. Diese Körperform erlaubt natürlich auch einen problemlosen Massenbefall der Leber seines Endwirtes.

Saugwürmer in der Lunge

Man mag es sich nicht vorstellen, aber es gibt tatsächlich Saugwürmer, die sich in der Lunge einnisten. Gelegentlich werden von Menschen, die damit infiziert sind, sogar lebende Egel ausgehustet. Eine wahrhaft gruselige Vorstellung! Dahinter steckt ein Bösewicht mit dem Namen *Paragonimus westermani*, der Lungenegel des Menschen, der auch bei Katzen vorkommen kann. Das hängt mit dem zweiten Zwischenwirt dieses Parasiten zusammen, der bei Mensch und Katze gleichermaßen als Delikatesse gilt. Im folgenden Kreislauf werden wir ihm begegnen.

Vom Lungenegel befallene Menschen oder, wie schon erwähnt, auch Katzen scheiden die Eier des Lungenegels auf zweierlei Weise mit Hilfe ihres Bronchialschleimes aus. Dieser wird entweder abgehustet oder abgeschluckt. Gerade aber durch das Abschlucken ergibt sich für den Parasiten die beste Verbreitungsmöglichkeit. Seine Eier widerstehen nämlich im Darm des Endwirtes sämtlichen Verdauungssäften. Das bedeutet, dass die Eier völlig intakt mit dem Kot ausgeschieden werden. Dadurch gelangen sie dann häufig über ungeklärte Abwässer in Flüsse und Seen, wo alsbald die winzigen Miracidium-Larven schlüpfen. Wie zu erwarten, dringen sie zwecks weiterer Vermehrung so schnell wie möglich in Süßwasserschnecken ein. Man kann es jetzt schon erraten, dass am Schluss unglaublich viele Cercarien den Zwischenwirt Schnecke verlassen. Die kleinen, beschwänzten Biester machen sich umgehend auf die Suche nach dem für sie passenden zweiten Zwischenwirt und das ist in diesem Fall ein Süßwasserkrebs. Wie aber erreicht man einen solchen Krebs am besten? Die parasitische Cercarie, dieses kleine Schlitzohr, kennt sich da bestens aus! Sie „weiß", Krebse halten sich am Boden auf, sie schwimmen nicht im freien Wasser. Was also machen die Cercarien? Logisch, sie halten sich auch am Boden auf! Man sollte es kaum für möglich halten, aber die Cercarien des Lungenegels schwimmen nicht, sondern kriechen über den Boden. Haben sie auf dieser Pirsch ein Opfer gefunden, kommt das nächste Problem: Der anvisierte Bursche besitzt einen harten

Panzer! Auch darauf – man ahnt es schon – sind die kleinen Cercarien jedoch vorbereitet. Sie besitzen dafür einen Stilettapparat, mit dem sie sich bei dem Krebs einbohren können. Dafür suchen sie geschickt bei ihm die Stellen auf, die besonders dünnhäutig sind. Dazu gehören unter anderem die Gelenk- bzw. die Intersegmentalhäute. Dann ist es geschafft, sie haben den zweiten Zwischenwirt erfolgreich erobert!

Wird nun das von Cercarien besiedelte Krebsfleisch roh oder auch ungenügend gegart verspeist, infiziert sich ein Mensch mit dem Erreger. Die Cercarien durchbrechen seinen Darm und wandern über das Zwerchfell in die Brusthöhle ein. Von dort spazieren sie hinein in die Lunge, in der sie an Stellen eingekapselt leben, die mit den Bronchien in Verbindung stehen. Über diesen Weg werden 8 bis 10 Wochen später die ersten befruchteten Eier mit Hilfe von Schleim aufwärts in den Rachen befördert.

Leider kann man sich in den endemischen Gebieten auch dann mit dem Lungenegel infizieren, wenn man bewusst auf den Genuss von Krebsfleisch verzichtet hat. Der Koch in einem Restaurant braucht sich einfach nur nach dem Hantieren mit Krebsen die Hände nicht gewaschen zu haben. So etwas soll ja wohl leider auch in den besten Häusern vorkommen. Wenn besagter Koch anschließend mit den Händen einen Salat mischt oder das Dessert dekoriert, kann ein Gast ganz schnell der Dumme sein!

Wie man schon fast vermuten mag, kommt auch *Paragonimus westermani* hauptsächlich im gesamten ostasiatischen Raum vor. Dazu zählen auch nördlichere Staaten, die zur früheren UDSSR gehörten. Es scheint aber so, als wäre der Parasit inzwischen auch in andere Länder verschleppt worden, denn jüngst gab es Meldungen, dass sich Menschen in den USA durch den Verzehr von einheimischen Flusskrebsen mit dem Parasiten infiziert hätten.

Paragonimus westermani hat bei einer Maximallänge von 16 mm einen für den Plattwurm ungewöhnlich rundlichen Körper. Leider kann er nicht nur in die Lunge einwandern, sondern grundsätzlich auch in andere Organe eindringen, und er tut dies nicht selten. Fatalerweise wird sogar gelegentlich das Gehirn von ihm befallen, was meist tödliche Konsequenzen für den davon betroffenen Menschen hat.

Normalerweise ähnelt der Lungenegelbefall eines Menschen in seinen Symptomen denen einer Tuberkulose-Infektion. Husten, Atemnot, vermehrte Schleimbildung in den Atemwegen, Fieber, Brustschmerzen und ähnliche Unbillen quälen die infizierten Patienten. Sind aber gar andere Organe von dem Lungenegel befallen, gibt es fast kein Krankheitsbild, was dabei nicht auftauchen könnte: Abszesse, Hirnhautentzündung, Epilepsie oder auch eine Erblindung können infolge eines Lungenegelbefalls auftreten. Nach allen bisherigen Erfahrungen mit diesem besonders üblen Parasiten kann man Menschen weltweit nur vor dem Verzehr von rohem oder ungenügend durchgegartem Süßwasserkrebsfleisch warnen. Vielleicht lässt man besser sogar ganz die Finger von dieser teuflischen Delikatesse und bestellt beim Kellner lieber stattdessen einen Hummer, der im salzigen Meer seinen Lebensraum hat.

Gefahr durch Würmer im Blut

Vereint, bis dass der Tod sie scheidet!

In Fachkreisen gilt die parasitäre Wurmkrankheit Bilharziose neben Malaria und dem Hakenwurmbefall als eine der drei großen und gefährlichen Tropenkrankheiten. Sie wird in dieser Dreierreihe sogar schon als die Nummer Eins der überaus ernsten Parasiteninfektionen diskutiert.

Entdeckt wurde dieser Parasit 1851/52 von dem deutschen Tropenarzt Theodor Bilharz in Ägypten bei der Obduktion verstorbener Soldaten. Damit gab es nun erstmals einen Hinweis auf die Ursache, warum so viele Ägypter unter blutigem Urin und einer damit verbundenen starken Anämie litten. Man sprach dabei sogar von der Ägyptischen Hämaturie. Noch heute leidet ein Großteil vor allem der ländlichen Bevölkerung Ägyptens unter diesem schlimmen Parasitenbefall. Die daraus resultierende Erkrankung wurde nach ihrem Entdecker Bilharziose genannt. Erst viele Jahre später, zwischen 1913 bis 1915, gelang es endlich, den Kreislauf dieser durch Saugwürmer hervorgerufenen Erkrankung aufzuklären.

Schistosoma ist der Gattungsname dieses Parasiten, von dem vier verschiedene Arten beim Menschen schmarotzen. Das ist ein merkwürdiger Name, denn er heißt übersetzt „gespaltener Körper". Wie aber kann ein Wurm mit einem gespaltenen Körper erfolgreich existieren? Das vermag er natürlich auch wirklich nicht, denn in Wahrheit gaukeln uns in diesem Fall zwei Individuen in trauter Zweisamkeit eine solche irreale Situation vor. Der Saugwurm *Schistosoma* ist nämlich getrenntgeschlechtlich und gehört damit zu den wenigen Ausnahmen innerhalb der Plattwürmer, die ja – wie schon beschrieben – ansonsten überwiegend zwittrig sind.

Um jetzt den scheinbar gespaltenen Körper dieses Parasiten zu verstehen, muss man zunächst mal wissen, dass er als ausgewachsener Wurm im Venensystem des Menschen schmarotzt. Hier nun möchte er sich, wie es sich gehört, erfolgreich fortpflanzen. Dafür aber benötigt er einen passenden Sexualpartner. Das Venengeflecht jedoch ist groß, man kann sich dort wahrlich verlaufen und trifft dabei natürlich nur relativ selten auf einen Artgenossen. Blöd, wenn der nun auch noch vom gleichen Geschlecht ist! Hat man endlich den richtigen Schatz gefunden, sollte man ihn tunlichst nicht wieder davonschwimmen lassen. Die Männchen sind für diese Situation gewappnet: Sie haben nicht umsonst eine ausgesprochen breitlappige, blattartige Figur, während die Weibchen schlank und typisch wurmförmig gebaut sind. Hat nun ein Männchen ein solches Weibchen aufgespürt, benimmt es sich wie ein Exhibitionist. Es breitet seinen Körper aus wie einen Mantel und zeigt sich damit in voller Pracht. Daraufhin umfängt der Schlingel das dünne Weibchen mit seinen mantelartigen Seitenlappen und nimmt es damit „in die Mangel". Um sicher zu stellen, dass die Auserwählte ihm nun nicht mehr entweichen kann, hat er an den seitlichen Hauträndern seiner Körperfalten so etwas Ähnliches wie einen Klettverschluss. Einmal miteinander verbunden, bildet der dadurch verschlossene „Mantel" eine Röhre, die man Canalis gynaecophorus nennt, was übersetzt „ein Kanal, der das Weibchen trägt" bedeutet. Nun kann nichts mehr die beiden trennen. Ohne jede körperliche Anstrengung vermag er mit seiner weiblichen Beute, die oben und unten fröhlich aus dem Canalis gynaecophorus herausbaumelt, durch das venöse Blut zu schwimmen. Tatsächlich sieht so ein Pärchen dann wie ein einziger gespaltener Körper aus, ein „*Schistosoma*" eben. Interessanterweise wird das Weibchen erst in dieser innigen Vereinigung geschlechtsreif, während das Männchen auch ohne eine Partnerin schon Spermien produziert. Ab sofort kann es also zur Sache gehen und mit der Begattung beginnt der Kreislauf von *Schistosoma*.

Ein Kreislauf, der sich gewaschen hat

Über Abwässer, die mit menschlichen Fäkalien verunreinigt sind, gelangen die Eier der verschiedenen *Schistosoma*-Arten in unterschiedliche Süßgewässer. Das können Flüsse, Seen oder auch Bewässerungsgräben sein. Die aus den Eiern schlüpfenden Miracidien dringen bei Süßwasserschnecken ungefragt über deren

Haut in den Körper ein. Dort beginnen sie sofort mit dem schon bei *Fasciola heptatica* beschriebenen vollen Vermehrungsprogramm. Es startet auch hier mit der sich aus dem Miracidium entwickelnden Sporocyste, geht weiter über von ihr dann hervorgebrachte zahlreiche Redien und endet mit der „Geburt" vieler Cercarien, die sich innerhalb von 3 bis 6 Wochen wieder aus der Schnecke herausarbeiten. Man mag es kaum glauben, aber ausgehend von einem Miracidium, das ursprünglich eine Schnecke besiedelt hat, können sich bis zu 200.000 Cercarien entwickeln! Haben sie den Schneckenwirt verlassen, tummeln sich die gerade mal 0,5 mm langen Winzlinge mit ihrem charakteristischen gegabelten Schwanz bevorzugt im warmen Oberflächenwasser. Dort begeben sie sich emsig auf die Suche nach einem menschlichen Endwirt. Sind sie fündig geworden, heften sie sich mit ihrem Mundsaugnapf an dessen Haut fest. Mit Hilfe von Verdauungsenzymen gelingt es ihnen, in weniger als einer halben Minute in den menschlichen Körper einzudringen. Dabei verlieren sie ihren Schwanz, den sie, nun am Ziel angekommen, nicht mehr benötigen. Dieser teuflische Vorgang, der ja letztlich zu einer Infektion führt, kann schon durch kleine Tropfen Spritzwasser, welche mit Cercarien kontaminiert sind, ausgelöst werden. Dummerweise bekommt das arme menschliche Opfer von diesen Vorgängen zunächst nicht das Geringste mit. Nur später, wenn die Cercarien es sich längst unter der Haut gemütlich gemacht haben, beginnen die entsprechenden Hautpartien auf den Eindringling zu reagieren. Es bilden sich rötliche Quaddeln, die ekelhaft zu jucken pflegen. Der in der Tropenmedizin erfahrener Arzt diagnostiziert es als eine „Cercariendermatitis".

In diesem Zusammenhang sei etwas erwähnt, was zunächst erschrecken wird: Eine solche Cercariendermatitis kann man sogar bei uns bekommen und etliche Leser dürften so etwas –ohne allerdings die Ursache zu kennen – auch schon erlebt haben. Zum Glück ist es harmlos, weil in diesem Fall ein Mensch zum Fehlwirt eines für ihn nicht bestimmten Bilharziose-Erregers geworden ist. In klimatisch gemäßigten Zonen treten nämlich häufig in Badegewässern die Cercarien einer Schistosomen-Art auf, deren Endwirte eigentlich Wasservögel sind. „Hibbelkrankheit" nennt man in einigen Gegenden Süddeutschlands auch die juckenden Folgen dieser Fehlbesetzung des Menschen durch Vogel-Cercarien. Der Name sagt schon alles. Diese eigentlich nach gefiederten Wirten pirschenden Cercarien dringen oft aus Versehen in die Haut von badenden Säugetieren ein. Da diese aber wie schon erwähnt Fehlwirte sind, sterben die kleinen Biester rasch unter der Haut ab. Es kommt also zu keiner richtigen Infektion, aber zu einem besonders unangenehmen Juckreiz. Seit einiger Zeit bevölkern diese Cercarien zum Entsetzen der Touristikmanager in Schleswig-Holstein in großen Mengen die beliebten Seenlandschaften rund um Plön. „Ekelbeißer lauern in Badeseen", so lautete dann auch vor einiger Zeit ein darüber berichtender Zeitungsartikel. Freunde von uns, die direkt am Plöner See wohnten, klagten darüber, dass sie mit ihrem Hund nicht mehr ans Wasser könnten, weil der so badenärrisch sei und sich dann hinterher immer tagelang blutig kratzen würde.

Nun aber zurück zu den vier Pärchenegel-Arten, die dem Menschen weltweit in vielen wärmeren Regionen sehr gefährlich werden können. Sie besiedeln bei ihm, nachdem sie zu ausgewachsenen Würmern geworden sind, überwiegend paarweise die venösen Gefäße seines Unterleibs. Hier soll die Eiablage stattfinden. Dies geschieht schließlich in den dünnhäutigen Kapillaren, welche entweder die Harnblase oder den Enddarm umspinnen. Die vier bekannten Saugwurmarten verlassen den Menschen nämlich entweder über den Urin oder über den Kot. Genau in den für sie dann jeweils passenden Kapillaren produzieren die Weibchen fest umklammert von ihren Männchen völlig enthemmt täglich bis zu 3.000 Eier. Diese besitzen einen mehr oder weniger ausgeprägten stachelartigen Fortsatz und durchbrechen mit dessen Hilfe und mittels eiweißspaltender Enzyme die Wand der Kapillare. Dadurch dringen sie entweder in die Blase oder in den Enddarm ein. Genau dieser Prozess aber macht den Schistosomenbefall so unglaublich gefährlich. Während die glücklich vereinten Wurmeltern in den Venen nur bei einem wirklichen Massenauftreten bemerkenswerte gesundheitliche Beschwerden verursachen, leistet ihr Eier-Nachwuchs ganze Arbeit. An den Stellen, wo die Kapillarwand penetriert wurde, kommt es zu Mikroabszessen, häufig dazu noch mit Blutungen und Vereiterungen verbunden. Daraus resultierende Epithelwucherungen können im Fall der Blasen-Bilharziose zu Harnleiterblockaden führen. Dadurch kann der Urin nun nicht mehr gut abfließen und staut sich in der Niere. Es kommt zu einer gefürchteten Urämie. Auch tumorartige Gewebeveränderungen treten nicht selten auf.

Die Eier können zusätzlich fatale Kollateralschäden verursachen. Werden sie nämlich nicht innerhalb von 2 bis 3 Wochen ausgeschieden, kapselt das Gewebe sie im Bereich der Blase, bzw. des Enddarmes ein, wo die Eier später als störende Fremdkörper absterben. Schlimmer noch sind solche Prozesse, bei denen der Blutstrom Eier mitreißt und in andere Organe einschwemmt. Dort verursachen die winzigen, aggressiven Miststücke mit ihrem Stachel und den Enzymen schwere krankhafte Gewebeveränderungen. Selbst das Gehirn wird häufig von solchen verdrifteten Irrläufern nicht verschont.

Vier verschiedene *Schistosoma* -Arten spielen für den Menschen eine größere Rolle. Zwei davon – *Schistosoma haematobium* und *S. intercalatum* – entlassen ihre Eier via Harnblase über den Urin. Die Eier von *S. mansoni* und *S. japonicum* hingegen werden, nachdem sie den Enddarm durchbrochen haben, über den Kot ausgeschieden.

Die Bilharziose ist heute behandelbar

Die schwere Krankheit Bilharziose kann heute grundsätzlich fast jeden treffen, der in endemische Gebiete reist und dort in irgendeiner Weise mit Wasser Kontakt hatte, welches mit Cercarien infiltriert war. Ganz besonders gefährdet sind dabei natürlich arglose Touristen, die höchstens mal etwas von der Gefahr einer Malaria-Infektion in wärmeren Ländern gehört haben, für die aber andere parasitäre Erkrankungen ein Buch mit sieben Siegeln sind.

Das Hauptverbreitungsgebiet der Bilharziose sind die tropischen und subtropischen Regionen der Welt, wie zum Beispiel Ostasien, Afrika und auch der Nahe Osten. Nach Südamerika und in die Karibik wurde *Schistosoma mansoni*, der Erreger der Darm-Bilharziose, fatalerweise durch den Sklavenhandel exportiert. Inzwischen scheint das Thema der Einschleppung dieser schlimmen Parasitosen auch in einigen beliebten Ferienregionen Europas ein Problem zu werden. So haben sich in jüngster Zeit verschiedene Touristen auf Korsika *Schistosoma haematobium* eingefangen. Alle hatten sie sich offenbar im Südosten der Insel in dem Flüsschen Cavu beim Baden infiziert. Auch in einem kleinen Areal im Süden Portugals kann man sich eine Infektion durch *Schistosama haematobium* einhandeln. In diesem Fall glaubt man allerdings, dass der dortige Herd schon in der Kolonialzeit Portugals etabliert wurde.

Potentiell durch Reisen gefährdete Personen sollten wissen, dass es im Mittel 8 Wochen dauert, bis nach einer Infektion durch Cercarien die sich daraus entwickelnden adulten Würmer mit der Eiablage im Venensystem beginnen. Die ersten Symptome einer Erkrankung sind zunächst ein Fieber, dessen Ursache in Regionen, wo die Bilharziose nicht vorkommt, leider oftmals fehl gedeutet wird.

Man weiß durch einige belegte Fälle, dass die Krankheit Bilharziose bis zu 20 Jahre und manchmal sogar noch länger anhalten kann. Noch bis vor gar nicht langer Zeit wurden infizierte Menschen mit heftigen Medikamenten behandelt. Vorrangig kamen dabei hochtoxische Antimonverbindungen zum Einsatz, die nicht nur dem Parasiten zu Leibe rückten, sondern auch für den armen erkrankten Patienten schwerste Nebenwirkungen im Gepäck hatten.

Heute behandelt man diese und auch andere Wurmerkrankungen erfolgreich mit einem wahren Wundermittel namens Praziquantel. Schon mit nur einer geringen Tablettendosis ist dieses vergleichsweise gut verträgliche Mittel außerordentlich wirksam.

Gut, wenn man wie ich als Biologin mit einem Chemiker verheiratet ist, der regelmäßiger Bezieher der „Bayer Berichte" ist, in denen oft hochinteressante Beiträge zu finden sind. Auf diese Weise nämlich konnte ich etwas über die spannende Entwicklungsgeschichte von Praziquantel erfahren.

Ursprünglich wurde in den Labors der Firma Merck mit dieser Substanz experimentiert, weil man sich die Gewinnung eines neuen Psychopharmakons erhoffte. Das Mittel enttäuschte jedoch auf diesem angepeilten Gebiet. Es zeigte nicht die erwartete Wirkung. Damit die lange Entwicklungsarbeit mit diesem Wirkstoff nicht umsonst war, testete man seine potentielle Eignung im Bereich der Tropenmedizin. Bei der Firma Bayer fand man dann heraus, dass dieser neue Stoff eine außerordentlich gute antiparasitäre Wirkung besitzt. Bayer und Merck haben in fruchtbarer Zusammenarbeit daraus gemeinsam das Arzneimittel Praziquantel entwickelt und auf den Markt gebracht. Heute wird es nicht nur sehr erfolgreich gegen Schistosomen-Infektionen eingesetzt, sondern zeigt auch bei etlichen anderen Wurmerkrankungen seine hervorragende Wirkung.

Seit einigen Jahren versucht Merck mit großem Engagement zusammen mit der Weltgesundheitsorganisation (WHO), die Bilharziose weltweit auszurotten. Dafür stellt Merck der WHO gewaltige Mengen Praziquantel-Tabletten kostenlos zur Verfügung, mit denen vorrangig Kinder behandelt werden. Einen großen Erfolg dieser ehrgeizigen Aktion kann man dem Projekt nur wünschen.

Ideal und viel einfacher wäre es natürlich, wenn ein Impfstoff gegen die Bilharziose entwickelt werden könnte. Tatsächlich wird natürlich auch an diesem Projekt schon seit Jahren geforscht. Solche Impfstoffe, so sie denn in verschiedenen Experimenten erfolgreich waren, müssten aber irgendwann auch an menschlichen Versuchskaninchen ausprobiert werden. Wer aber ließe sich schon gerne freiwillig mit den schrecklichen Würmern infizieren. Schon der Gedanke daran lässt jeden kundigen Normalbürger erschaudern. In diesem Fall aber gibt es tatsächlich eine ganz einfache Lösung, welche die Gefahr einer Erkrankung durch diesen Erreger ausschließt. Man muss nur einfach mit Cercarien arbeiten, die kontrolliert allesamt

Abkömmlinge eines einzigen Miracidiums sind, mit dem zuvor die Schnecke künstlich infiziert wurde. Dadurch sind diese Cercarien dann alle von einem Geschlecht, also entweder nur Weibchen oder nur Männchen. Ohne den jeweils anderen Sexualpartner aber wird so die gefährliche Eierproduktion verhindert.

Bilharziose, ein oft hausgemachtes Problem

Mit einem besonders drastischen Beispiel, wie der Mensch durch eigene Dummheit die Ausbreitung der Bilharziose fördert, will ich dieses Kapitel beginnen.

Es war Anfang der 1960er Jahre, als man eine grundsätzlich gut gemeinte Aktion in Ostafrika startete. Um die Bevölkerung im Bereich des Viktoriasees in den Genuss einer gelegentlichen größeren Fischmahlzeit kommen zu lassen, setzte man dort den Nilbarsch (*Lates niloticus*) aus. Dieser monströse, normalerweise fast 100 kg schwere Fisch kann bei sehr guten Futterverhältnissen sogar 200 kg Gewicht erreichen. Nicht umsonst wird dieser Raubfisch auch unter dem Namen „Wasserelefant“ geführt. Damit erschien dieser Bursche die Ideallösung zu sein, um den Eiweißmangel der dort ansässigen Bevölkerung zu stillen. Vorher aber stillte der Koloss im Viktoriasee erst mal seinen eigenen Hunger. Dabei gehen Barsche generell nicht gerade zimperlich mit anderen Fischpopulationen um. So auch hier, der Neuankömmling wähnte sich im Paradies und schlug sich wacker den Bauch voll. Darauf folgte die Tragödie: Er dezimierte ziemlich schnell in großem Umfang gerade die Fischart, die bisher ein Ausbreiten der Bilharziose im Viktoriasee verhindert hatte. Diese ernährt sich nämlich ausgerechnet vorzugsweise von den Schnecken, welche als Zwischenwirte für *Schistosoma haematobium* fungieren. Das Dilemma war nicht mehr aufzuhalten! Die kleinen Schneckenfresser standen schon bald in dem riesigen See kurz vor ihrer Ausrottung. Wie zu erwarten, ist seitdem die Bilharziose am Viktoriasee ein trauriges, von Menschen gemachtes Problem geworden.

Verschlimmert wird die ganze Geschichte zusätzlich dadurch, dass der Nilbarsch der einheimischen Bevölkerung heute gar nicht unbedingt zugute kommt. Stattdessen wird er jetzt, und das ist besonders pervers, als „Viktoriabarsch“ erfolgreich exportiert. Auch bei uns kann man seine Filets inzwischen schon längst in fast jeder Tiefkühltruhe der Supermärkte finden.

Man darf nur hoffen, dass von solch dubiosen Einbürgerungsversuchen dieser Fressmaschine in andere afrikanische Seen in Zukunft abgesehen wird. Es steht aber zu befürchten, dass auch in diesem Fall der Mensch nicht unbedingt bereit ist, aus seinen Fehlern zu lernen. Erwähnt sei noch, dass auf Grund des gewaltigen Appetites dieses Monsterfisches noch ganz andere negative Konsequenzen für die dortige Bevölkerung eingetreten sind. So wurden durch ihn in dem See nämlich bestimmte Krabben und viele andere Fischarten dezimiert. Dabei ist es zusätzlich ein ökologisches Desaster, dass ganze Populationen der einmaligen kleinen Buntbarsche, die früher im Viktoriasee massig vorkamen, inzwischen vom gefräßigen Vetter, dem Nilbarsch, fast ausgerottet wurden. Obendrein hat er durch all seine Schandtaten den traditionellen Fischfang der ansässigen Fischer fast zum Erliegen gebracht.

Aber es gibt noch etliche andere menschengemachte Ursachen für die Ausbreitung der Bilharziose. Dazu gehören leider auch viele gut gemeinte Bewässerungsprojekte. So hat zum Beispiel der Bau des Assuan-Staudamms in diesem Zusammenhang eine unrühmliche Rolle gespielt. Stehende Gewässer sind nämlich grundsätzlich ideale Lebensräume für Schnecken und damit auch bestens geeignete Biotope für alle im Freien schwimmenden Cercarien. In Flüssen hingegen finden Schnecken mit ihren Cercarien solch günstige Bedingungen nur in einem relativ schmalen, krautigen Uferbereich. Wer sich also mal als Tourist im Nil erfrischen möchte, sollte dabei tunlichst Kontakt mit dessen Uferzonen meiden und seine Schwimmaktivitäten auf die Mitte des Stromes beschränken. Fragt sich nur, wie man dort so ohne Weiteres hin kommt. Der Hechtsprung hinein ins Zentrum des Nils mag ja noch gelingen, aber für den Rückweg muss man wohl nach dem erfrischenden Bad auf einen rettenden Dampfer warten.

In Südafrika hat man sehr schlechte Erfahrungen mit einer anderen Aktion gemacht. Weil es die Bauern ärgerte, dass ihre Felder von gefräßigen Wildenten und -gänsen kahlgefressen wurden, hat man diese Vögel in großem Umfang bekämpft. Dafür wurden ganz einfach die mit Schilf bewachsenen Uferbereiche der Gewässer, an denen sich diese Vögel besonders gerne aufhielten, großzügig gerodet. Damit aber kam mehr Licht an die Wasseroberfläche und massives Algenwachstum begann. Algen und Schnecken aber passen gut zusammen. Hier nun also gab es reichlich Futter für die schleimigen Kriecher, die sich daraufhin kräftig vermehrten. Somit schließt sich der Kreis: Viele Schnecken – da lacht das Schistosomen-Herz – bieten Unterschlupf für den Nachwuchs und die Bilharziose kann sich weiter ausbreiten.

Inzwischen hat man vielerorts versucht, die Ausbreitung der gefährlichen Pärchenegel dadurch einzudämmen, dass man die Schneckenpopulationen bekämpft. Nur ist das ein Thema, mit dem auch wir uns bestens auskennen. Jeder Gärtner weiß, dass es wahrlich eine Sisyphusarbeit ist, der Schnecken im eigenen Garten Herr zu werden. Kurz gesagt: Es klappt einfach nicht, der erhoffte Erfolg solcher Aktionen hält erfahrungsgemäß immer nur ganz kurz an. Die viel gepriesenen Bierfallen gar haben nur dazu geführt, dass man am anderen Tag Igel laut schnarchend in Rückenlage in den Beeten vorfand. Daher hat man auch die Schneckenpopulationen lediglich in kleineren, von der Bilharziose betroffenen Oasen halbwegs wirkungsvoll mit Chemikalien bekämpfen können.

Bilharziose, ein Thema für den Archäologen

Nur von wenigen Parasitosen ist etwas über ihre Historie und damit ihre Bedeutung in der Vergangenheit bekannt. Anders verhält es sich mit der Bilharziose. Sie ist nach allem, was man weiß, offensichtlich eine Plage, die den Menschen schon lange begleitet und gequält hat. Man mag es kaum glauben, aber von diesem Parasiten gibt es sogar „Fossilien".

Es sind die mit einem sehr charakteristischen Stachel bewehrten Eier des Parasiten, die ein Sir Marc Ruffer als verkalkte Indizien tatsächlich in Mumien der Pharaonenzeit nachweisen konnte. Damit ist eindeutig belegt, dass die Bilharziose offenbar schon im alten Ägypten ein heißes Thema war.

Aber es gibt noch weitere spannende Hinweise zu Vergangenheit dieser Erkrankung. Prof. Dr. Hans Schadewaldt, der frühere Direktor des Instituts für Geschichte der Medizin der Universität Düsseldorf, hat zahlreiche diesbezügliche Informationen in seiner „Geschichte der Bilharziose" zusammengetragen. In Kürze möchte ich sie hier einmal vorstellen:

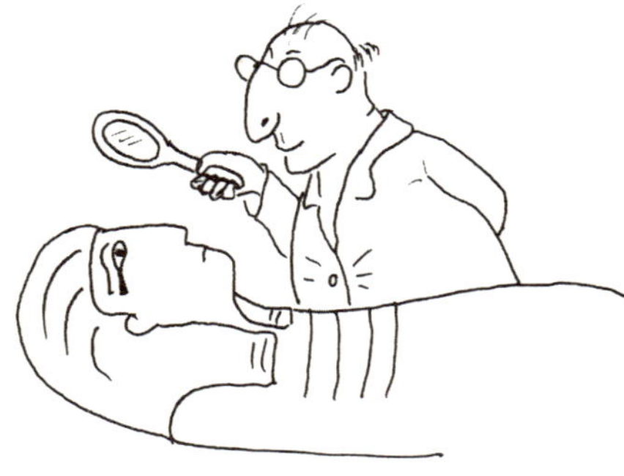

Bilharziose, ein Thema für den Archäologen.

Es existieren zu diesem Thema eine ganze Menge schriftlicher Hinweise. Etliche stammen von altertümlichen Kulturvölkern des Mittelmeerbereiches und des Nördlichen Afrikas. So gibt es altägyptische Papyri, die sich speziell mit medizinischen Themen auseinandergesetzt haben. Dort ist unter anderem von dem häufig blutigen Harn (Hämaturie) der Bevölkerung die Rede. In einem Papyrus wird in dem Zusammenhang sogar schon ein „hrrw-Wurm“ erwähnt, welcher den Bauch der Menschen besiedelt. Hieroglyphen, die einen Penis darstellen, aus dem ein Tropfen fällt, untermalen die Symptome der Erkrankung. Lustig mutet es an, dass mit dieser Erkrankung sogar gedroht wurde. So steht auf einem assyro-babylonischen Grenzstein, dass jeder, der diesen Stein zu versetzen wagt, von der Hämaturie befallen würde.

Aber auch aus späteren Epochen gibt es Hinweise, insbesondere zu dem auffälligen Phänomen des mit der Erkrankung verbundenen blutigen Urins. Besonders die Ärzte der europäischen Kolonialmächte haben dieses immer wieder beschrieben. Auch Napoleons Leibarzt, der mit den kriegerischen und machthungrigen Soldaten viel herumkam, beschreibt das häufige Bluttharnen bei der ägyptischen Bevölkerung. Erwähnt sei noch – allein, weil er so einen eindrucks- und klangvollen Namen hat – der italienische Arzt Prospero Alpino. Selbiger hat 1591 eine umfangreiche Darstellung der ägyptischen Medizin verfasst. Bei seinem dreijährigen Aufenthalt in Ägypten fiel ihm der häufige Blasensteinbefall der dortigen Bevölkerung auf. Diese Beobachtung lässt sich dort leider noch heute insbesondere bei der ländlichen Bevölkerung machen, denn noch ist die Bilharziose weltweit bedauerlicherweise ein großes, unbesiegtes Schreckgespenst.

Ein Parasit mit Humor

Das umfang- und facettenreiche Thema Saugwürmer möchte ich bewusst mit einem Vertreter beenden, der zum Glück beim Menschen nicht vorkommt. Ihn deshalb aber nicht zu erwähnen, wäre wahrlich schade, denn sein trickreicher Lebenszyklus mutet einfach phantastisch, ja sogar etwas komisch an.

Die Rede ist hier von *Leucochloridium macrostomum*, der als kleiner ausgewachsener Wurm im Darmsystem verschiedener Vögel vorkommt. Seine Eier werden mit dem Kot ausgeschieden und sind dadurch ein wahrer Leckerbissen für die zierlichen, unauffälligen Gehäuseschnecken der Gattung *Succinea*. Dem lateinischen Namen entsprechend (succinium = Bernstein) nennt man sie auf Deutsch Bernsteinschnecken. Wie zu erwarten, schlüpfen dann im Darm der Schnecke alsbald aus den Eiern die Miracidium-Larven. Diese fackeln nicht lange und verlassen ihr enges Quartier, indem sie sich durch die Darmwand in den Körper der Schnecke hineinbohren. Nun erfolgt der von Saugwürmern her bekannte nächste Schritt: Sie wandeln sich jetzt um in organlose Säcke, die Sporocysten. Bis zu diesem Punkt verläuft also alles in bekannter Manier. Nun aber ändert sich das Vermehrungsmuster. Statt dass anschließend, wie sonst meist üblich, Redien produziert werden, entstehen in der Muttersporocyste, wie sie daher genannt wird, viele Tochtersporocysten, und die haben es in sich. Nachdem sie von der „Mama" entlassen worden sind, beginnen sie sich hemmungslos mit wurzelartigen Ausläufern in der Schnecke zu verzweigen. Parallel dazu entwickelt sich in diesen Ausläufern die nächste Larvengeneration in Form zahlreicher – hier allerdings schwanzloser – Cercarien. Ein weiteres besonderes Merkmal ist, dass diese Ausläufer der Sporocysten mit ihrem gefährlichen Inhalt in der Lage sind, sich in dem Schneckenkörper frei zu bewegen, und das machen sie dann auch ausgiebig. Bevorzugt steigen die Ausläufer in die dünnhäutigen und zierlichen Fühler der kleinen Schnecke hinein, die dadurch zu dicken Kolben anschwellen und das arme Weichtier wie einen merkwürdigen Osterhasen aussehen lassen. Zusätzlich erhalten diese prallen Riesenfühler durch die eingedrungenen Parasitenschläuche eine deutliche farbige Ringelung. Mit einem solchen gelb, braun, grünlichen Streifenmuster sehen sie aus wie ein Bein von Pippi Langstrumpf. Damit ist aber noch nicht Schluss! Gerade Singvögel, die ja von *Leucochloridium* als Endwirte gerne angepeilt werden, haben normalerweise überhaupt kein Interesse, diese schleimigen Schnecken zu vernaschen. Sie stehen ganz einfach nicht auf ihrer Speisekarte. Da muss nun ein weiterer Trick helfen: Die farbigen Sporocystenschläuche erzeugen in den Schneckenfühlern peristaltische Wellenbewegungen, wodurch diese wie dicke, saftige, sich bewegende Raupen aussehen. Damit aber werden natürlich die Vögel überlistet und auf die verwandelten Fühler der Schnecken aufmerksam gemacht. Hier wird eine echte, lohnende Mahlzeit vermutet. Da läuft ihnen das Wasser im Munde zusammen. Die vermeintlich fette Beute wird angepickt und die darin enthaltenen Cercarien verschwinden in hungrigen Vogelmägen. Nach einer Weile entwickeln sich aus den Cercarien im Darm der Vögel wieder adulte Würmchen und der Kreislauf von *Leucochloridium* kann von vorn beginnen.

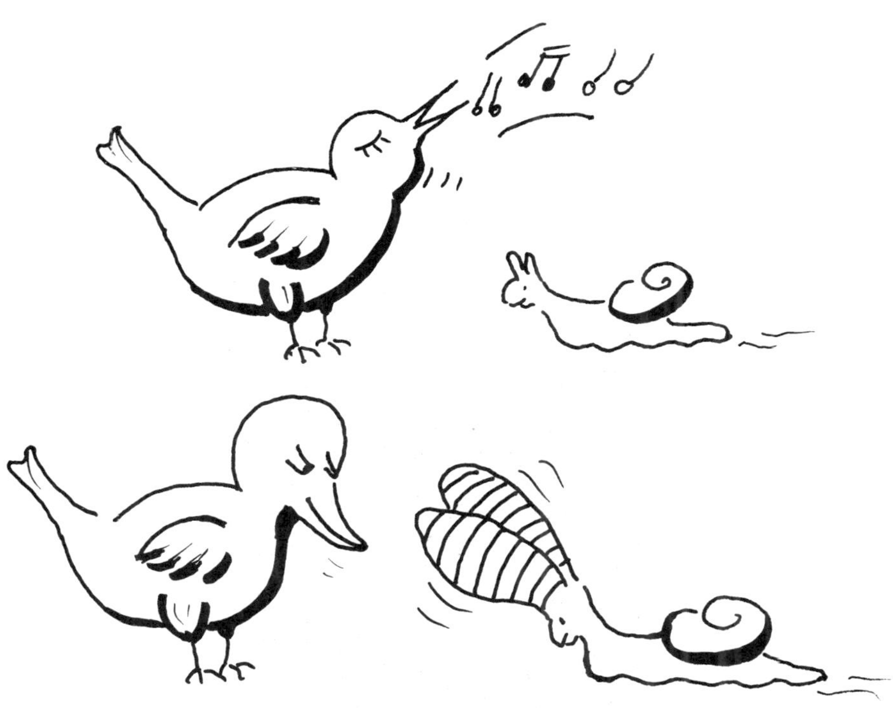

Leucochloridium ist ein wahrer Meister darin, arglose Vögel zu täuschen.

Vor etlichen Jahren hatte mir mal ein Student eine solche, offensichtlich von *Leucochloridium* infizierte Bernsteinschnecke in einem Schuhkarton mit ins Praktikum gebracht. Sie bot ein faszinierendes Schauspiel und übertraf selbst meine Vorstellungen: Nicht nur, dass die monströsen Fühler der kleinen Schnecke tatsächlich wie echte, kriechende Raupen aussahen, wir konnten vielmehr noch ein weiteres Phänomen beobachten. Immer dann, wenn dem Parasiten durch Schließen des Kartondeckels die Dunkelheit einer Nacht vorgegaukelt wurde, zogen sich die Sporocystenschläuche umgehend aus den Fühlern der Schnecke zurück. Dahinter steckt offensichtlich die Absicht, keine Energie zu vergeuden, wenn sich bei Nacht die potentiellen Endwirte, die Vögel, zum Schlafen zurückgezogen haben. Kaum aber wurde der Deckel von uns wieder geliftet und ließ das Tageslicht in den Karton hineinleuchten, da konnten wir zur Gaudi der umstehenden Studenten fast zeitgleich die erneute Verwandlung der Fühler beobachten. Sie begannen anzuschwellen, die farbige Ringelung trat auf und zwei Pseudoraupen fingen an, sich rhythmisch zu bewegen.

An dieser Stelle spätestens fragt sich auch eine aufgeklärte und nüchterne Biologin: Wer bitte hat das erfunden?

Bandwürmer und wie einer von ihnen in die Vitrine kam

Taenia saginata (Rinderbandwurm)
Ordnung: *Cyclophyllidea*
Unterklasse: *Eucestoda* (Echte Bandwürmer)
Klasse: *Cestoda* (Bandwürmer)
Stamm: *Plathelminthes* (Plattwürmer)
Endwirt: Mensch

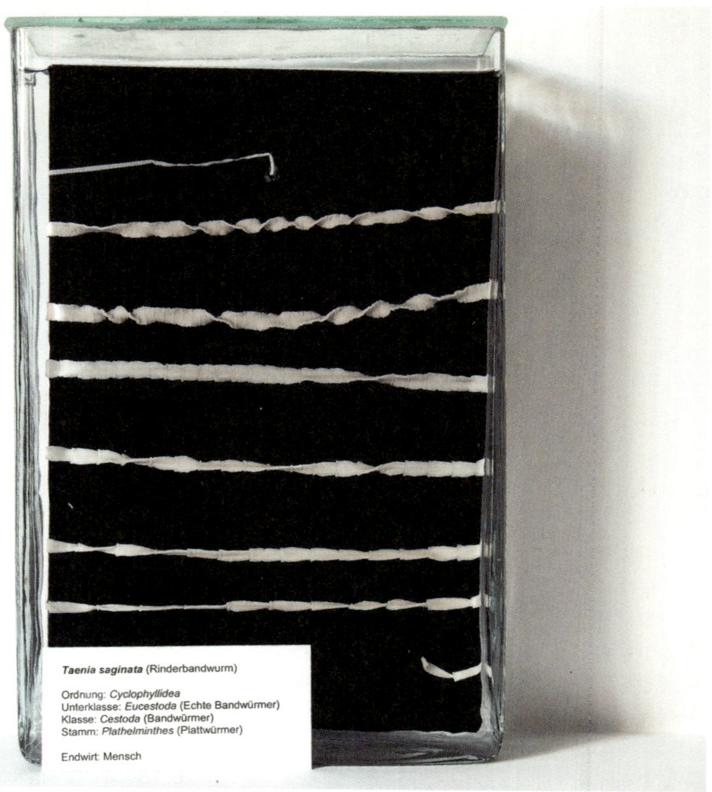

Ein Bandwurm in der Vitrine.

Immer wieder merke ich, dass allein schon der Name „Bandwürmer" ausreicht, um bei den Hörern meiner Vorlesung ganz besondere Emotionen zu wecken. Offenbar ist für die meisten Menschen die Vorstellung, einen solch langen Wurm im eigenen Darm zu beherbergen, besonders gruselig. Das wurde mir auch vor einiger Zeit sozusagen hautnah durch ein köstliches Erlebnis klar, welches ich hier einmal als Anekdote preisgeben möchte:

In unserer Zoologischen Vitrinensammlung befindet sich auch ein prächtiges Exemplar eines Rinderbandwurmes. Nudelfarbend präsentiert er sich den interessierten Betrachtern dekorativ drapiert auf schwarzem Untergrund in einem Glasbehälter. Seine Geschichte begann für mich damit, dass vor Jahren bei mir im Büro das Telefon klingelte. Mit leicht belegter Stimme meldete sich ein Student und es entspann sich zwischen uns folgender Dialog:
Er: „Sie wollten doch immer mal einen Bandwurm für ihre Sammlung haben!"
Ich: „Ja sicher, unbedingt, haben Sie denn einen?"
Er: „Nein, aber meine Freundin!"
Ich: „Oh, das tut mir leid, aber da wäre ich ganz sicher sehr interessiert dran. Kommen Sie am besten gleich mal bei mir vorbei, wenn's möglich ist, und dann besprechen wir, was zu tun ist. Außerdem werde ich Ihnen ein passendes Gefäß mitgeben."

Mein Mitleid war natürlich nur geheuchelt, vielmehr konnte ich mich vor freudiger Erwartung kaum bremsen, denn einen Bandwurm bekommt man schließlich heutzutage nicht mehr so ohne Weiteres geschenkt.

Schon nach kurzer Zeit stand der besagte Student in meinem Zimmer und holte sich bei mir ein mit Formalin gefülltes Eimerchen ab. Gleichzeitig ließ er sich darüber instruieren, wie man vorgehen muss, wenn man einen Bandwurm erfolgreich und heil ans Tageslicht befördern will. Bevor er endgültig wieder den Raum verließ, drehte er sich noch mal um und fragte besorgt: „Wie lange dauert es denn, bis er ganz da ist?" Der arme Kerl fürchtete sich offensichtlich bei der Vorstellung, der Abgang eines Bandwurms könne ein abendfüllendes Programm werden. Ich antwortete daraufhin mit fester Stimme: „Das macht einen Platsch und dann ist er da!" Offengestanden war das nur eine Vermutung von mir, da ich selbst ein solches Erlebnis noch nicht hatte und hoffentlich nie haben werde. Weil ich aber wusste, dass etliche Mittel, die für den Abgang von Darmparasiten gedacht sind, mit einem kleinen Abführmittel kombiniert werden, schien mir meine Antwort logisch, und sie war es denn wohl auch. Am nächsten Morgen stand mein Student mit einem offensichtlich wohlgefüllten Eimerchen wieder in meinem Büro. Er wirkte gelöst, strahlte mich an und rief fröhlich: „Sie hatten recht, es gab einen Platsch und er war da!" Und dann ergänzte er noch (und dafür war ich ihm wirklich dankbar): „Wir haben ihn vorher gewaschen!"

Bandwürmer, die ganz besonderen Darmbewohner

Das Band heißt im Altgriechischen „ho kestos“. Davon abgeleitet ist Cestoda der wissenschaftliche Name der Bandwürmer. Man kann auf Grund des Namens schon erahnen, dass es sich auch bei dieser großen Parasitengruppe um Angehörige des Stammes der Plattwürmer handelt. Am engsten verwandt sind sie mit den Hakensaugwürmern, die ja schon als unangenehme Ektoparasiten wasserlebender Wirbeltiere vorgestellt wurden.

Cestoda leben als adulte Tiere fast alle im Darm von Wirbeltieren. Anteilmäßig kommen die meisten Arten bei Fischen vor. Aber auch Amphibien, Reptilien und natürlich die Säugetiere einschließlich des Menschen werden von ihnen befallen.

Wie es sich für einen anständigen Plattwurm gehört, sind sie flach wie eine italienische Bandnudel. Natürlich gibt es, wie immer in der Biologie, einen Ausnahmefall von der Regel und zwar eine einzige Art, die tatsächlich einen runden Querschnitt hat.

Auf Grund ihrer cremig weißlichen Färbung könnte man insbesondere die größeren Exemplare dieser Parasitenklasse heimtückisch einem Tagliatelle-Nudelgericht mit Bolognese-Sauce beimengen. Es würde dem hungrigen Esser zumindest optisch nicht unbedingt auffallen. Ob er es schmecken würde, ist nicht bekannt, es hat wohl noch niemand wirklich probiert. Dass dies allerdings grundsätzlich ein sehr, sehr übler Scherz wäre, wird später noch erklärt werden.

Die parasitischen Bandwürmer sind bestens an den Lebensraum Darm angepasst. Sie besitzen sogar selbst keinen eigenen Darm und vermögen damit gut zu leben. Da sie sich bei den Endwirten vorrangig in deren Dünndarm aufhalten, können sie auf ein eigenes Verdauungsorgan verzichten. Stattdessen leben sie dort wie die bekannte Made im Speck. Sie sind in der Lage, die Nährstoffe, welche bereits vor Ort von den Enzymen des Wirtes aufgeschlossen wurden, direkt über ihre dafür besonders strukturierte Körperoberfläche zu resorbieren.

Warum aber – so fragt man sich – wird der Bandwurm im Darm nicht selbst verdaut? Er wäre doch sicherlich ein nahrhafter Happen für seinen Endwirt. Nun, man ahnt es schon, auch hier hat die Natur vorgebaut. An ihrer Körperoberfläche besitzen diese Darmschmarotzer einen sauren Schutzfilm aus Mucopolysacchariden, der erfolgreich die Darmenzyme des Wirtes abwehrt und sogar blockiert. Die Vorsilbe „Muco“ leitet sich von dem lateinischen Wort „mucedo“ ab, was ganz einfach Schleim bedeutet. Schleim aber schützt grundsätzlich empfindliche Epithelien auch bei uns an vielen Stellen im Körper vor mechanischen und chemischen Attacken. Man denke nur als Beispiel an unsere Magenschleimhaut, die auch eine solche Schleimschicht schützt, und zwar vor der aggressiven 0,5 prozentigen Salzsäure, die im leeren Magen immerhin für einen pH-Wert von 1 bis 1,5 sorgt.

Die Schleimschicht auf der Körperoberfläche des Bandwurmes hat obendrein noch „bewusst“ einen sauren pH-Wert, der dafür sorgt, dass die Verdauungsenzyme des Wirtes an der Körperoberfläche des Wurmes inaktiviert werden. Die Enzyme im Darm brauchen nämlich für den Erfolg ihrer Aktivitäten ein neutrales bis schwach alkalisches Milieu. Durch Säure aber werden diese Enzyme regelrecht ausgebremst. Wieder mal lässt sich deutlich erkennen, dass es egal ist, wo wir uns in einem tierischen Organismus befinden: Es ist immer alles fein aufeinander abgestimmt. Wenn man als Parasit erfolgreich existieren will, muss man sich ganz einfach optimal an die vorhandenen Bedingungen anpassen oder sie austricksen.

Betrachtet man nun den äußeren Körperbau der Bandwürmer, so fällt eine deutliche Unterteilung des Wurmes in einzelne, miteinander verbundene Glieder auf, die man Proglottiden nennt. Trotz dieser erkennbaren Gliederung durchziehen einzelne Organe ohne Zäsur die ganze Bandwurmkette. Dazu gehören unter anderem das primitive Nervensystem und die Sammelkanäle der sehr einfach gebauten Nierenorgane.

Am Vorderende des Wurmes verschmälert sich die Gliederkette, um dann an der Spitze in einen runden oder länglichen sogenannten „Scolex“ zu münden. Gefühlt könnte man ihn als „Kopf“ bezeichnen. Dieser Name ist allerdings etwas vermessen, da dessen Leistungsfähigkeit beim Bandwurm doch etwas zu wünschen übrig lässt. Primär dient dieser Scolex dazu, den Wurmkörper im Darm zu verankern und vor dem Abgang durch die Darmperistaltik zu schützen. Dafür besitzt er unterschiedlich geformte, runde oder auch längliche Saugnäpfe. Die eigentliche lange Gliederkette des Wurmes aber schaukelt unbefestigt im Darminneren des Wirtes so vor sich hin.

Der Scolex ist im Gegensatz zu dem Bandwurmkörper extrem winzig. Bei den großen Bandwurmarten hat er gerade mal die Maße eines Stecknadelkopfes. An ihn schließt sich eine kurze, sehr dünne, halsartige Region an, die man Proliferationszone nennt. Das Wort Proliferation ist dem Lateinischen entlehnt. Man versteht darunter in der Medizin und in der Biologie eine Gewebevermehrung. Bei genauem Hinschauen erkennt man, dass diese Zone eine ganz feine Ringelung aufweist. Ausgehend davon entwickeln sich nämlich ständig neue Bandwurmglieder. Eine wirklich gefährliche Region, denn bei den großen Bandwurmarten kann dort der tägliche Zuwachs beeindruckende 10 cm betragen. Das bedeutet also: Oben wächst emsig nach, was unten mit dem Enddarm an Gliedern abgeht. Schlussendlich lassen sich bei den meisten Bandwürmern dann auch solche abgestoßenen Glieder oder auch ganze Kettenstücke im Kot der Endwirte bewundern.

Der schlanke Hals, die Proliferationszone, hat allerdings noch eine sehr unangenehme Nebenfunktion. Bei unsachgemäßer Anwendung eines Entwurmungsmittels kommt es nämlich nicht selten zu einem nur scheinbaren Abgang des Bandwurms. Tatsächlich aber kann auf Grund des beigefügten Abführmittels der an der Darmwand festgesaugte Scolex im Bereich der dünnen Proliferationszone nicht selten von der dicken Gliederkette abreißen. Kurz darauf beginnt dann der am Scolex verbliebene winzige „Halsrest" ganz flink wieder mit der Produktion neuer Bandwurmglieder. In null Komma nichts ist der geplagte Endwirt so wieder Herbergsvater eines fetten, langen Bandwurms. In früherer Zeit, als diese Darmparasiten bei uns noch häufiger vorkamen, gab es deshalb immer zusammen mit dem Entwurmungsmittel einen klugen ärztlichen Ratschlag, der da lautete: Man möge nach dem erfolgreichen Einsatz des Medikamentes nachschauen, ob der Bandwurmkopf mit abgegangen ist. Es kostete allerdings sicherlich immer einige Überwindung, diesen anrüchigen Job zu erledigen.

Es wird eng im Darm

Bei der Vorstellung, dass sich so ein Wurmmonster ungefragt im Darm einquartiert hat, wird den meisten Menschen angst und bange. Solche Masse Wurm im engen Darm, so etwas könnte gefährlich werden. Mehrere Exemplare gar müssten doch eigentlich zum Darmverschluss führen, so fürchten phantasiebegabte Menschen. Ich kann sie aber alle trösten: Der Bandwurm ist kein Selbstmörder! Er möchte auch genügend Platz haben und verlässt sich dabei auf ein Phänomen, dass wir „crowding effect" nennen. „It's crowded" sagt der Engländer, wenn es irgendwo eng geworden ist, und genau um ein Vermeiden der Enge im Darm geht es bei dem genannten crowding effect.

Um das zu verstehen, muss man sich erst einmal mit den Größen und den Längenmaßen der Bandwürmer beschäftigen. Auch wenn es einige kleine, ja sogar winzig kleine Bandwürmer gibt, ist die Mehrzahl dieser ekligen Genossen beeindruckend groß und vor allem auch lang. So soll eine Art sogar die Länge von 30 m erreichen! Zum Glück kommt dieser Prachtbursche nicht bei uns Menschen vor. Bei uns ist es der Fischbandwurm, der in seiner Größe schon mal ausufern kann. Normalerweise erreicht er eine Länge von 14 m, es wurden aber auch schon einige Exemplare mit einer Länge von bis zu 20 m gemessen. Ansonsten bewegen sich die Standardlängen der beiden am häufigsten im Menschen anzutreffenden Cestoden im Bereich von 4 m (= Schweinebandwurm) bis 10 m (= Rinderbandwurm). Nun stelle man sich diese Längenmaße aber einmal kombiniert mit einer durchschnittlichen Breite von etwa 1 cm vor, dann könnte es im Darm schon recht eng werden. Hier kommt nun der crowding effect ins Spiel. Er besagt nämlich, dass sich viele Bandwurmarten im Darm unter anderem in ihrer Größe und auch noch in anderen Parametern beeinflussen. Hat man zum Beispiel das Pech, nach einer üppigen Fischmahlzeit mit mehreren Fischbandwürmern besiedelt zu sein, dann erreichen diese – welch Trost (!) – niemals die mögliche Maximallänge. Bei über 10 Exemplaren begnügen sie sich gerade mal mit einer Länge von 2 m. Auch im engeren Katzendarm, in dem dieser Vertreter ebenfalls gerne vorkommt, geben sie sich grundsätzlich mit einem viel kleinerem Wuchs zufrieden.

Ganz besonders aufschlussreich ist es in diesem Zusammenhang, wenn man sich den wissenschaftlichen Artnamen des Schweinebandwurms einmal genauer ansieht und ihn fachmännisch übersetzt. *Taenia solium* heißt dieser Schmarotzer. Er ist „solium" (solus/lat. = einzeln), der „einsame Bandwurm". Von ihm hat man eigentlich immer nur einen einzigen Vertreter im Darm. Kaum hat dieser Bandwurm sich dort nämlich etabliert, verhindert er konsequent das Angehen weiterer Artgenossen. Ein wahrer Hagestolz also!

Im Extremfall kann der crowding effect kurioserweise bei einigen Arten auch dazu führen, dass bei zu reichlicher Besiedelung des Wirtsdarmes überhaupt keine geschlechtsreifen Individuen ausgebildet werden. An einer Massenorgie ist man also offenbar nicht interessiert.

Bandwürmer kennen keine Sexualprobleme

Bauplan, Länge und anatomische Besonderheiten machen es zunächst etwas schwer, sich vorzustellen, wie Bandwürmer ein erfolgreiches Sexualleben praktizieren sollen. Oft mehrere Meter lang und dann vielleicht auch noch im Wirtsdarm einsam auf weiter Flur, das scheint schwierig zu werden. Ist es aber nicht! Auch hier hat die Natur bestens vorgesorgt.

Wie bei einem Angehörigen der Plattwürmer zu erwarten, sind auch fast alle Cestoden Zwitter. Sie besitzen also sowohl männliche als auch weibliche Geschlechtsorgane in einem Individuum. Aber nicht nur das, die Organe sind auch zudem noch überreichlich vorhanden. Allein das ist natürlich schon ein Garant für eine erfolgreiche Vermehrung. Da kann ein Parasitenherz nur lachen. So sind grundsätzlich in jedem Bandwurmglied ein vollständiger männlicher und weiblicher Geschlechtssatz vorhanden. Beim Gurkenkernbandwurm *Dipylidium caninum* befinden sich diese beiden Geschlechtsorgane in jedem Glied sogar in doppelter Ausfertigung, also je zwei weibliche und zwei männliche Gonadensätze. Hier gilt offensichtlich das Motto: Reichlich ist immer gut! Gurkenkernbandwurm nennt man diesen mittelgroßen Schmarotzer übrigens, weil seine Proglottiden, die mit dem Kot abgehen, eiförmig sind und so den Kernen einer Salatgurke in Form, Größe und Farbe ähneln. Besonders bei Hunden kommt dieser Bandwurm häufig vor. Sie infizieren sich durch das Zerbeißen der Zwischenwirte und das sind Flöhe oder auch winzige Haarlinge, die sich in ihrem Fell eingenistet haben, um sie zu piesacken.

Grundsätzlich weist die gesamte Gliederkette eines Bandwurms hinsichtlich des jeweiligen Reifegrades der Geschlechtsorgane eine Dreiteilung auf. In den oberen Proglottiden, den jungen Gliedern also, die frisch von der Proliferationszone gebildet wurden, reifen die Hoden heran. Erst weiter hinten beginnen sich zusätzlich die Ovarien samt ihren Anhangsorganen zu differenzieren. Im letzten Drittel des Bandwurms endlich befinden sich die reifen Glieder. Ein reich verzweigter Uterus ist darin jeweils prall mit befruchteten Eiern angefüllt.

Wie nun aber soll man sich das Liebesleben in Aktion vorstellen? Auch hier finden wir bei diesem Darmparasiten eine intelligente Lösung als Garantie für den Erfolg einer reichlichen Vermehrung. So hat jedes Glied einen Begattungshügel, das sogenannte Atrium genitale. Der sexuell üppig ausgestattete Gurkenkernbandwurm hat natürlich pro Glied ausnahmsweise zwei davon und zwar an jeder Längsseite der Proglottide eins. In dem Atrium genitale münden sowohl die weibliche Vagina als auch der männliche Samenleiter aus. Bei letzterem sorgt dort ein ausstülpbarer Penis, Cirrus genannt, jeweils für eine saubere, astreine innere Befruchtung. Um das Ganze perfekt zu machen, liegen die Begattungshügel unregelmäßig verteilt mal auf der linken und mal auf der rechten Seite der verschiedenen Wurmglieder. Bei einigen Bandwürmern befinden sie sich auch in der Mitte der Proglottide. Wenn nun zwei Wurmpartner im Wirtsdarm zwecks Liebesspiels Kontakt miteinander aufnehmen, muss nicht lange gesucht und gefackelt werden. Egal wie, irgendwo findet der Schlüssel immer ein passendes Schloss.

Bis hierhin also scheint alles perfekt zu funktionieren mit dem Sexualleben der Bandwürmer. Fragt sich nur, was passiert, wenn im Darm ein Partner fehlt. Immerhin ist das nicht selten der Fall und beim Schweinebandwurm gar, dem notorischen „Single", der Normalzustand. Die Antwort ist ganz einfach: Dann macht es der Bandwurm mit sich selbst! Kurz gesagt, es findet eine Selbstbefruchtung statt. Technisch ist das für ihn kein Problem, weil er ja nicht schnurstracks geradeaus im Darm herumbaumelt. Vielmehr bildet er zahlreiche Haarnadelkurven aus und liegt dadurch häufig über längere Strecken mit der Gliederkette parallel zu sich selbst. Derartige Schlingenbildungen machen dann eine komplikationslose Selbstbefruchtung von einer Proglottide zu einer anderen möglich. Dabei mag es uns Menschen zunächst irritieren, dass es dadurch zwangsläufig zu einer heftigen Inzucht kommen muss. Schlimmer noch als bei den Pharaonen, wo der Bruder es mit der Schwester trieb, begattet der Bandwurm sich hierbei tatsächlich selbst. Von einer Neukombination der Gene kann also überhaupt nicht die Rede sein. Nur müssen wir uns darüber nicht den Kopf zerbrechen. Der Bandwurm beweist uns: Es gibt hier keine Probleme für ihn. Auch genetische Defekte hat er offensichtlich durch diese Inzucht bislang nicht davongetragen.

Im Folgenden sollen nun die Kreisläufe von einigen Bandwurmarten vorgestellt werden, die für den Menschen besonders bedeutungsvoll sind. Auch wenn die Lebensläufe der Cestoda weniger kompliziert ablaufen als die der Saugwürmer, gibt es doch auch bei ihnen eine ganze Menge interessanter Besonderheiten. Grundsätzlich lässt sich im Voraus festhalten, dass adulte Bandwürmer kaum ernsthafte Schäden bei den Endwirten hervorrufen. Anders sieht es mit ihren Larven aus, diese haben für den von ihnen befallenen Zwischenwirt nicht selten unangenehme Konsequenzen im Gepäck.

Jeder Bandwurm hat so seine Eigenarten

Der Rinderbandwurm *Taenia saginata* und der Schweinebandwurm *Taenia solium*, der Einsame, gehörten noch vor gar nicht langer Zeit auch hierzulande zu den häufigsten Darmparasiten. Meine Oma hatte sogar zweimal das zweifelhafte Vergnügen, einen von ihnen zu beherbergen. Ein deutliches Indiz dafür, dass sie sich seinerzeit offenbar häufiger eine rohe oder ungenügend gegarte Fleischmahlzeit gegönnt hatte. Anfang des vorigen Jahrhunderts war ein solch unangenehmer Parasitenbefall allerdings auch nichts Ungewöhnliches. Heutzutage hingegen, wo diese Schmarotzer bei uns sozusagen aus der Mode gekommen sind, packt die meisten Mitbürger allein bei dem Gedanken daran das blanke Entsetzen.

Da die beiden Bandwurmarten einen nahezu identischen Kreislauf haben, kann er gemeinsam vorgestellt werden. Über wichtige vorhandene Unterschiede zwischen den beiden Arten wird in einem weiteren Kapitel die Rede sein.

Soeben durften wir schon mal erfahren, was diese Würmer im Darm so treiben. Gut verpackt in einer Proglottide, gelangen ihre Eier mit dem Kot des Endwirtes ins Freie. In den Eiern hoffen bereits fertig entwickelte Larven auf einen erfolgreichen Auftritt, der allerdings nur den wenigsten gegönnt sein wird. Ihre Verlustrate ist in der freien Natur ganz einfach gewaltig. Der meiste Nachwuchs geht dabei verloren. Nicht umsonst produzieren Bandwürmer nicht ohne Grund grundsätzlich Unmengen von befruchteten Eiern. Bei *Taenia solium*, der bis zu 15 Jahre alt werden kann, kommen in diesem Zeitraum schon mal ohne weiteres bis zu 300 Millionen Eier zusammen. *Taenia saginata* hingegen, der ja mit bis zu 10 Metern beachtlich groß werden und dabei ein Alter von mindestens 18 Jahren erreichen kann, dürfte in dieser Zeit auf eine Summe von 10 Milliarden Eiern kommen. Genau gezählt hat es natürlich nie jemand. Wäre es so, dann hätte ein solch gründlicher Wissenschaftler sicherlich auch einen Nobelpreis für seinen Langmut verdient. Man ist also auf Schätzungen angewiesen und dabei kommt es auf ein Ei mehr oder weniger wahrlich nicht an. Die gewaltigen Reproduktionsmengen aber sind der Garant dafür, dass es immer mal wieder einige Eier bis in den Magen eines Rindes oder eines Schweines schaffen. Dort wird dann die Eihülle aufgelöst und die Larven werden dadurch freigesetzt. Oncosphaera nennt man diesen Larventyp. Sie haben nämlich drei Hakenpaare (onkos/grch. = Haken) und sind dabei kugelrund (sphaera/grch. = Kugel). Mit Hilfe der Haken und zusätzlicher Bohrdrüsen arbeitet das kleine Teufelchen sich durch die Darmwand seines

Zwischenwirtes in ein Blutgefäß hinein. Mit dem Blutstrom lässt es sich sodann zunächst mal in die Leber einschwemmen und wandert anschließend suchend über andere Organe, bis es das Glück hat, sich in einer passenden, gut durchbluteten Muskulatur ansiedeln zu können. Erreicht die Oncosphaera beim Rind dieses Ziel nicht, hat sie ganz einfach Pech gehabt und muss nach einer Weile das Zeitliche segnen. Beim Schwein allerdings vermögen sich die Finnen gelegentlich auch in anderen Organen als in der Muskulatur erfolgreich einzunisten.

Im Inneren der mit Flüssigkeit angefüllten Finne, die beim Rind bis zu 8 mm Durchmesser und beim Schwein gar das doppelte Maß erreichen kann, befindet sich schon der Kopf, der Scolex des Bandwurms. Gut darin geschützt, ruht er vom Rande aus eingestülpt wie ein kleiner Handschuhfinger in der kugeligen Hülle. So vermag er still vor sich hin zu meditieren und darauf zu warten, dass seine Stunde kommt. Dabei stört es ihn nicht, dass er zwischenzeitlich immer mehr von dem Zwischenwirt von einer derben Bindegewebsschicht eingekapselt wird. Er bleibt trotz allem über Jahre infektionsfähig. Nur wenn die umgebende Kapsel im Laufe der Zeit immer mehr zu verkalken beginnt, dann wird es für ihn ungemütlich. Nicht selten bedeutet das für die Finne sogar, dass sie in der Kapsel vorzeitig abstirbt.

Hat die Finne jedoch das Glück, rechtzeitig auf den Teller eines Menschen zu gelangen, sei es als blutiges Steak oder als rohes Gehacktes, dann wird nicht lange gezögert: Im Zwölffingerdarm des Endwirtes stülpt sich der Scolex aus seiner runden Hülle. Auslöser dieses Vorgangs ist die in diesem Darmbereich aktive Gallenflüssigkeit. Schon sehr bald vermag dann der bereits am Scolex vorhandene Minihals, die kleine Proliferationszone, mit der Produktion von Bandwurmgliedern, den Proglottiden, zu beginnen. Endlich, der Schmarotzer hat es geschafft, er ist am Ziel angekommen! Nun muss es nur noch zu erfolgreichen Begattungen nach Bandwurmart kommen und etwa 3 Monate später können die ersten befruchteten Eier über den Enddarm des Wirtes auf eine neue Reise geschickt werden.

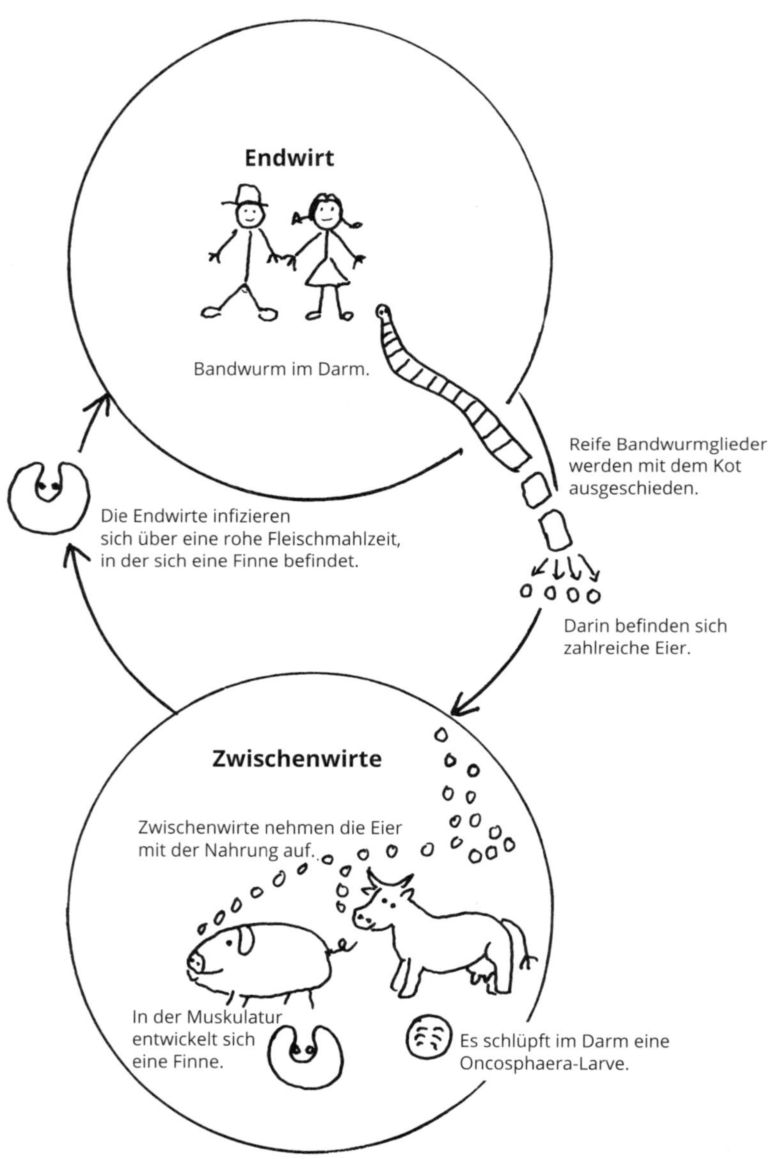

Kreislauf von Schweine- und Rinderbandwurm.

Kleine, aber feine Unterschiede

Auch wenn Rinder- und Schweinebandwurm auf den ersten Blick fast identische Kreisläufe besitzen, unterscheiden sie sich doch in einigen wesentlichen Punkten.

Fangen wir mit der äußeren Erscheinung an: Die volkstümlichen Namen für diese beiden Darmparasiten lassen die Unterschiede schon ahnen, benannten die Menschen doch in früherer Zeit ihren erfolgreich abgetriebenen Darmbewohner ganz einfach nach dessen besonderen Merkmalen. So ist der Schweinebandwurm auch heute noch unter dem Namen „der bewaffnete Bandwurm" bekannt. Natürlich hat er kein Schwert oder gar eine Pistole im Gepäck. Das würde auch nicht wirklich jemand erwarten. Aber er ist tatsächlich auf eine besondere Art „gerüstet".

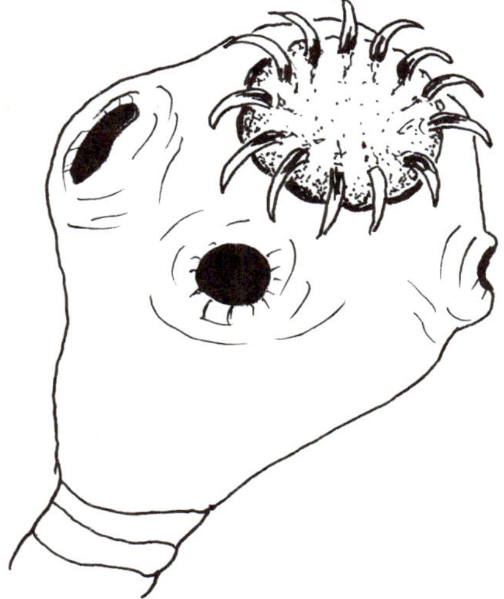

Scolex des Schweinebandwurms.

Auf dem Scheitel seines Scolex hat er einen zusätzlichen Haftapparat, mit dem er im Darm seines Wirtes im wahrsten Sinne des Wortes vor Anker gehen kann. Rund um ein kissenähnliches Muskelpolster sind dort dicht an dicht kleine, spitze Haken angeordnet. Diese können durch Kontraktionen der Muskulatur ein- und ausgefahren werden. Das Ganze funktioniert also ähnlich wie die Krallen einer Katze.

So etwas fehlt dem Rinderbandwurm *Taenia saginata*, weshalb er auch – wie könnte es anders sein – „der unbewaffnete Bandwurm" genannt wird. Aber daneben kennzeichnet man ihn noch mit einem anderen Attribut. Man nennt ihn auch „den feisten Bandwurm". Das klingt schon fast ekelhaft. Dahinter steckt die Beobachtung, dass seine Glieder, die Proglottiden, besonders dick und fleischig sind.

All diese Dinge aber vermag ein geplagter Bandwurmträger heutzutage bei den modernen Spültoiletten kaum noch festzustellen. Trotzdem könnte er bei sich auch heute eine klare Diagnose stellen, wenn er denn über das Folgende Bescheid wüsste. Dabei geht es um ganz besondere Eigenschaften der abgehenden Bandwurmglieder.

Findet er diese nur unbeweglich dösend in seinem Morgengeschäft, dann hat er sich durch den Genuss von Schweinefleisch mit *Taenia solium* infiziert. Anders bei dem Rinderbandwurm. Dessen Proglottiden sind grundsätzlich beweglich und sie verlassen den Enddarm des Wirtes schon mal gerne unabhängig vom eigentlichen Stuhlgang. Man findet die bis zu 12 mm langen Glieder dann leise zuckend – so habe ich es gerne meinen still entsetzten Studenten geschildert – in der Unterhose. Auf meinen zusätzlichen, etwas frivolen Hinweis, ich wisse nicht, wie es bei einem String-Tanga sei, rief vor einiger Zeit ein kecker Student zur Gaudi der Kommilitonen in den Hörsaal: „Da ringelt er sich drum!" Köstlich, auf so eine Idee muss man erst mal kommen.

Nun aber wieder seriös: Während beide Bandwurmarten noch vor gar nicht langer Zeit annähernd gleich häufig beim Menschen vorkamen, ist der Schweinebandwurm heute bei uns sehr selten geworden. Das hängt mit der aktuell intensiven Art der Schweinezucht und unseren fortschrittlichen sanitären Einrichtungen – Spülklo statt Plumpsklo – zusammen. In der heute üblichen kurzen, intensiven und freudlosen Schweinemast haben die Tiere anders als früher kaum noch Kontakt mit menschlichen Fäkalien. Anders in osteuropäischen Ländern, in denen Schweine häufig noch „glücklich" sein dürfen. Hier kann man sich *Taenia solium* noch leicht einfangen.

Der Rinderbandwurmbefall ist bei uns zwar im Vergleich zu früheren Zeiten auch weniger geworden, aber es gibt ihn noch! Sonst hätte ich ja auch mein Prachtexemplar für die Zoologische Sammlung nicht bekommen. Daran sind offenbar zwei Dinge maßgeblich beteiligt und zwar Autobahnparkplätze und altmodische Eisenbahnwaggons. So gibt es auch heute noch bei der Bundesbahn Zugtoiletten der alten Bauart, bei denen jegliches Geschäft während der Fahrt ins Freie plumpst. Nun ist der Begriff „plumpst" sicherlich für das wirklich Stattfindende ein schlecht gewähltes Wort. Vielmehr wirkt hier der Fahrtenwind wie eine Art Zerstäuber, der die Fäkalien nach den Seiten und sogar nach oben reißt und verteilt. Dass dabei bisweilen auch schon mal solche belasteten Luftströme in offene Fenster hineingewirbelt werden, ist sicherlich keine attraktive Vorstellung. Gleichzeitig landen die Sprühnebel aber auch auf anliegenden Feldern, auf denen Rinder weiden oder ihr Futter heranwächst. Dort vermögen die nach einer Weile durch Verwesung der Proglottiden freigesetzten Bandwurmeier bis zu 6 Monate in der Außenwelt zu überleben. Ähnlich verhält es sich mit Autobahnparkplätzen. Gar manch einer schlägt sich gerade dort für sein Geschäft in die Büsche, wo sich dummerweise nicht selten angrenzende Rinderweiden befinden. Gerade hier nun zahlt es sich für den Rinderbandwurm aus, dass seine Glieder beweglich sind und dadurch den Ort ihres Abgangs verlassen können. Bis zu 2 m vermögen sie sich fortzubewegen. Biologisch macht das deshalb Sinn, weil Rinder ein kotmeidendes Verhalten zeigen. Um ihre eigenen Fladen und auch um fremde Ausscheidungen machen sie beim Grasen stets einen großzügigen Bogen. Auf dieses Verhalten seines Zwischenwirtes hat *Taenia saginata* sich ganz einfach eingestellt. Anders ist es bei *Taenia solium*! Nicht umsonst heißen dessen Zwischenwirte „Schweine", denn sie sind es ja auch wirklich. Sie stinken selbst nicht wenig und Verunreinigungen durch Kot vermögen sie bei der Nahrungsaufnahme nicht zu irritieren. Also müssen die Proglottiden sich auch nicht auf eine Wanderschaft begeben.

Nun gibt es noch einen weiteren gravierenden Unterschied zwischen den beiden Bandwurmarten, der diesmal allerdings ihre Finnen betrifft. Dieser Unterschied ist für den Menschen alles andere als lustig und soll im folgenden Kapitel verraten werden.

Der Schweinebandwurm und seine gefährlichen Seiten

Vor einem ausgewachsenen Bandwurm kann sich der Mensch ekeln, aber man muss ihn nicht wirklich fürchten. Hat man sich blöderweise, zum Beispiel durch das Verspeisen einer leckeren Schlachterplatte, eine Finne eingehandelt, die einem kurz darauf einen Bandwurm beschert, sollte man es einfach auch mal positiv sehen! Schließlich ist dieser lästige Darmparasit gleichzeitig ein hungriger Mitesser, für den man sich schon mal einen Happen extra gönnen kann, ohne dass es morgens auf der Waage zu Buche schlägt. Man dürfte ihn deshalb durchaus sogar liebevoll pflegen.

Nun aber Spaß beiseite. Der ausgewachsene Bandwurm ist an dieser Stelle nicht das Thema, sondern es geht um seine Sprösslinge. Richtig gefährlich wird es nämlich erst, wenn der Mensch zum Finnenträger des Schweinebandwurms wird. So etwas gibt es leider und war früher auch bei uns ein nicht seltenes Ereignis. Dafür musste der Mensch nur ganz einfach Eier des Schweinebandwurms aufgenommen haben und dies konnte auf unterschiedliche Weise geschehen.

1. Durch Nahrung, die mit Schweinefäkalien verunreinigt war. Diese „Bäh-Ursache“ beruhte meist darauf, dass man Felder, auf denen Salatpflanzen kultiviert wurden, mit fäkalhaltigen Abwässern gedüngt hatte.
2. Durch verunreinigte Hände von Bandwurmträgern, menschlichen Ferkeln also, die sich nach dem Gang aufs Örtchen nicht die Hände gewaschen hatten.
3. Durch Bandwurmträger, die sich erbrochen hatten. So etwas passierte früher gerne nach unsachgemäßer Anwendung von Entwurmungsmitteln. Dadurch konnte im schlimmsten Fall tatsächlich ein ganzer Bandwurm vollständig erbrochen werden. Meist gelangten über einen solchen Würgeprozess aber einfach nur reife Bandwurmglieder aufwärts in den Magen. Hier erhielten die dabei frei werdenden Eier eine Art Initialzündung. Das heißt, ihre Eihülle wurde durch den sauren Mageninhalt angedaut und die Oncosphaera-Larven kamen dabei frei. Sie konnten sich dann anschließend ihren Weg durch die Darmwand hinein in den Körper bohren.

Die Magenpassage ist, wie man herausgefunden hat, für Bandwurmeier zwingend notwendig, um erfolgreich ins Finnenleben starten zu können. So hat man experimentell bei Schweinen Eier von *Taenia solium* mit Hilfe einer Sonde unter Umgehung des Magens direkt in den Zwölffingerdarm eingebracht. Anschließend wurde dadurch die Vermutung bestätigt, dass es so zu keiner Finnenansiedlung kommt. Den Eiern fehlte bei einer direkten Darmpassage ganz einfach das saure Magenmilieu als Startschuss für ein erfolgreiches Schlüpfen.

Nun fragt man sich natürlich mit Recht, warum es nur für den Menschen, nicht aber für das Schwein gefährlich ist, zum Finnenträger von *Taenia solium* zu werden. Es liegt ganz einfach daran, dass sich die Finnen im Menschen fatalerweise nur selten in seiner Muskulatur festsetzen. Stattdessen befallen sie bei ihm, warum auch immer, gerne das Auge oder das Gehirn. Ein Auge kann dadurch schlimmstenfalls sogar verloren gehen. Im Gehirn führt ihre Anwesenheit zu schweren bis schwersten zentralnervösen Störungen. Rasende Kopfschmerzen, Lähmungen, epileptische Anfälle und andere Schrecklichkeiten können die Konsequenz sein. Zudem neigen die Finnen im weichen Gehirn dazu, übermütig zu wuchern. Sie verzweigen sich sogar und können dabei auch beachtliche Größen erreichen. Man nennt diesen Befall auch Cysticercose nach dem wissenschaftlichen Namen für die Finne (Finne = Cysticercus). Früher, als diese Erkrankung auch bei uns noch recht häufig vorkam, wurde in jedem Fall operativ gegen den Übeltäter vorgegangen. Heute lässt sich die Cysticercose bei Mensch und Tier mit dem schon an anderer Stelle beschriebenen Wundermittel Praziquantel therapieren.

Etwas Vergleichbares kennt man vom Rinderbandwurm nicht. Dessen Finnen gehen beim Menschen zum Glück nicht an und das hat plausible Gründe: Um sich erfolgreich anzusiedeln, benötigen die Eier von *Taenia saginata* den Kontakt mit den hochspezifischen Verdauungssäften eines Wiederkäuermagens. Damit aber kann der Mensch beim besten Willen nicht aufwarten. Er ist kein Wiederkäuer, sondern stattdessen wie das Schwein ein ordinärer „Allesfresser". Beide haben daher ein sehr ähnliches Verdauungssystem. Hier finden die Bandwurmeier gleichermaßen im Schweine- wie auch im Menschendarmtrakt die passenden Schlüpfhilfen, welche die Oncosphaera-Larven aus ihrer Hülle befreien und sie ins pralle Leben starten lassen.

Der Fischbandwurm, ein langer Gruß von Sushi

In den Teilen der Erde, in denen viele Süßwasserseen vorkommen, kennt man den Fischbandwurm nur zu gut. Mit 14 m bis sogar 20 m Länge vermag er beachtliche 10 Jahre in „seinem" Menschen zu leben, wenn man ihn denn lässt. In Kanada, Finnland, Japan, in den baltischen Ländern und in einigen Bereichen Nordamerikas sowie auch im wasserreichen Nordosten Deutschlands kommt er immer mal wieder bei Menschen vor, die sich über eine Fischmahlzeit mit ihm infiziert haben.

Diphyllobothrium latum heißt dieser Darmparasit. Er durchläuft einen Kreislauf, der etwas komplizierter ist als der Zyklus der beiden eben vorgestellten Taenia-Arten. Gründe dafür sind, dass ein Großteil seiner Entwicklung im Wasser stattfindet und er dort nacheinander sogar zwei Zwischenwirte heimsucht, bevor er mit etwas Glück im Magen eines hungrigen Säugetiers landet.

Ist dieses „Säugetier" ein Mensch, lässt er es sich in dessen Darm zunächst einmal gut gehen. Vom Aussehen her ist er mit seiner langen Gliederkette ein ganz typischer Bandwurm. Nur sein winziger Kopf, der Scolex, sieht nicht so aus wie der vom Rinder- bzw. Schweinebandwurm. Es ist ein flaches, mehr blattförmiges Gebilde mit zwei länglichen schlitzförmigen Sauggruben an beiden Seiten. Diese Merkmale finden sich auch in seinem griechischstämmigen Gattungsnamen *Diphyllobothrium* (dis = doppelt; phyllon = Blatt; bothrion = kleine Grube). Beide Sauggruben leisten gute Arbeit. Sie sorgen für seinen Halt im Darm des Endwirtes.

Die reifen Endglieder des Fischbandwurms beginnen sich bereits im Enddarm eines von ihm befallenen Menschen aufzulösen. Daher kann man im Kot hauptsächlich nur seine Eier mikroskopisch nachweisen. Seltener werden bei diesem Bandwurmbefall ganze Glieder ausgeschieden.

Die Eier brauchen für eine erfolgreiche Weiterentwicklung unbedingt Wasser. Gelangen sie mit der Toilettenspülung in ungeklärte Abwässer, kann der Zyklus weitergehen. Nach einer kurzen Weile schlüpft die erste Larve. Streng genommen ist auch sie eine schon bei den Taenia-Arten erwähnte Oncosphaera, aber sie sieht auf den ersten Blick nicht so aus. Das kleine sechshakige Lärvchen hat nämlich eine bewimperte Außenhaut, mit der es im Wasser fröhlich herumschwimmen kann. Man nennt diese Larve deshalb auch „das Coracidium" (corona/lat. = Kranz). Je länger diese Larve im Wasser herumschwimmt, umso schlaffer wird das kleine Kerlchen. Zunehmend beginnt es, erschöpft gen Boden zu sinken. Dort ist das Coracidium dann eine leichte und vermeintlich leckere Beute für einen Kleinkrebs. Oft sind diese Opfer Cyclops-Arten, kleine Hüpferlinge, die man häufig in Süßwasserproben beobachten kann.

Im Darm des Krebses wird planmäßig die äußere Wimpernhülle der Larve verdaut und damit die darunter befindliche Oncosphaera freigelegt. Dieser kleine Rüpel durchbohrt anschließend die Darmwand seines Wirtes, um in dessen Leibeshöhle zu einer zweiten Larve zu mutieren. Man nennt sie Procercoid. Es ist ein winziges sackartiges Gebilde, an dessen Hinterende noch der mit Haken besetzte Rest der früheren Oncosphaera hängt. Geduldig wartet dieses kleine Biest darauf, dass sein Krebschen nun endlich von einem Fisch gefressen werden möge. Erfolgreich in einem Fischdarm angelangt, wird der Krebs dort verdaut und das Procercoid bleibt – wie zu erwarten – am Leben. Es durchbricht wiederum eine Darmwand, jetzt die des Fisches, des zweiten Zwischenwirtes in diesem Parasitenkreislauf. In dessen Muskulatur richtet das Procercoid es sich dann gemütlich ein und verwandelt sich dabei erneut. Es wächst zu einem Plerocercoid heran. Das ist ein längliches, 6 mm bis 20 mm langes, bereits wurmförmiges Gebilde. Larve kann man dieses Stadium nun eigentlich nicht mehr nennen. Eher ist es eine Art Präadultus, also so etwas Ähnliches wie ein noch nicht gegliedertes Jugendstadium – ein unfertiger Baby-Bandwurm sozusagen. Um endgültig zum erwachsenen Bandwurm auszureifen, benötigt das Plerocercoid die warme, gemütliche Körpertemperatur eines Säugetiers. Das muss nicht unbedingt ein Mensch sein, da ist der kleine Bursche nicht wählerisch. Gerne wird auch eine Katze oder ein Fischotter genommen. In ihren Därmen wächst das Plerocercoid schließlich zum geschlechtsreifen Fischbandwurm heran. Natürlich hält er sich bei kleineren Säugetieren dabei im eigenen Interesse etwas mit dem Längenwachstum zurück. Er möchte dort ja nicht gleich einen Darmverschluss provozieren.

Menschen infizieren sich mit dem Fischbandwurm über den zweifelhaften Genuss einer rohen oder halb durchgegarten Fischmahlzeit. Sushi, diese beliebte japanische „In-Speise“, muss daher immer etwas kritisch betrachtet werden oder man sollte auch mal beiläufig nach der verwendeten Fischsorte fragen. Rohe Süßwasserfische, wie zum Beispiel Zander oder Pangasius, sollte der Gourmet sich lieber nicht einverleiben. Dass man aber auch mit Meeresfischen bezüglich eines Parasitenbefalls nicht auf der sicheren Seite ist, wird später verraten werden.

Leider kann der Befall mit dem Fischbandwurm *Diphyllobothrium latum* für den betreffenden Menschen sehr unangenehme Konsequenzen haben. In Gegenden, wo dieser Parasit häufiger vorkommt, kennt man das Phänomen der Diphyllobothrium-Anämie. Befallene Bandwurmträger fühlen sich krank, sind blass und müde, weil ihre roten Blutkörperchen abnehmen. Symptomatisch zeigen sie damit die typischen Merkmale einer heftigen Anämie. Dieses Krankheitsbild taucht kurioserweise immer dann auf, wenn der Bandwurm sich mit seinem Scolex im oberen Drittel des Dünndarmes festgesetzt hat. Dort entzieht er dem Nahrungsbrei selektiv und hemmungslos das Vitamin B12, welches eigentlich für die Blutbildung seines Menschen von Bedeutung ist. Hier heißt es: Ganz schnell hin zum Doktor oder zur Apotheke und eine passende Wurmkur besorgen!

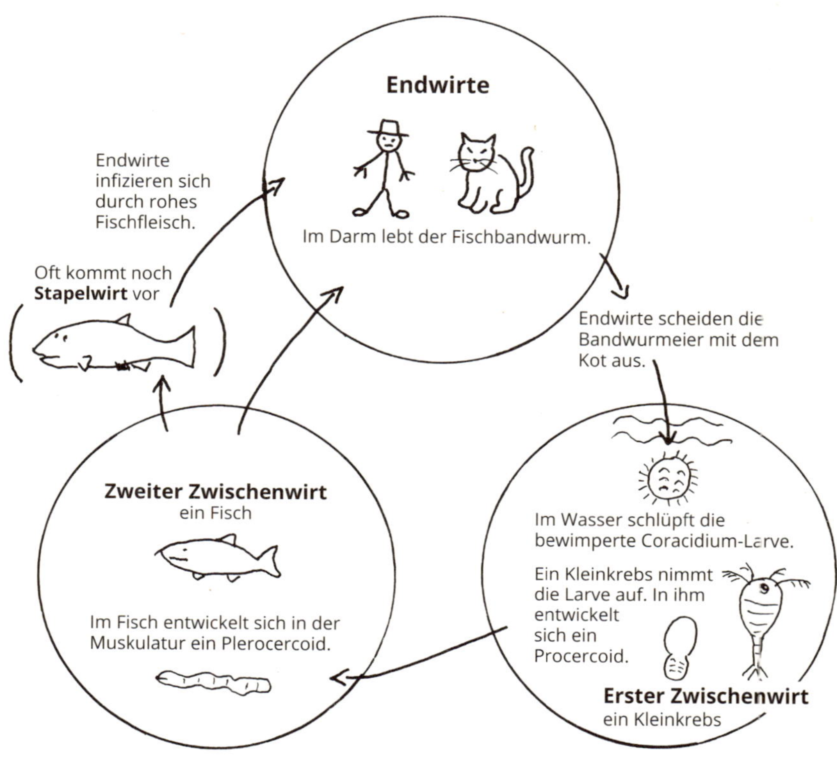

Der Kreislauf des Fischbandwurms.

Einige Fischbandwürmer können richtig gefährlich werden

Soeben wurde das Plerocercoid von *Diphyllobothrium latum* vorgestellt. Es befindet sich in der Muskulatur eines Fisches, der durch das Fressen eines Kleinkrebses unfreiwillig ein Procercoid aufgenommen hatte. An sich sollte dieser Fisch nun mit samt seinem Parasiten von einem Säugetier gefuttert werden, damit der Kreislauf des Bandwurms nicht ins Stocken gerät. Dummerweise wird der kleine Fisch aber recht häufig eher von einem anderen, größeren Fisch samt seinem Plerocercoid vernascht. Dieses Bandwurmstadium gelangt dadurch also noch nicht an sein Ziel, aber verdauen lässt es sich deshalb noch lange nicht. Es befindet sich nun in einem sogenannten „ungeeigneten Wirt". Clevere Parasiten vermögen mit so einer Situation meistens bestens umzugehen. Auch in diesem

Fall lässt sich also das Plerocercoid von dem Räuberfisch nicht verdauen. Stattdessen wird mal wieder etwas durchbohrt und zwar die Darmwand des neuen Fisches. Das Parasitenmotto heißt: Raus aus dem gefährlichen Verdauungstrakt und rein in die Fischmuskulatur. Der Umzug klappt wie geschmiert. Im neuen Quartier wartet das Plerocercoid auf seine Stunde, wenn sein neuer Zwischenwirt glücklicherweise – in Wahrheit klappt das natürlich nur selten – endlich von einem Säugetier ergattert wird.

Ein solcher Vorgang, bei dem ein mit Parasiten belasteter Zwischenwirt von einem ungeeigneten Wirt gefressen wird, kommt bei einer ganzen Reihe verschiedener Schmarotzer vor. Wenn dann letztendlich trotzdem – oder oft gerade deshalb – erfolgreich die Übertragung auf den Endwirt funktioniert, spricht man vom „Stapel- oder Sammelwirtphänomen". Bei *Diphyllobothrium latum* dürfte die Übertragung von einem Sammelwirt auf den Menschen sogar die Regel sein. Das kleine mit Plerocercoiden belastete Fischlein wird in vielen Fällen irgendwann auf der Speisekarte eines größeren Fisches stehen, der dann endlich auch für Angler eine interessante Beute ist. Über diesen Umweg kommt der Parasit seinem erträumten menschlichen Endwirt also schon sehr viel näher als durch den anfänglichen Minifisch, welcher sich als Erster in der Infektionskette durch eine Krebsmahlzeit mit dem Schmarotzer infiziert hatte.

Leider gibt es bei den Arten der Gruppe der Fischbandwürmer auch noch eine Variante, die für den Menschen höchst gefährliche Konsequenzen mit sich bringt. Wieder mal ist es die südostasiatische Region, in der so etwas passieren kann. Es gibt dort einen anderen Fischbandwurm, der *Spirometra mansoni* heißt. Sein Kreislauf ähnelt dem von *Diphyllobothrium latum*. Nur sind in diesem Fall die regulären Endwirte Carnivoren, Fleischfresser also, wie zum Beispiel Hund, Katze, Fuchs und Wolf. Die Plerocercoide dieses Bandwurms kommen in Amphibien und Reptilien und somit den bevorzugten Beutetieren der Carnivoren vor. Wenn dieses Plerocercoid sich nun aber in einen ungeeigneten Wirt ansiedelt, den man in diesem Fall gerne auch „Fehlwirt" nennt, wird dort ein böses Krankheitsbild, die sogenannte Sparganose, erzeugt. In diesem nicht passenden Wirt – und das ist leider oft ein Mensch – pflegt das Plerocercoid letztendlich hemmungslos das von ihm befallene Gewebe des unglücklichen Fehlwirtes zu zerstören.

Wie aber gelangen Plerocercoide aus Amphibien und Reptilien in einen Menschen? So häufig steht ihr Fleisch ja nun auch nicht auf der humanen Speisekarte. Man kann es sich fast schon denken, für eine solche Infektion gibt es andere Quellen.

1. Durch das Trinken von ungefiltertem Wasser aus Flüssen und Seen. Damit können Kleinkrebse aufgenommen werden, die von Procercoiden des Bandwurms besiedelt sind. Eingedrungen in einen Menschen, entwickeln sie sich in seinem Gewebe weiter zu dem gefährlichen Plerocercoid, das übrigens in diesem besonderen Fall auch häufig synonym Sparganum genannt wird. Daher kommt also auch der Name Sparganose für die schwere Gewebe zerstörende Erkrankung.
2. Durch das Muskelfleisch von infizierten Reptilien und Amphibien, welches in den betreffenden Ländern bei Menschen gerne auf offene, entzündete Wunden oder auch auf erkrankte Augen gelegt wird. Die im Fleisch befindlichen Plerocercoide merken natürlich, dass ihr ursprünglicher Aufenthaltsort nicht mehr frisch durchblutet ist. Sie finden es offensichtlich bald ungemütlich und beginnen nervös auf Wanderschaft zu gehen. Dabei dringen sie in das Gewebe der unschuldigen menschlichen Opfer ein. In der Folge erleiden diese dann schwerste Gewebe- bzw. Augenschäden.

Nun fragt man sich natürlich sofort, wer macht so etwas Verrücktes? Wieso therapiert man Erkrankungen der Menschen durch Auflegen von Frosch- oder Reptilienfleisch? Das Ganze mutet ja fast an wie ein Voodoo-Zauber. Tatsächlich aber handelt es sich bei dieser Behandlungsmethode um altes asiatisches Heilwissen. Die Erfahrung hat gezeigt, dass von dem Muskelfleisch eine antibiotische Wirkung ausgeht. Dummerweise aber treten durch diese Therapie nicht selten die beschriebenen bösen Nebenwirkungen auf.

In Ostasien gibt es außerdem eine ganz besonders schwere Gewebe zerstörende Sparganose. Den Erreger hat man mit dem Artnamen *Sparganum proliferum* belegt. Merkwürdigerweise wurde zu dieser schlimmen Infektion noch nie ein passender geschlechtsreifer Bandwurm gefunden. Wer weiß, vielleicht gibt es ihn auch gar nicht. Bei Parasiten ist schließlich fast alles möglich. Tröstlich ist es vielleicht, zu wissen, dass bei einer richtig diagnostizierten Sparganose auch wieder mal das Wurmmittel Praziquantel hilft.

Gefahren durch Fuchs und Hund

Regelmäßig im Frühsommer erscheinen in der Lokalpresse warnende Artikel über die Gefährlichkeit des Fuchsbandwurms. Dabei strotzt es in diesen Berichten nicht selten vor ungenauen und falschen Angaben. Vor einiger Zeit hatte mich das dazu bewogen, einen Leserbrief zu schreiben. So viel Unfug konnte, so meinte ich, nicht unkommentiert bleiben. Womit ich allerdings nicht gerechnet hatte, waren die zahlreichen Reaktionen der Leser. Über einen Monat lang wurde ich mit Anfragen besorgter Mütter, Väter und auch Großeltern bombardiert. Sinngemäß ähnelten sich die vielen an mich gerichteten Briefe. Es waren durchweg Inhalte wie zum Beispiel: „Mein Enkel hat am 19. Juni gegen 12:15 Uhr im Wald bei Knickhagen eine Walderdbeere genascht. Hat er jetzt den Fuchsbandwurm?" Gewissenhaft, wie ich nun einmal bin, bemühte ich mich redlich, jede Frage zu beantworten und schwor mir dabei, nie wieder einen Leserbrief zu verfassen. Ganz habe ich es nicht durchgehalten und es leider zur Strafe immer hinterher bereut.

Der Fuchsbandwurm heißt mit Fachnamen *Echinococcus multilocularis*. Er ist eng verwandt mit dem weniger bekannten, aber ebenfalls sehr gefährlichen Hundebandwurm *Echinococcus granulosus*. In ihrer Anatomie und in ihrem Kreislauf haben beide Arten große Ähnlichkeiten miteinander. So sind sie zwar wirklich echte Bandwürmer, aber winzig klein und bestehen daher nur aus dem Kopf und wenigen Gliedern. Der etwas kleinere Fuchsbandwurm erreicht gerade mal eine Länge zwischen 1,1 mm bis 2,7 mm. Der winzige, runde Scolex gleicht bei beiden mit vier Saugnäpfen und dem terminalen Hakenkranz dem des Schweinebandwurms. Auch der Kreislauf dieser Miniwürmer deckt sich in wesentlichen Punkten mit denen der beiden großen Taenia-Arten. Tatsächlich sind sie mit ihnen sogar eng verwandt.

Wichtige Merkmale der beiden Echinococcus-Arten im Vergleich

	Echinococcus granulosus (Hundebandwurm)	*Echinococcus multilocularis* (Fuchsbandwurm)
Länge	2 mm – 5 mm	1,1 mm – 2,7 mm
Anzahl der Glieder (Proglottiden)	3, selten 4	3 – 5
Endwirte	Fast nur Hund	Fuchs, Hund, Katze
Zwischenwirte	Größere Pflanzenfresser und der Mensch	Kleine Nager (meist Mäuse) und der Mensch

Als ausgewachsene Bandwürmer richten Fuchs- und Hundebandwurm im Darm ihrer Endwirte kaum Schaden an. Anders verhält es sich mit ihren eigentümlichen, riesigen Finnenstadien, die den Zwischenwirten, zu denen leider auch der Mensch zählt, tödlichen Schaden zufügen können.

Die immer zahlreich in ihrem Endwirt vorhandenen Bandwürmchen werden 6 ½ bis 7 Wochen nach der Aufnahme von Finnenmaterial geschlechtsreif. Ab sofort löst sich in regelmäßigen Abständen die jeweils letzte, prall mit Eiern angefüllte Proglottide, um mit dem Kot des Endwirtes ausgeschieden zu werden. Dünnhäutig wie sie ist, wird sie dabei gerne schon in der Passage durch den Enddarm zerrieben, sodass sich im Kot nur noch Eier befinden. Nimmt nun ein Mensch über verunreinigte Nahrung oder durch engen Kontakt mit seinem von den Bandwürmern befallen Haustier eins oder mehrere Eier mit den darin enthaltenen Oncosphaera-Larven auf, wird er zum Finnenträger. Diese Finnen aber haben es in sich. Sie wachsen im Zwischenwirt zu wahren Ungetümen heran. In ihrem Inneren sprossen unzählige Scolices, die winzigen, noch eingestülpten Bandwurmköpfe heran.

Hinter all dem steckt natürlich eine pfiffige Vermehrungsstrategie der Bandwurmwinzlinge. In ihren reifen Proglottiden befinden sich naturgemäß nur vergleichsweise wenige Eier. Zwischen 200 bis maximal 1.000 Stück können dabei wohl kaum mit den 100.000 Eiern der großen Proglottide eines Rinder- oder Schweinebandwurms konkurrieren. Dieses Manko wird deshalb bei den beiden Echinococcus-Arten über die unglaubliche Produktionsfreudigkeit von Köpfen in ihren Riesenfinnen wettgemacht. Damit wird sichergestellt, dass ein Hund, ein Fuchs oder eine Katze beim Fressen eines verfinnten Beutetiers immer anschließend mit unzähligen Bandwürmern im Darm gesegnet wird. Dort ist eine solche große Wurmmannschaft dann natürlich auch in Summe ein Garant für zahlreiche Eier, die mit dem Kot ausgeschieden werden. So trickreich kann man als Parasit vermeintliche Defizite umschiffen.

Beim Fuchsbandwurm *Echinococcus multilocularis* lassen sich die im Darm des tierischen oder menschlichen Zwischenwirtes geschlüpften Oncosphaeren anschließend hauptsächlich in die Leber einschwemmen. Dort beginnen sie, sich ungerichtet, schwammig mit Hilfe hauchdünner Ausläufer auszubreiten. Dabei wird die Leber zunehmend zerstört und übrig bleibt eine bräunliche, rahmartige Flüssigkeit. Man bezeichnet das Ganze als Alveolar Echinococcose. Eine wuchernde, formlose Riesenfinne also, in der ungeschlechtlich unzählige Bandwurmköpfe entstehen. Finnenträger des Fuchsbandwurms zu sein endet für den Menschen eigentlich immer tödlich. Operativ lässt sich dagegen kaum etwas ausrichten, schon alleine deshalb, weil der Finnenbefall, wenn überhaupt, viel zu spät diagnostiziert wird.

Vor einiger Zeit habe ich über dieses Thema vor einem Publikum referiert, in dem auch Ärzte und Jäger im Auditorium saßen. Dabei konnte ich mir die flapsige Bemerkung nicht verkneifen, dass die meisten Patienten sicherlich mit dem Verweis auf ihren Alkoholkonsum zum Leberzirrhose-Patient erklärt und unter diesem Makel auch aus dem Leben scheiden würden. Natürlich brachte mir dieser Kommentar den Protest eines Mediziners ein. So etwas könne man schließlich nachweisen, da gäbe es überhaupt kein Vertun, so seine überzeugte Meinung. Ich blieb innerlich bei meiner provozierenden Ansicht und wurde darin nach meinem Vortrag von einem Jäger bestärkt. Er verriet mir unter vier Augen, ihn hätte es schon immer verwundert, dass einige seiner Jagdgenossen mit der Diagnose Leberzirrhose verstorben seien. Besonders irritierend wäre es dabei für ihn gewesen, dass diese betroffenen Jäger bekannt waren für ihren gesunden Lebenswandel. Von Alkoholmissbrauch hätte in all diesen Fällen überhaupt keine Rede sein können.

Noch vor nicht allzu langer Zeit war es in Jägerkreisen üblich, Füchse ohne besondere Vorsichtsmaßnahmen abzubalgen. Heute hingegen werden sie dazu angehalten, bei dieser Tätigkeit einen Mundschutz und Gummihandschuhe zu tragen. Ein alter Jäger beklagte sich deshalb einmal bei mir, er hätte für die Jagdprüfung, die bei dem alten Herrn lange zurücklag, alle berühmten Jagdszenenmaler auswendig lernen müssen. Vor der tödlichen Gefahr, die von dem Kadaver eines Fuchses ausgeht, hätte ihn damals allerdings niemand gewarnt. Dankbar konnte man erkennen, dass ihm aber offensichtlich nichts passiert war.

Wovor aber sollte sich Otto Normalverbraucher nun wirklich hüten? So muss natürlich das Berühren eines toten Fuchses tunlichst vermieden werden. Aber da gibt es ja noch die berüchtigte Walderdbeere. Dazu heißt es besser: Bodennah wachsende Waldfrüchte und Pilze sollten grundsätzlich nicht roh verspeist werden. Der Teufel will es und an ihnen haftet tatsächlich das Ei eines Bandwurms. Das wäre sinnbildlich einem negativen Sechser im Lotto gleichzusetzen. Viel größer aber sehe ich persönlich die Gefahr einer Infektion mit dem Ei eines Fuchsbandwurmes durch ein Kraut, welches häufig im Frühsommer in üppigen Mengen geerntet wird. Es ist – vielleicht ahnt man es schon – der Bärlauch. Ihn betrachte ich mit Respekt, denn das Risiko, sich über dessen Blätter mit Eiern zu infizieren, erscheint mir ungleich größer als die Möglichkeit, dass dies über einzelne, kleine Walderdbeeren geschehen könnte. Eine Suppe kann man unbedenklich vom Bärlauch kochen. Den mit Bärlauchblättern angereicherten Salat oder auch ein damit bereitetes Pesto sehe ich schon kritischer. Für Pesto nehme ich daher lieber echte Knoblauchzehen.

Zuletzt aber sei verraten, dass es in dieser unschönen Geschichte einen kleinen Lichtblick gibt! Da der Mensch – anders als Mäuse – absolut nicht zum Beutespektrum des Fuchses gehört, ist er in dem Kreislauf eigentlich ein Fehlwirt. Wohl darum muss sich bei ihm nicht zwingend jedes aufgenommene Ei auch tatsächlich zu einer Alveolarfinne weiter entwickeln.

Auch der Hundebandwurm ist mit Vorsicht zu genießen

Während der Fuchsbandwurm in aller Munde ist, kennen nur wenige seinen engsten Verwandten, den Hundebandwurm *Echinococcus granulosus*. Damit sind aber keinesfalls die normalen, langen Bandwürmer gemeint, welche bei Hunden gelegentlich vorkommen. Genauso wie sein Vetter, der Fuchsbandwurm, ist der echte Hundebandwurm – wie eben schon erwähnt – auch ein wahrer Winzling. Dem Hund schadet er als Darmparasit kaum. Wohl aber dem Menschen, wenn er von seiner Finne befallen wird. Das ist meist wirklich brandgefährlich.

Die deutsche Namengebung ist bei diesen beiden kleinen Bandwürmern sicherlich etwas irritierend. Während bei den Taenia-Arten die Bezeichnungen Rinder- bzw. Schweinbandwurm den Zwischenwirt, also den Träger der Finne benennt, ist es hier genau umgekehrt. Die beiden Echinococcus-Arten verdanken ihren Trivialnamen dem jeweils bedeutungsvollsten Endwirt, nämlich dem Hund, respektive dem Fuchs. Es haben sich also deutsche Namen eingebürgert, die nicht ganz stimmig sind. Wenn es drauf ankommt, sollte man also immer lieber zum wissenschaftlichen Namen einer Tierart greifen. Dieser ist präziser und beugt Irrtümern vor.

Wenden wir uns also wieder dem sogenannten Hundebandwurm *Echinococcus granulosus* zu.

Er tritt nicht nur bei unseren Haushunden auf, sondern befällt auch den Wolf, den amerikanischen Kojoten und den australischen Wildhund, den Dingo. Viele von ihnen sind ständig vom diesem Bandwurm befallen. Wen wundert es, wenn man weiß, wie wenig spezialisiert dieser Parasit hinsichtlich seiner Zwischenwirte ist. Es sind fast alle Nutztiere wie zum Beispiel Schaf, Ziege, Rind, Pferd, Esel, Kamel und Schwein. Selbst das kleine Kaninchen wird nicht verschont. Es versteht sich, dass auch wildlebende Pflanzenfresser wie Rehe und Hirsche von den Finnen infiziert sein können. Leider gehört auch der Mensch in diese Reihe. Sein Befall bedeutet allerdings ein trauriges Ende für den Parasiten, weil der menschliche Zwischenwirt bekanntlich höchst selten vom Endwirt Hund gefressen wird. Aber sogar der Hund selbst, der ja eigentlich den adulten Bandwurm beherbergen soll, kann nach einer Eiaufnahme die gefährliche Hundebandwurmfinne ausbilden. Die Finne von *Echinococcus granulosus* ist ein Riesending. Rund und mit Flüssigkeit angefüllt, vermag sie bis zur Kindskopfgröße heranzuwachsen. Man nennt sie Hydatide (hydatis/grch. = Wasserblase). Mit Hilfe einer sterilisierten Hydatidenflüssigkeit lässt sich übrigens ein Infektionsnachweis erbringen. Diese Diagnosemöglichkeit bezeichnet man als den „Intracutantest nach Casoni" und ehrt damit ihren Entdecker. Heutzutage spürt man Hydatiden auch mit Hilfe der Ultraschallmethode auf.

Anders als die Finne des Fuchsbandwurms, die ja bevorzugt die Leber befällt, vermag sich die Hydatide im Körper des Menschen und natürlich auch der anderen Zwischenwirte an allen möglichen Stellen anzusiedeln. In diesen großen Blasen werden Unmengen von eingestülpten Bandwurmköpfen, die Scolices, ausgebildet. Neben den Köpfen, die direkt aus der Keimschicht der Blasenwand ins Innere sprossen, vermag die Hydatide sowohl endogen (= ins Innere) als auch exogen (= an der Außenwand) Brutknospen auszubilden. Diese wachsen zu Tochterblasen heran, in denen nun wiederum – wie sollte es auch anders sein – Köpfe produziert werden. Insbesondere die nach außen wachsenden Tochterblasen erschweren eine Operation ungemein. Je älter und damit auch strukturierter die Hydatide ist, desto schwieriger wird es, sie erfolgreich und ohne Verletzung zu entfernen. Ein solcher Eingriff bedarf eines sehr kundigen Chirurgen. Sehr schnell kann es bei der Operation zum Verdriften von Hydatidenmaterial in die Blutbahn des bedauernswürdigen Patienten kommen. Wie die Metastasen eines Krebsgeschwürs siedeln sich diese mörderischen Finnen dann an neuen Stellen im Körper wieder an. Eine furchtbare Angelegenheit! „Probebohrungen" unerfahrener Ärzte sind daher das Schlimmste, was passieren kann. Eine gewaltige Aussaat ist dadurch vorprogrammiert.

Dort, wo Hydatiden sich in Skelettnähe niederlassen, kommt es zum schleichenden Abbau der Knochensubstanz. Röhrenknochen neigen dadurch zu Spontanfrakturen und betroffene Schädelpartien verdünnen sich zu Pergamentknochen.

Urlauber, die sich in südlichen Ländern gar zu gerne ausgerechnet in einen herrenlosen Streuner (er guckt ja so treu!) verlieben, sollten besser wissen, dass bis zu 60 % dieser Kandidaten Träger des Hundebandwurms sind. Da ginge man also besser in hiesige Tierheime um sich dort einen gepflegten und gut entwurmten Hausgenossen aussuchen. Auch diese Tiere sind arm dran und freuen sich über ein neues, gemütliches Heim bei lieben Menschen.

In solchen südeuropäischen Ländern sind selbst die Haushunde bis zu 30 % mit *Echinococcus granulosus* infiziert. Da verwundert es nicht, dass in diesen Ländern der Umgang mit dem „besten Freund des Menschen" merklich distanzierter ist als bei uns, wo Lumpi oder Pluto schon mal mit ins Bett dürfen. Bei Mohammedanern gilt der Hund gar als unrein. Vielleicht nicht zuletzt, weil man schon immer um die Gefahren einer Infektion mit dem Hundebandwurm wusste.

Noch vor gar nicht langer Zeit war in Ländern mit intensiver Schafzucht der Befall des Menschen mit Hydatiden ein gewaltiges Problem. Mit teilweise drakonischen Maßnahmen wurde in den 70er Jahren des 20. Jahrhunderts dem entgegengesteuert. Auf Zypern hat man auf einen Schlag 90 % aller Hütehunde getötet und mit den restlichen, sorgfältig entwurmten Tieren eine neue Zucht aufgebaut. Die Neuseeländer haben das Problem dadurch in den Griff bekommen, dass die Hütehunde in regelmäßigen Abständen in Reihe angepflockt und dann gemeinsam nacheinander entwurmt werden. Das Verfüttern von Schlachtabfällen an die Hunde sollte überall grundsätzlich unterbleiben. Jäger sind verpflichtet, Sorge dafür zu tragen, dass kein Hund Kontakt mit den Innereien eines erlegten Wildbretts bekommt. Nur durch solche strikten Maßnahmen lässt sich Schlimmeres verhindern, denn auch der Hydatidenbefall geht für den Menschen häufig tödlich aus.

Nematoden, das organisierte Verbrechen

Parasiten habe ich in meiner Vorlesung gerne als die Unterwelt des Tierreiches bezeichnet. In dieser Unterwelt gibt es eine besonders schlimme Gruppierung, und das sind Fadenwürmer, die Nematoda. Passend betitele ich diese Parasitengruppe deshalb auch als das „organisierte Verbrechen". An diesem Syndikat sind allerdings nicht alle Nematoden beteiligt und das macht die Biologie dieser Fadenwürmer besonders spannend. Weit mehr als die Hälfte der Nematoden ist freilebend und spielt in so gut wie allen Ökosystemen eine wichtige Rolle. Von den bis heute entdeckten, etwas mehr als 20.000 Fadenwurmarten leben circa

7.000 parasitisch. Diese Zahlen spiegeln allerdings sicherlich nur einen Bruchteil der tatsächlichen Wirklichkeit wider. Großzügig schätzen Fachleute, dass es mindestens 100.000 verschiedene Nematodenarten gibt, unter denen sich sicherlich auch noch viele bislang unbekannte Parasiten tummeln.

Von den bis heute bekannten parasitären Vertretern sind 1.400 böse Pflanzenschädlinge. Sowohl bei den Nutzpflanzen als natürlich auch in der Tierzucht spielen Nematoden eine sehr unangenehme Rolle. So verursachen sie alleine in den USA einen geschätzten Ernteausfall von mindestens 10 %. Es gibt auch Regionen auf der Welt, wo die Verlustrate bei 40 % (Mexiko) bis sogar 50 % (Teile Chinas) liegt. Bekämpfungsmaßnahmen erfolgen mit außerordentlich giftigen Nematociden. Die Schäden in der tierischen Produktion sind ebenfalls beträchtlich.

Wie kaum eine andere Tiergruppe haben Nematoden für jeden noch so ungewöhnlichen Lebensraum unisono den perfekten einheitlichen Bauplan. Anders als bei den Plattwürmern gibt es bei ihnen keine individuellen Anpassungen an besondere Lebensumstände. Ob frei- oder parasitisch lebend, ihre Anatomie ist immer identisch. Eine dicke, mehrschichtige Hülle, die Kutikula, schützt den Körper perfekt vor allen Unwirtlichkeiten der Umgebung. Die sehr schlanke, drehrunde Wurmform ermöglicht es ihnen, sich durch jeden Lebensraum erfolgreich hindurchzuschleichen. Ausgestattet mit einem Hautmuskelschlauch, der nur Längsmuskulatur enthält, vermögen sie sich durch jedes Biotop – auch wenn es das Gewebe eines lebenden Organismus ist – durchzuschlängeln. Nicht zuletzt deshalb bezeichnet man kleine Nematoden wegen ihrer Ähnlichkeit mit dem Aal auch gerne als Älchen. Fast alle Nematoden sind getrenntgeschlechtlich. In Hinblick auf eine parasitische Lebensweise müsste das eigentlich ein Negativfaktor sein. Ist es aber nicht, weil sie dieses Manko mit einer unglaublichen Eiproduktionsrate wettmachen.

Nematoden sind nicht nur Meister im parasitischen Dasein. Auch viele freilebende Arten haben die ungemütlichsten Lebensräume erfolgreich besiedelt. Selbst vor extrem lebensfeindlichen Biotopen mussten sie nicht kapitulieren. So finden wir einige von ihnen noch munter planschend bei 53 °C in heißen Quellen. Andere leben in gärenden Flüssigkeiten. Das Essigälchen, *Turbatrix aceti*, bevorzugt als optimales Lebenselixier eine 6-prozentige Essigsäure. Im Experiment duldeten sie sogar noch einen 13,5-prozentigen Säuregehalt. Da zieht sich wahrlich – wie man so sagt – bei uns jedes Knopfloch zusammen. Interessant sind auch die Vertreter, welche in Moosen arktischer Regionen vorkommen. Mit ihnen wurde natürlich ebenfalls gnadenlos experimentiert. Man bediente sich dabei ihrer Überdauerungsstadien, die sich in der Natur für extrem kalte Jahreszeiten weitgehend zu entwässern pflegen. In diesem Zustand einer Trockenstarre hielten sie es im Experiment dann immerhin in flüssiger Luft bei -190 °C klaglos aus. Noch beeindruckender sind die fast 8 Stunden, welche sie im flüssigen Helium bei -272 °C im Labor überlebt haben. Um der Vorstellungskraft ein wenig auf die Sprünge zu helfen, schadet es nicht, wenn man sich dabei an den Physikunterricht erinnert: Demnach wurde der absolute Nullpunkt auf exakt -273,15 °C festgelegt.

Viele Saprobier, Nematoden also, die in äußerst unwirtlichen und anrüchigen Biotopen vorkommen, wie Kot, Aas oder auch Komposthaufen, lassen sich nicht von einer dort ständig wechselnden Umgebung irritieren. Sie überstehen klaglos extreme Schwankungen der Temperatur, des pH-Wertes, des Sauerstoffgehaltes und des osmotischen Drucks. Es versteht sich, dass eine solche Bande von Überlebenskünstlern natürlich grundsätzlich für den Parasitismus prädestiniert ist.

Wie lange gerade die oben erwähnten Überdauerungsstadien als solche überleben können, hat unter anderem ein Zufallsfund ergeben. So war – ein Schrecken für jeden Botaniker – ein sehr altes Herbarium einem Wasserschaden anheimgefallen. Die alten, braunen, unansehnlichen gepressten Pflanzen wurden dadurch zwar nicht wieder zum Leben erweckt, wohl aber ihre Parasiten. Nach vielen Jahren erwachten die in den Pflanzenteilen angesiedelten parasitischen Nematoden tatsächlich dank der Fähigkeit zur Anabiose (= Wiederaufleben nach einem scheinbaren Tod) wieder zum prallen Leben. Das tröstet zwar nicht den Botaniker, freut aber den interessierten Zoologen.

Die uneigentlichen Larven der Nematoden

Gerade bei Nematoden, die sich als wahre Überlebenskünstler präsentieren, geschieht die Anabiose oft über die dritte, außerordentlich resistente Dauerlarve. Deren Mund ist meistens verschlossen. Sie nimmt also in dieser Phase keine Nahrung auf, ihr Stoffwechsel ist ganz tief heruntergefahren und sie ist „gescheidet“. Damit ist aber nicht ihre anspruchslose „bescheidene“ Lebensweise gemeint. Vielmehr steckt sie noch ähnlich wie in einer Scheide in der Larvenhaut des vorangegangenen Stadiums. Manchmal ist die Scheide auch die ehemalige Eihülle. Eine solche widerstandsfähige, gescheidete Larve kommt nicht nur bei den Parasiten vor. Auch Fadenwürmern, die sich von unappetitlichen Dingen wie Kot und Aas ernähren, dient sie bevorzugt der Artverbreitung durch die eingangs beschriebene Phoresie. Als blinde Passagiere lassen die kleinen, im Tiefschlaf befindlichen Biester sich dabei mühelos von größeren Kostgängern zur nächsten Mahlzeit transportieren.

Nun müssen wir uns diese sogenannten Larven der Nematoden aber endlich einmal etwas genauer ansehen. Wie schon in der Überschrift angedeutet, sind sie „eigentlich" keine echten Larven, die ja irgendwann eine Metamorphose durchlaufen müssten. Das tun sie nämlich nicht. Besser würde man sie daher als „Jungtiere bzw. Nymphen" bezeichnen. Es handelt sich bei ihnen in Wahrheit um echte, winzige, schon fertige Fadenwürmchen. Sie haben nur noch keine oder noch völlig unterentwickelte Geschlechtsorgane. Nach dem Schlüpfen aus dem Ei durchlaufen Nematoden vier solcher Jugendstadien. Schritt für Schritt erfolgt das jeweils über eine Häutung. Das bedeutet, dass die Fadenwürmer sich vor jedem neuen Wachstumsschub aus ihrer alten, sehr festen Hülle, der Kutikula, schälen müssen. Ähnliches kennen wir von den Gliederfüßern, den Arthropoden. Ob Krebse, Spinnentiere oder Insekten, auch sie müssen den alten Panzer abstreifen, bevor sie sich weiterentwickeln oder wachsen können. Wen wundert es da, dass vor gar nicht langer Zeit Molekularbiologen eine erstaunlich nahe Verwandtschaft zwischen Nematoden und Arthropoden nachweisen konnten? Diese Information mussten viele Zoologen erst einmal verkraften, weil damit die gesamte bis dato gültige Systematik des Tierreichs an etlichen Stellen ziemlich durcheinanderwirbelt wurde.

Nun aber zurück zu den Entwicklungsstadien der Nematoden. Es macht das Leben dieser Tiergruppe anschaulicher, wenn man das zuvor Gesagte nicht ganz so eng sieht. Aus alter Gewohnheit kann man also die Jugendstadien dieser Fadenwürmer gerne weiterhin als Larven bezeichnen. Gefühlt sind sie es ganz einfach, auch wenn man weiß, dass es nicht ganz stimmt. Selbst in der Fachliteratur werden sie meist als Larven betitelt.

Bisher noch nicht erwähnt wurden an dieser Stelle die Eier der Nematoden, aus denen die jeweils erste „Larve" schlüpft. Auch diese Eier sind häufig ungeheuer resistent gegenüber wechselnden und negativen Umwelteinflüssen. Lange Zeit waren sie daher ein großes Problem für Kläranlagen. Sie waren einfach nicht kaputt zu kriegen. Felder, die später mit solchem belasteten Klärschlamm gedüngt wurden, bildeten den idealen Nährboden für eine Ausbreitung insbesondere der

Darmparasiten. Salat- und Gemüsepflanzen wurden auf den Äckern spätestens bei einem heftigen Regen mit diesen federleichten Eiern kontaminiert. Heute hat man das Problem zum Glück in den Griff bekommen. Irgendein pfiffiger Mensch kam nämlich mal auf die Idee, Ultraschallanlagen in die Klärsysteme einzubauen. Durch diesen relativ einfachen Geniestreich werden die Embryonen der Nematoden in den Eihüllen abgetötet. Ein Segen für die Menschheit, denn sonst wären viele der in meiner Jugend noch sehr verbreiteten Darmparasiten bei uns sicherlich immer noch ein Thema.

Trichinellose, der Teufel sitzt im Fleisch

Womit fängt man bei Nematoden an, wenn ihre Parasiten vorgestellt werden sollen? Ungeheuer vielfältig und verschieden sind die Lebensläufe dieser zahlreichen schmarotzenden Nematoden. Kaum ein lebendes Terrain, das sie nicht erobert haben. Da scheint es mir sinnvoll, mit einem Vertreter zu beginnen, von dem sicherlich viele schon mal etwas gehört haben. Es sind die Trichinen. „Die haben irgendwas mit Schweinefleisch zu tun", so ist vermutlich der allgemeine Kenntnisstand. Nur wenige aber wissen Näheres von diesen Fadenwürmern, die gut durchblutete Muskulatur massiv bevölkern können. Also ist es sicherlich sinnvoll, sich zu allererst einmal den Lebenslauf dieses Parasiten anzuschauen.

Trichinen sind parasitische Nematoden, deren gesamter Lebenszyklus in nur einem Wirt stattfindet. Das ist ungewöhnlich, denn in den meisten Fällen schmarotzen Fadenwürmern nur in einer bestimmten Lebensphase. Sie sind also entweder als Erwachsene oder als Larven parasitisch aktiv. Einige Spezialisten durchlaufen zwar überhaupt keine freilebende Phase, aber bei denen findet im Zyklus wenigstens noch ein zwingender Wirtswechsel statt. All das gilt nicht für Trichinen. Sowohl die Larven als auch die erwachsenen Würmer siedeln in ein und demselben Wirt. Nur ist dabei ihr Interesse groß, ab und zu ein neues Opfer heimzusuchen, und das ist neben etlichen verschiedenen Säugetieren leider auch der Mensch.
Die menschliche Infektion erfolgt fast immer über den Genuss von rohem oder halb durchgegartem Schweinefleisch. Wenn sich dabei in dem Muskelfleisch eingekapselte Trichinenlarven befinden, dann sind es meistens sehr viele. Ein Gramm Fleisch kann locker bis zu 1.000 Larven im Gepäck haben.

Die oft teilverkalkte, bindegewebige Trichinenkapsel wird im Darm des hungrigen Gourmets verdaut und der Fadenwurm kommt damit frei. Schon bald befinden sich nach einer Häutung die nunmehr adulten Würmer auf Brautschau. Die mickerigen, gerade mal 1,5 mm bis 2 mm langen Männchen machen sich in eindeutiger Absicht an die doppelt so großen Weiber heran und man kommt zur Sache. Anschließend, wie praktisch, sterben die Männchen ab. Man braucht sie nicht mehr. Die befruchteten Weibchen aber bohren sich in die Darmschleimhaut und gebären dort schubweise bis zu 1.500 lebende Larven in die Darmschleimhaut hinein. Von dort lässt sich der muntere Nachwuchs über das Blutgefäßsystem vorzugsweise in gut durchblutete Muskulatur einschwemmen. Mit Hilfe eines praktischen Stilettapparates vermögen sie sich dann in Muskelfasern einzubohren. Die Muskulatur nun findet das überhaupt nicht nett. Sie wehrt sich gegen den Eindringling, indem sie ihn in eine bindegewebige Kapsel einsperrt.

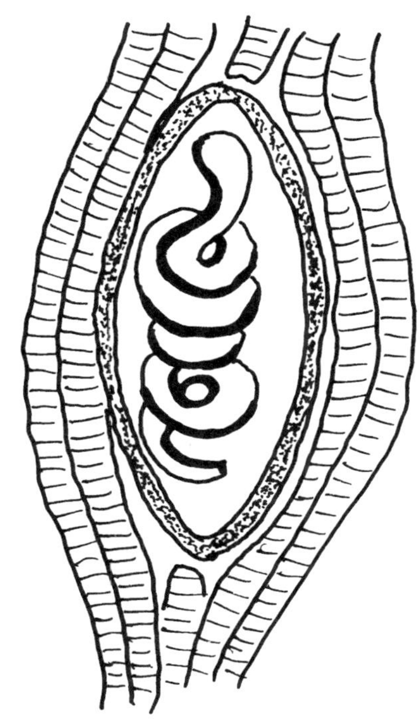

Trichinenkapsel in der Muskulatur.

Nur leider vermag sie damit den Stoffwechsel des kleinen Eindringlings nicht zu behindern. Er muss sich lediglich damit arrangieren, dass seine umgebende Kapsel wenig kooperativ ist. Seine Wohnung bleibt eng wie sie ist, obwohl die Larve sich häutet und wächst. Notgedrungen muss das kleine Trichinchen sich in seiner knappen, zitronenförmigen Behausung spiralig einrollen. Genau deshalb heißt dieser Fadenwurm mit wissenschaftlichem Namen *Trichinella spiralis* (trichos/grch. = das Haar). An dieser Stelle kann er im Menschen bis zu 30 Jahre vor sich hinleben, sofern er seinen Wirt nicht vorher ins Jenseits befördert hat. Gerne würde er wieder in einer schmackhaften Mahlzeit landen. Das aber klappt nur in einer tierischen Behausung. Denn bekanntlich gelangt ein mit Trichinen infizierter Mensch höchst selten in den Magen eines anderen Wirtes.

Wie bereits erwähnt, kann bereits ein Gramm stark infiziertes Muskelfleisch bis zu 1.000 eingekapselte Trichinen enthalten. Spaßeshalber sollte man übrigens mal ein Gramm seines Schnitzels auf der Briefwaage auswiegen. Davon, so werden Sie bald merken, wird keiner satt. Haben Menschen nun etwa 2.000 Larven mit einer dünnen Wurstscheibe zu sich genommen, treten schon nach kurzer Zeit deutliche Krankheitssymptome auf. In den ersten 10 Tagen dominieren Frühsymptome wie Erbrechen, Übelkeit und auch blutiger Durchfall. Diese Kriterien sind natürlich annähernd deckungsgleich mit den Merkmalen einer heftigen Darmgrippe und führen daher in sehr vielen Fällen zu einer ärztlichen Fehldiagnose. Nachdem die erwachsenen Trichinen im Darm ihren Job getan haben, machen sich die neugeborenen Larven bemerkbar und erzeugen bei ihrem Eindringen in die Muskelfasern Spätsymptome, die einem heftigen rheumatischen Krankheitsbild ähneln. Vermehrt können dabei auch Lähmungserscheinungen auftreten. Bei einer hohen Infektionsdichte ereilt befallene Menschen in diesem relativ frühen Stadium auch schon der Tod. Immerhin erzeugen die oben erwähnten 2.000 Darmtrichinen unterm Strich etwa 1,4 Millionen Muskeltrichinen. Bedenkt man an dieser Stelle den realistischen, durchschnittlichen Fleischhunger unserer grillfreudigen Bevölkerung, kann ein menschlicher Körper sehr rasch mit unzähligen Trichinen überschwemmt werde. Interessanterweise sind mit Trichinen infizierte Tiere, allen voran die Schweine, weitaus härter im Nehmen und weisen daher sehr viel weniger charakteristische Krankheitssymptome auf.

Die Behandlung eines Trichinenbefalls beim Menschen ist zwar möglich, gestaltet sich aber insbesondere bezüglich des Befalls der Muskulatur immer noch als sehr schwierig. Einfacher ist die Behandlung der Darmtrichinen, die aber leider oft nicht rechtzeitig als solche erkannt werden. So verwundert es auch nicht, dass nach Schätzungen von Experten bis zu 90 % (!) aller Trichineninfektionen beim Menschen unerkannt bleiben, weil die Krankheitssymptome ganz einfach fehlgedeutet werden. Dabei wäre grundsätzlich der Nachweis einer Infektion mit Hilfe einer Antikörperreaktion möglich. Zudem sind Ödeme der Augenlider aber auch des ganzen Gesichtes typische Frühsymptome einer Trichinellose. Insbesondere singuläre Infektionen werden gerne verkannt. Anders ist es schon, wenn eine große private Gesellschaft, die gemeinsam gefeiert und gegessen hat, plötzlich einvernehmlich dieselben Beschwerden aufweist. In diesen Fällen wird jede Ursache hinterfragt und insbesondere werden die Essensreste (sofern vorhanden!) genauer untersucht. Grundsätzlich ist heute in allen EU-Ländern die Fleischbeschau Vorschrift. Dennoch gibt es offenbar – wie überall – auch auf diesem Sektor Betrügereien. Davon handelte 2001 ein Zeitungsartikel, den ich mir aufgehoben habe. Dort wurde beschrieben, dass Wildschweine nicht vorschriftsmäßig untersucht worden waren. Frei nach dem Motto: Die sind sowieso nicht infiziert (ein fataler Irrtum) und das Geld für den Veterinär können wir uns sparen. Sogar gefälschte Testate hatte man in diesem Fall bei einer gründlichen Recherche entdeckt. Zum Glück ist wohl nichts passiert, aber es hätte auch ein Unglück geben können. Auffällig werden gerade solche Machenschaften, wenn mit dem nicht ordnungsgemäß untersuchten Fleisch anschließend das Büfett einer größeren Feier ausgestattet wird. In solchen Fällen drohen dann die erwähnten tragischen Masseninfektionen. Gewarnt sei auch vor Fleisch und Wurstwaren aus osteuropäischen Ländern, wo häufig keine verpflichtende Fleischbeschau durchgeführt wird. Nicht verschwiegen werden soll, dass selbst die USA als ein sehr stark von Trichinenbefall gebeuteltes Land gelten.

Schweinefleisch ist immer noch die weltweit häufigste Infektionsquelle für eine Trichinellose. Wieso aber kommt es bei diesen Tieren überhaupt immer wieder zu Infektionen? Das Problem sind häufig Ratten. Die trägste Sau, sofern sie sich in ihrem Käfig überhaupt bewegen kann, wird zur flinken Jägerin, wenn ein solcher Nager sich über ihren Fressnapf hermacht. In früherer Zeit spielten auch Pelztierfarmen und sogar Abdeckereien eine unrühmliche Rolle in der Epidemiologie dieser parasitären Erkrankung. Völlig arglos hatte man die ihres Haarkleides beraubten, oft mit Trichinen infizierten Kadaver gerne und unbedarft an Schweine verfüttert. Heute ist man da etwas vorsichtiger geworden. In der freudlosen professionellen Schweinemast finden allerdings derzeit nur noch selten Infektionen statt. Mit Trichinen belastete Tiere stammen aktuell leider meist aus kleinbäuerlichen Betrieben, wo Schweine noch „glücklich“ aufwachsen dürfen. Natürlich muss trichinöses Fleisch immer umgehend vollständig verworfen werden!

Aber es gibt auch bezüglich der Trichineninfektionen immer wieder Überraschungen. So haben sich insbesondere in Frankreich und Italien nachweislich etliche Patienten ihre Infektion durch den Genuss von Pferdefleisch zugezogen. Bei diesen Pferden handelte es sich wohl durchweg um osteuropäische Importtiere. Hinter solchem zunächst etwas unerklärlichen Befall eines Pflanzenfressers mit den Fadenwürmern steckt ganz offensichtlich ein bislang unterschätztes Phänomen. So scheinen die Trichinenkapseln trotz der Verwesung ihres Wirtes noch isoliert für einige Zeit im Freien zu überdauern. Dadurch besteht natürlich die Möglichkeit, dass sie auf diese Weise beim Grasen in den Verdauungstrakt von Pferden gelangen können. Auch hat man festgestellt, dass Trichinen im Darmsystem kadaverfressender Käferlarven am Leben bleiben. Das würde auch erklären, warum viele Insektenfresser, wie zum Beispiel der Igel, mit Trichinen infiziert sind.

In arktischen Regionen gibt es in der freien Wildbahn einen erstaunlich hohen Trichinenbefall. Hier spielen offensichtlich Raubvögel eine passive Überträgerrolle. Sie selbst werden dabei nicht infiziert, scheiden aber nach ihrer Fleischmahlzeit eingekapselte Trichinenlarven mit dem Kot aus. Eisbären wiederum, für die Vogeleier ein Sterne-Essen sind, können sich über Kotverunreinigungen im Nestumfeld leicht diesen Parasiten zuziehen. Walrösser gar sind bis zu 90 % mit Trichinen infiziert. Was lernt der Hobbykoch daraus? Er sollte sein Walrosssteak immer gut durchbraten!

Eine sehr ernst zu nehmende neue Erkenntnis wurde jüngst im Nordosten Deutschlands bei der Fleischbeschau eines Wildschweins gemacht. Man fand dort neben normalen eingekapselten Trichinen noch eine andere Trichinenart in der Muskulatur und zwar *Trichinella pseudospiralis*. Das Teuflische an dieser Kandidatin ist, dass sie die Muskulatur nicht zur Kapselbildung anregt. Dadurch ist der Wurm bei der mikroskopischen Fleischbeschau ganz schwer als Fadenwurm zwischen den umgebenden Muskelfasern zu identifizieren. Er wird also im Normalfall schlicht übersehen.

Nach all den soeben erhaltenen Informationen wundert es nicht, dass bei Juden und Mohammedanern der Genuss von Schweinefleisch aus religiösen Gründen tabu ist. Manches Leid ist den betreffenden Menschen in der Vergangenheit dadurch sicherlich erspart geblieben.

Wie aber kann man sich generell vor dieser bedrohlichen Infektion schützen, ohne das Schwein als solches zu verdammen? Grundsätzlich ist bei uns das Fleisch dieser Tiere auf Grund der strengen gesetzlichen Vorgaben der Fleischbeschau selbst im rohen Zustand genießbar, so man es in dieser Form mag. Nach meiner Erfahrung sind es insbesondere Männer, die sich gerne bei gemeinsamen Feiern lustvoll ein Hackfleischbrötchen nach dem anderen in den Bauch hinein zwirbeln.

Um nun aber total auf Nummer sicher zu gehen – und das Bedürfnis hat man vielleicht nach dem Lesen dieses Kapitels –, sollte Schweinefleisch nach dem Braten oder Schmoren eine Kerntemperatur von mindestens 66°C haben. Alternativ kann man das Fleisch auch für 20 Tage bei wenigstens -15 °C einfrieren!

Ein Wurm, der Gutes tut

Man mag es kaum glauben, aber es gibt wahrhaftig Würmer, die nicht nur böse sind, sondern die dem Menschen sogar nützen können. Ein solcher ist ein Darmparasit der Gattung Trichuris. Eine auf den Menschen spezialisierte und weltweit verbreitete Peitschenwurmart trägt den wissenschaftlichen Namen sogar im Doppelpack und heißt *Trichuris trichuris*. Gattungs- und Artname sind also vollkommen identisch. Nun wird es zusätzlich kurios, wenn man diesen wissenschaftlichen Namen entschlüsselt. „Trichos" kommt aus dem Griechischen und bedeutet Haar, „ura" steht für Schwanz. Was schließt man daraus? Natürlich, dass dieser Wurm ein dünnes, schwanzartiges Hinterende besitzt. So wenigstens sieht er aus und so glaubte es auch der Erstbeschreiber und Namengeber dieser Tierart. Nur leider irrte er sich gewaltig! Das, was uns wie ein langer, dünner Schwanz vorkommt, ist in Wahrheit das Vorderende des Parasiten. Warum aber hatte man den Wurm nach dieser Erkenntnis nicht einfach umbenannt? Tatsächlich wurde es in der Vergangenheit einmal versucht, aber die Fachwelt hat es nicht akzeptiert. Für das exakte und eindeutige Benennen einer Tierart gibt es nämlich die allgemein gültigen, sogenannten Internationalen Nomenklaturregeln, mit deren Hilfe ein Kuddelmuddel in der Namensgebung verhindert werden soll. Auf diese strengen Regeln einigte man sich, nachdem der berühmte Naturforscher Carl Linné 1758 mit seiner sehr gut durchdachten Systema naturae endlich Ordnung in das bis dato bekannte Tier- und Pflanzenreich gebracht hatte. Zwei dieser Regeln sollen hier einfach mal vorgestellt werden.

1. Jede Tier- und Pflanzenart hat einen Doppelnamen. Dieser setzt sich aus dem Gattungsnamen (großgeschrieben) und dem Artnamen (kleingeschrieben) zusammen.
2. Es gibt ein kompliziertes Prioritätsgesetz. Dieses besagt, dass stets der älteste verfügbare Name einer Tier- oder Pflanzenart Gültigkeit hat. Nun kramt man für die Namensfindung natürlich nicht schon in uralten Systematiken wie der des Aristoteles herum. Stattdessen ist der Stichtermin das Jahr 1758, in dem Linné alle ihm bekannten Lebewesen – und das waren noch nicht allzu viele – in seine oben erwähnte Systema naturae namentlich eingeordnet hatte. Mit diesen und noch weiteren Bestimmungen wurde endlich Ordnung in die tierische und pflanzliche Systematik gebracht. Vor der Klassifizierung durch Linné existierte an vielen Stellen ein heilloses Durcheinander der Fachnamen. Doppel- und gar Dreifachbenennungen ein und derselben Tier- und Pflanzenart waren damals nichts Ungewöhnliches. Daraus erklärt sich nun auch, warum

der eigentlich unkorrekte Name unseres Fadenwurms Trichuris beibehalten werden musste. Der Erstbeschreiber hatte ihm diesen Namen gegeben und damit basta! Gesetz ist eben Gesetz! Nun will ich auch verraten, wer den Namen zu verantworten hat: Es war Linné höchstpersönlich, der ihn 1771 verbrockt hatte. Unser Parasit heißt daher in wissenschaftlich korrekter Form: *Trichuris trichuris* LINNAEUS 1771.

Um die strenge Gültigkeit des Prioritätsgesetzes zu untermauern, sei hier noch ein weiteres Beispiel erwähnt. Selbst wenn es nicht in den Bereich Parasitismus fällt, ist es doch markant und amüsant zugleich. 1758 hatte Linné die Honigbiene als *Apis mellifera* beschrieben, „die Honig tragende Biene" also. Kurze Zeit später erkannte er seinen Irrtum. Nicht Honig tragend, vielmehr Honig bereitend und damit *Apis mellifica* sollte es daher besser heißen. Es hat dem großen Meister nichts genützt. Komme was wolle, es gilt der ältere Name, auch wenn dessen Aussage nicht ganz richtig ist.

Nun aber zurück zu den Parasiten: Tatsächlich haben alle Peitschenwürmer ein sehr langes, extrem dünnes Vorderende, in dem sich eine kapillarfeine Speiseröhre befindet. Das daran anschließende, etwas kürzere und bedeutend dickere Hinterende gibt diesem Wurm wahrhaftig das Aussehen einer Peitsche, wodurch wenigstens der deutsche Name Peitschenwurm außerordentlich passend ist.

Mit seinem sehr dünnen Vorderteil vermag sich *Trichuris trichuris* tief in der Darmschleimhaut des Menschen zu verankern. Infolgedessen ist ihm mit den landläufigen Anthelmintika, den gebräuchlichen Entwurmungsmitteln, auch nicht beizukommen. Solche normalen Wurmkuren für Darmparasiten funktionieren nämlich vorrangig dadurch, dass der Wurm vorübergehend gelähmt und dann mit Hilfe eines begleitenden Abführmittels ruckzuck – im wahrsten Sinne des Wortes – abwärts befördert wird. Den Peitschenwurm aber ficht ein solches gängiges Entwurmungsmittel überhaupt nicht an. Es geht ihm sozusagen am tief versenkten Vorderende vorbei. Also muss bei diesem Kandidaten die Entwurmung mit einem besonders dafür konzipierten Präparat herbeigeführt werden. Aber so weit sind wir noch nicht. Zuerst wollen wir den Peitschenwurm noch etwas näher kennenlernen.

Wie zu erwarten, infiziert sich der Mensch durch die orale Aufnahme von Eiern, in denen die erste Larve bereits auf ihren Auftritt im Darm wartet. Dort kommt es dann zu mehrfachen Häutungen. Die danach jeweils entstandenen zweiten, dritten und vierten Larven entwickeln sich in der Schleimhaut des Dick- bzw. Blinddarms. Erst der adulte Wurm vergnügt sich endgültig in der beschriebenen

Weise im Darm. Bei ihrer Nahrungsaufnahme sind die Würmer nicht wählerisch. Genommen wird, was kommt: Mal sind es Zellen der Darmschleimhaut oder ein kleiner Schluck Blut. Auch eine Portion Chylus (so nennt man die von den resorbierten Fettbestandteilen milchigtrübe Lymphe der Darmschleimhaut) wird nicht verschmäht.

Abhängig von der Befallsdichte leidet der von den Würmern heimgesuchte menschliche Wirt unter den üblichen Beschwerden, die von vielen Darmparasiten hervorgerufen werden. Bauchschmerzen, auch mal kleine Koliken, blutiger Durchfall und dadurch bedingt auch eine mehr oder weniger stark ausgeprägte Anämie sind die etwas diffusen Symptome. Erst eine Stuhluntersuchung wird die genaue Diagnose möglich machen, denn nach der Begattung produzieren weibliche Peitschenwürmer Unmengen von Eiern. Schon ein einziges Weibchen vermag den Kot des Wirtes so anzureichern, dass sich in jedem Gramm der Hinterlassenschaft etwa 300 Eiern befinden. Da kann man nicht meckern! Die Eier sind im Freien sehr langlebig. Sie vertragen Kälte bis -9 °C und halten am anderen Ende der Skala bis zu 52 °C aus. Nur Trockenheit mögen sie nicht. Selbst ein Aufenthalt in feuchter Luft lässt sie sehr schnell absterben. Am besten geht es ihnen in schattiger Bodennähe. Von dort aus können sie auch prima die heranwachsende pflanzliche Nahrung des Menschen kontaminieren.

Bis hierher konnte man natürlich nicht erkennen, wo ein solcher Wurm Gutes tut. Aber er kann es, und es soll nicht verschwiegen werden.

In westlichen Industrienationen mit ihren anspruchvollen Hygienestandards sind Darmparasiten normalerweise kaum noch ein Thema. Wenn so etwas bei uns auftritt, dann hat man es sich meistens im Urlaub in südlichen Gefilden eingehandelt. Das war früher anders. Selbst ich habe in der direkten Nachkriegszeit erlebt, dass wir Kinder regelmäßig mehrmals im Jahr die ungeliebten „Madenwürmer" hatten, winzige Fadenwürmer, die später noch genauer vorgestellt werden sollen. Das war vor allem den damaligen Toiletten geschuldet. Eine halbe bis eine Woche schmorte in offenen Kübeln, was die Nachbarschaft so von sich gegeben hatte, bevor die ekelhaften Behälter geleert wurden. Viele fäkalienbelastete Abwässer gelangten darüber hinaus ungeklärt in die Flüsse. Aber, nun das Positive: Uns hat es nicht wirklich geschadet, sondern insgeheim sogar genützt. In regelmäßigen Abständen musste unser Immunsystem sich mit den Darmparasiten auseinandersetzen und es wurde stark dabei. So kann ich mich nicht daran erinnern, dass meine Spiel- und Schulkameraden Probleme mit Heuschnupfen hatten. Allergien waren damals im Gegensatz zu unserer jetzigen Zeit ein wenig verbreitetes Thema. Noch heute können wir Ähnliches bei der Bevölkerung in den Entwicklungsländern beobachten. Die ständige Auseinandersetzung ihres Immunsystems mit parasitären Angriffen lässt dieses erstarken. So kennt man dort auch weniger die schweren entzündlichen Darmerkrankungen wie Morbus Crohn bzw. Colitis ulcerosa. Beides sind Autoimmunerkrankungen, unter denen davon betroffene Patienten in Schüben äußerst schmerzhaft leiden müssen. Die sehr belastenden schulmedizinischen Behandlungsmethoden mit Cortison, Immunsuppressiva und anderen Nettigkeiten schaffen nur immer kurze Entspannungsphasen, aber kaum eine dauerhafte Heilung.

Hier nun kann der Peitschenwurm oft sogar dauerhaft helfen. 1999 stellte Dr. Robert W. Summer an der Universität Cleveland in den USA fest, dass es Patienten mit den chronisch entzündlichen Darmerkrankungen merklich besser ging, wenn man sie künstlich mit Peitschenwurmeiern infizierte. Rund um die Welt wurde dann mit dieser etwas gewöhnungsbedürftigen Therapie experimentiert und man konnte dabei neben einer allgemeinen Besserung der Krankheitssymptome auch etliche Fälle von vollständiger Heilung beobachten. Offiziell zugelassen ist diese Behandlungsmethode zum Leidwesen vieler Betroffener bei uns – nach meiner Kenntnis – bislang nicht. Stattdessen liegt es in der alleinigen Verantwortung eines Arztes, einen entsprechenden Therapieversuch mit Eiern, die er im Ausland bestellt, durchzuführen. Ein Versuch, der sich meiner Meinung nach immer lohnt, wenn man im Vergleich dazu die vielen schädlichen Nebenwirkungen der toxischen Standardtherapien betrachtet. Demgegenüber scheint mir die Wurmtherapie vergleichsweise harmlos und ungefährlich zu sein. Ein dicker Strohhalm also, an den zu klammern es sich in Anbetracht der Schwere dieser Darmerkrankungen sicherlich lohnt.

Die Patienten bekommen bei dieser Behandlungsart 12 Wochen lang alle zwei bis drei Wochen eine klare Lösung zu trinken, in der sich für sie unsichtbar etwa 2.500 Eier von *Trichuris suis* befinden. Ganz bewusst hat man für diese Therapie den Peitschenwurm der Schweine ausgesucht, weil er im Fehlwirt Mensch zwar als erste Larve schlüpft, dann aber nach circa zwei Wochen von alleine abstirbt und mit dem Kot abgeht. Für den Patienten sind diese winzigen Abgänger unsichtbar und sie können – sehr wichtig – auch keine anderen Menschen mit diesem für Schweine spezifischen Parasiten infizieren. In ihrer kurzen Lebenszeit aber wirken die Larven von *Trichuris suis* merklich regulierend auf das gestörte menschliche Immunsystem. Gewonnen werden die befruchteten Eier aus weiblichen Peitschenwürmern, ohne dass diese Eier jemals in einem Schweinedarm gewesen sind. Dennoch würden viele Patienten sicherlich lieber nicht wissen, was sie da zu trinken bekommen. Aber wer einmal die schrecklichen Erkrankungsschübe von Morbus Crohn und Colitis ulcerosa mitbekommen hat, der darf sich nicht wundern, wenn hier „Ja" gesagt wird zu einer Therapieform, die dem Normalbürger eine Gänsehaut bereitet, dem Erkrankten aber hilft und ihn unter Umständen sogar dauerhaft heilt.

Kleine Monster im schlammigen Boden

Unter der etwas rätselhaften Überschrift soll jetzt ein Fadenwurm vorgestellt werden, der äußerst gefährlich ist. Er ist ein kleiner Bursche. Die Weibchen erreichen maximal 20 mm Länge, während die Männchen nur halb so groß werden. Die Würmer haben ein kopfartig verdicktes Vorderende mit einem ungewöhnlich riesigen Maul, in das mehrere spitze Zähnchen hineinragen. Diese versprechen nichts Gutes und leider ist es auch so. Damit beißen sie unermüdlich menschliche Darmzotten ab, verursachen so blutende Wunden und erzeugen dadurch eine Anämie. *Ancylostoma duodenale* heißt dieses kleine Monster. Duodenum ist der wissenschaftliche Name für den sich an den Magen anschließenden Zwölffingerdarm. Daraus sollte man nun eigentlich schließen, dass der Wurm sich dort aufhält. Tut er aber nicht! Wieder mal ist offenbar eine Benennung falsch! In Wirklichkeit wütet er – und das meist in Massen – im langen Dünndarm. Aber wenigstens der Gattungsname dieses Horrorgesellen ist korrekt. Mit *Ancylostoma* sind seine widerlichen, gekrümmten Zähnchen gemeint (ankylos/grch. = krumm, gebogen; stoma/grch. = Mund). In der Neuen Welt grassiert mit ähnlicher Lebensweise *Necator americanus*, der wegen seiner kleineren Zähnchen als etwas weniger gefährlich gilt. Aber schlimm ist ein Befall mit ihm allemal auch.

Ancylostoma duodenale kommt überwiegend in Asien, aber auch in Afrika und Südeuropa vor. Auf Deutsch nennt man ihn den Haken- oder Grubenwurm. Was nun diese Würmer mit einer Grube zu tun haben, soll später verraten werden.
Mit diesem Darmparasiten sind so viele Menschen infiziert, dass er gerne mit den Malaria- und Bilharziose-Erregern in einem Atemzug genannt wird. Insbesondere Kinder sind hoch gefährdet und sterben nicht selten an der Infektion.
Die im Dünndarm blutsaugend aktiven Weibchen produzieren nach ihrer Befruchtung durch die Männchen fleißig pro Tag circa 20.000 Eier. Wenn sie nicht vorher einer Wurmkur zum Opfer fallen, können sie dieser Aktivität 4 bis 5 Jahre nachgehen. Mit dem Kot des Menschen gelangen die Eier ins Freie. Dort finden die ersten Larven in einem warmen, schlammigen Boden ihre idealen Schlüpfbe-

dingungen. Nach zwei Häutungen werden sie zur fadenförmigen Infektionslarve, die im feuchten Substrat mehrere Monate ohne Nahrungsaufnahme überleben kann. Sie zehrt von ihren Reserven. Ihre Stunde ist gekommen, wenn sie zufällig Kontakt zu menschlicher Haut erhält. Dann wird sie hochaktiv und dringt über die Haut direkt in das ahnungslose Opfer ein. Man spricht von einer perkutanen Invasion. Am häufigsten erfolgt eine solche Larveninfektion beim Barfußlaufen im schlammigen Boden. Aber auch andere Hautpartien können betroffen sein. Selbst über verunreinigtes Trinkwasser vermögen die Larven über die Schleimhäute in den Menschen zu dringen. Das Einschleichen ist zunächst nicht spürbar. Nur etwas später, wenn dieser Prozess längst abgeschlossen ist, beginnen die betroffenen Hautpartien, sich zu röten, Quaddeln auszubilden und zu jucken. Diese Irritationen sind aber vorübergehender Natur und werden häufig nicht ernsthaft zu Kenntnis genommen. Im Körper des Menschen dringen die Larven rasch in Blutgefäße ein und lassen sich nach mehreren Häutungen in die Lungenkapillaren transportieren. Von dort brechen sie in die Lungenbläschen, die sogenannten Alveolen ein. Die Lunge findet das nicht nett und reagiert darauf mit einer vermehrten Schleimbildung. Sie will die Fremdkörper loswerden. Sehr zum Wohlgefallen der Larven transportiert der Schleim sie dann pflichtschuldig über das Bronchialsystem bis hinauf in den Schlund. Reflexartig schluckt der ahnungslose Mensch den Rachenschleim herunter. Dabei gelangt der Parasit wie gewünscht nun endlich ins menschliche Darmsystem, wo er zur Geschlechtsreife heranwachsen kann.

Diese Art der Larvenbewegung nennt man „Blut-Lungen-Wanderung". Sie ist nicht nur für die Hakenwürmer charakteristisch, sondern auch sehr viele andere Fadenwürmer, die als adulte Tiere im Darm parasitieren, durchlaufen einen solchen, etwas kompliziert anmutenden Entwicklungsgang. Es werden bald noch weitere Kandidaten vorgestellt werden.

Interessant ist natürlich die Frage, warum eine solche umständliche Wanderschaft überhaupt existiert. Wieso findet nicht die gesamte Entwicklung des Parasiten im Darm statt? Die Erklärung ist ganz einfach: Weil dort kaum Sauerstoff vorkommt. Es gibt zwar viele, meist unangenehm riechende Darmgase, aber die haben mit Sauerstoff nun wirklich nichts zu tun. Ausgewachsene Darmparasiten müssen und können mit dieser Situation bestens zurechtkommen. Meist sind sie in der Lage, ihren Stoffwechsel anaerob, also ohne Zuhilfenahme von Sauerstoff, durchzuführen. Alternativ suchen sie sich wie unser Hakenwurm eigenmächtig gute Sauerstoffquellen, indem sie zum Beispiel Blut abzapfen. Larven wären weder zu dem einen noch zu dem anderen in der Lage. Hinzu kommt, dass die wachstumsintensive Jugendentwicklung eine sehr stoffwechselintensive Lebensphase darstellt. Ohne reichlich Sauerstoff würde sie schlecht funktionieren. Daher also ist die uns etwas umständlich erscheinende Blut-Lungen-Wanderung für Darmparasiten der goldene Entwicklungsweg. An dieser Stelle sei kurz daran erinnert, dass ja auch bei Bandwürmern die Larvalentwicklung nicht im Darm, sondern immer in gut durchbluteten Geweben stattfindet.

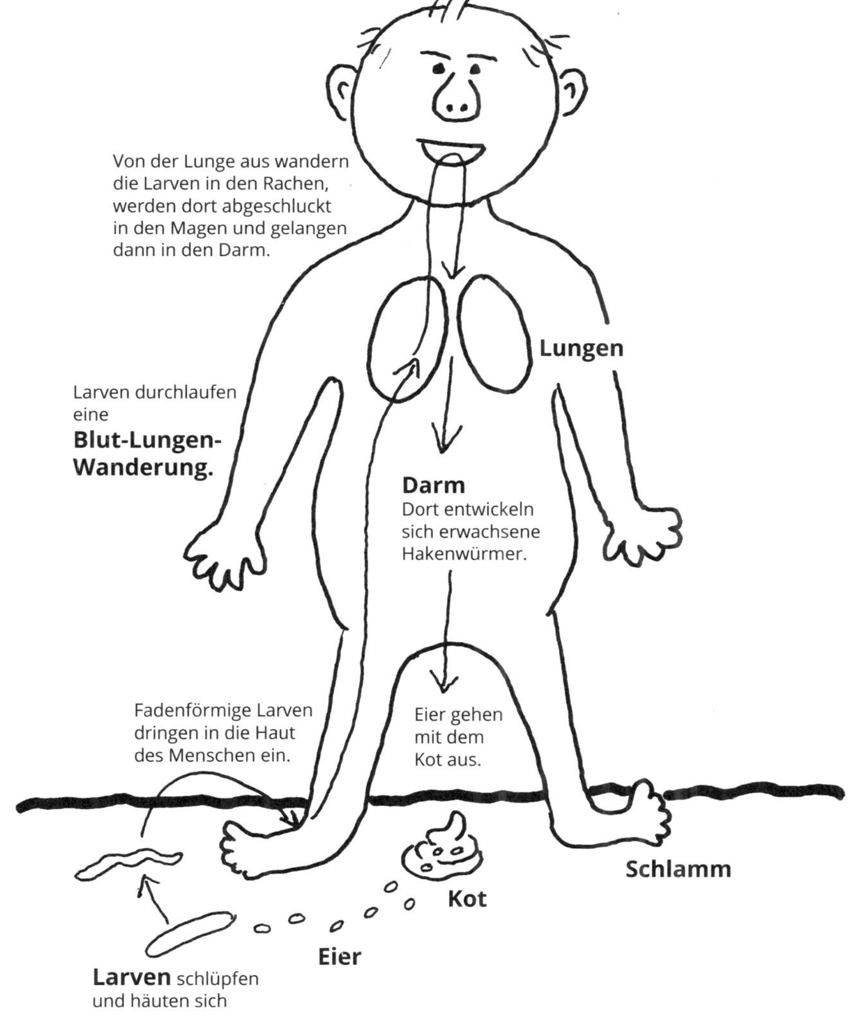

Kreislauf von *Ancylostoma duodenale.*

Nun aber zurück zu unserem Hakenwurm und der Frage, warum er auch Grubenwurm genannt wird. Mit dem bekannten „Häschen in der Grube" hat der Name natürlich nichts zu tun. Stattdessen ist mit Grube der Bergbau gemeint. In früherer Zeit, als die hygienischen Bedingungen unter Tage teilweise katastrophal waren, kam dort der Hakenwurmbefall auch in kühleren, nördlichen Ländern vor. Die dabei durch ihn verursachten Schäden wie Eisenmangelanämie, Kreislaufstörungen, Schwächezustände und auffälliges Abmagern bezeichnete man sogar als Bergleuteanämie oder Tunnelkrankheit. So spielten diese Würmer im großen Maßstab eine sehr unrühmliche Rolle von 1871 bis 1881 beim Bau des Gotthardtunnels, der zunächst nur für die Durchfahrt der Eisenbahn erstellt wurde. Damals traten dabei die Wurminfektionen so massiv auf, dass man sogar vom Gotthardwurm sprach. Die Arbeiter schufteten in den sehr warmen Tiefen des gewaltigen Bergmassivs und wateten dabei meist barfuß durch den schlammigen Boden, der reichlich mit Fäkalien verunreinigt war. Damit waren sie ahnungs- und schutzlos der Invasion der zahlreich vorhandenen Hakenwurmlarven ausgesetzt. Nicht wenige Grubenarbeiter starben letztlich auch an dieser Infektion, oft erst, nachdem der Tunnel bereits fertig gestellt worden war.

Dass es auch noch andere, sehr ungewöhnliche Infektionsquellen für *Ancylostoma duodenale* gibt, soll die folgende sehr persönliche Geschichte deutlich machen.

Der letzte Fango

Vor geraumer Zeit habe ich unter dem etwas merkwürdigen Titel „Der letzte Fango" einen Vortrag gehalten. Vorab fragten mich einige der Zuhörer – vorrangig männliche –, ob es sich hierbei nicht um einen Schreibfehler handele und in Wahrheit „Der letzte Tango" gemeint sei. Ihre leuchtenden Äugelchen verrieten mir, dass sie dabei an Maria Schneider und Marlon Brando in dem etwas pikanten Film dachten, der vor längerer Zeit die Kinokassen klingeln ließ. Ich aber beharrte auf meinem Fango-Titel und werde auch hier natürlich das daran Rätselhafte auflösen.

Die Geschichte hat sich in meinem unmittelbaren Umfeld zugetragen. Im Zentrum steht dabei eine Tante meines Mannes, die hier der Einfachheit halber auch als Tante Lotte auftreten soll. Als ich sie kennenlernte, eine freundliche und liebenswerte Person, war sie seit gut einem Jahr im Ruhestand, welcher ihr nicht recht zu bekommen schien. Zahlreiche Beschwerden quälten sie immer mal wieder so heftig, dass Krankenhausaufenthalte unumgänglich waren. Der Kreislauf und das Herz machten ihr sehr zu schaffen.

Jeden Sonntag gingen meine Schwiegereltern in spe mit meinem damaligen Verlobten und mir in ein schönes Lokal, um dort zu speisen. Tante Lotte wurde immer mit eingeladen. Für mich als Studentin bot sich damit natürlich eine attraktive Abwechselung zum eintönigen Mensa-Essen.

Tante Lotte war auffallend schlank, ja fast schon mager, obwohl sie – wie beneidenswert – essen konnte, was und so viel sie mochte. Leider litt sie unter häufigen und heftigen Hustenanfällen, was uns aber nicht weiter beunruhigte, denn sie war ja Raucherin.

Eines Tages, mein Mann und ich waren inzwischen verheiratet und lebten in einer anderen Stadt, da erreichte uns ein aufgeregter Anruf meiner Schwiegereltern. Tante Lotte sei mal wieder im Krankenhaus und da sei etwas Schreckliches, ja sogar Widerliches passiert. Sie hätte sich die Nase geschnäuzt, weil diese plötzlich juckte. Dabei sei ein kleiner Wurm im Taschentuch gelandet, ein ekelhafter Kerl mit einem dicken, runden Kopf. Die Diagnose der in diesem Fall herangezogenen Universitäts-Veterinäre war eindeutig: Es handele sich um einen richtigen, kleinen, ausgewachsenen Hakenwurm! Im Folgenden rätselte man, wo Tante Lotte sich wohl solche Würmer eingehandelt hätte. Sie hatte nachweislich keine tropischen oder subtropischen Regionen besucht, war stets redlich in nördlichen Ländern geblieben und im Bergbau hatte sie auch nie gearbeitet. Völlig mit der Situation überfordert, einigten sich die Fachleute darauf, sie hätte wohl ungewaschenes Obst gegessen. Da kann man nur sagen: So ein Quatsch, auf diese Weise fängt sich keiner Hakenwurmlarven ein!

Um es kurz zu machen: Dieses Mal war Tante Lotte gesundheitlich so angeschlagen, dass sie wenig später noch im Krankenhausbett verstarb.

Mir aber, da ich als Zoologin schon damals sehr am Parasitismus interessiert war, ließ das Thema keine Ruhe. Ich begann zu recherchieren. Seit wann war sie so krank? Was war zu dem Zeitpunkt aktuell passiert? Ziemlich schnell ergab sich für mich eine Antwort auf die Frage. Tante Lotte wurde 1968, also kurz nach ihrem Eintritt in den Ruhestand, krank. Zeitnah trat sie damals eine Reise an. Zur Verabschiedung hatte man ihr für ihre jahrelangen, treuen Dienste an der Universität einen einwöchigen Kuraufenthalt in Norditalien geschenkt. Täglich durfte sie sich dort in warmen Fango-Schlamm einpacken lassen. Dieser Schlamm aber war – da gibt es kein Vertun – offenbar und schrecklicherweise mit Hakenwurmlarven verunreinigt. In aller Ruhe konnten sie während der Behandlung in ihren Körper einwandern. Eigentlich dürfte so etwas natürlich nicht passieren!

Um Derartiges zu verhindern, müssen bestimmte strenge Hygienevorschriften eingehalten werden. Nach jeder Kurbehandlung sollte der Schlamm entweder gänzlich erneuert oder für eine bestimmte Zeitspanne auf eine höhere Temperatur erhitzt werden. Das alles war fatalerweise in diesem kleinen, sicherlich auch nicht übermäßig teuren Hotel offenbar nicht eingehalten worden. Man hatte Zeit und Geld gespart und damit viel riskiert!

Es war schon zu viel Zeit vergangen, um den Dingen weiter nachzugehen und eventuelle Haftungsansprüche geltend zu machen. Vermutlich – und das ist besonders tragisch – sind mit der Fangopackung in diesem Hotel noch weitere Kurgäste infiziert worden.

Aber nun gab es wenigstens – ein schwacher Trost – für alles eine Erklärung. Die eingedrungenen Larven hatten bei ihrer Blut-Lungen-Wanderung das ohnehin vom Rauchen geschwächte Lungengewebe zusätzlich geschädigt. Daher rührten ihre schlimmen Hustenanfälle. Herz und Kreislauf waren natürlich auch durch den ständigen Blutverlust im Darm geschwächt worden. Abmagern trotz Heißhunger war ein weiteres Indiz für diesen Wurmbefall. Fragt sich nur, wie ein erwachsener Wurm aus der Nase herausbrechen konnte. Tatsächlich ist so etwas eigentlich in der Parasitologie kein ungewöhnlicher Vorfall. Parasiten können sich schon mal „verlaufen“. Beim heftigen Blutsaugen hatte der Wurm sich offenbar in ein Gefäß hinein verirrt. Abgedriftet bis in die feinen Kapillaren der Nasenschleimhaut reichte dann ein kräftiges Schnäuzen, um ihn ins Freie zu befördern.

Wer sich nun fürchtet, kann sich natürlich in Zukunft auch seine Fango-Packungen steril abgepackt in der Apotheke besorgen. Aber bei dem Hygieneaufwand, der in der heutigen Zeit in den edlen Wellness-Bereichen der Hotels betrieben wird, dürften solche Schlampereien eigentlich ausgeschlossen sein.

Ein kleiner Wurm, fit in allen Lebenslagen

Der Zwergfadenwurm, *Strongyloides stercoralis,* „ein runder (Wurm), der im Kot vorkommt“ – so lautet die freie Übersetzung des Namens –, ist extrem dünn und erreicht kaum mehr als 2 mm Länge. Das ist nicht viel, aber wie der kleinwüchsige Napoleon versteht auch er es, sich machtvoll in jeder Situation zu behaupten. Natürlich wird dieser Bursche hier hauptsächlich vorgestellt, weil er ein sehr unerfreulicher Darmbesiedler des Menschen ist. Aber er ist noch mehr, weil er abwechselnd einen Haupt- und einen Nebenzyklus in seinem Leben durchlaufen kann. Im Nebenzyklus ist er in der Lage, sich erfolgreich in freier Wildbahn zu behaupten und sogar zu vermehren. Wie es sich für einen anständigen Fadenwurm gehört, tritt er in dieser Lebensphase völlig normal getrenntgeschlechtlich auf. Weibchen und die viel kleineren Männchen ernähren sich im Erdreich von organischem Detritus, das sind alle essbaren organischen Substanzen, derer sie habhaft werden können. Nebenbei sorgen sie mit einem eifrigen Liebesleben munter für steten Nachwuchs. Gleichzeitig schwenkt dieser Wurm gerne auf seinen Hauptzyklus um, dann nämlich, wenn die invasionsfähige Larvengeneration Kontakt mit der Haut eines Menschen oder auch eines Hundes bzw. einer Katze bekommt. Diesen Kontakt suchen aber merkwürdigerweise lediglich die weiblichen Larven. Nur sie vermögen, wie der zuvor beschriebene Hakenwurm *Ancylostoma duodenale*, in die Haut eines potentiellen Wirtes einzudringen. Nach einer solchen Invasion treten an den betroffenen Hautpartien heftige Irritationen mit Rötungen und Pappelbildungen auf. Nicht selten kann man äußerlich die Kriechspuren der zunächst noch in der Haut herumirrenden Larven erkennen. Sinnigerweise bezeichnet man dieses Phänomen, das auch bei einigen anderen Parasiten vorkommt, als Hautmaulwurf. Da aber nur weibliche Larven direkt über die Haut in den Körper eines Wirtes eindringen, mussten sie sich etwas einfallen lassen, um erfolgreich das neue Terrain zu erobern. Anders als die frei im Boden lebende, geschlechtliche Generation, vermehren sich die parasitischen Weibchen ungeschlechtlich über eine Jungfernzeugung. Der Wissenschaftler bezeichnet diese etwas freudlose Vermehrungsart als Parthenogenese. Ohne eine männliche Begattung vermag sich hier das Weibsvolk im Darm des Wirtes fortzupflanzen. Dorthin sind die über die Haut eingedrungenen Parasiten über eine Blut-Lungen-Wanderung gelangt, wie sie schon bei ihren entfernten Verwandten, den Hakenwürmern, vorgestellt wurde. Fleißig werden im Darm unbefruchtete Eier abgegeben, aus denen alsbald die winzigen ersten Larven schlüpfen. Sie lassen sich in großen Mengen über den Kot des Wirtes ins Freie befördern. Da sie aber absolute Minis sind, wird man sie mit bloßem Auge kaum wahrnehmen. Nur mit Hilfe eines Mikroskops kann der Fachmann sie entdecken.

Ein lange ungeklärtes Phänomen waren bei diesem Parasitenbefall die über Jahre andauernden Infektionen. So gab es Patienten, die nachweislich über 35 Jahre lang mit *Strongyloides stercoralis* infiziert waren. Da passte etwas nicht, denn die weiblichen Würmer im Darm werden maximal 1 Jahr alt und dann sterben sie ab.

Man ahnt es schon, inzwischen kennt man den Grund: Über den menschlichen Kot werden, wie eben beschrieben, normalerweise die frisch aus dem Ei geschlüpften Erstlarven ausgeschieden. Dummerweise kann es aber nicht selten zu sogenannten Endo- oder Exoautoinvasionen bei ein und demselben Patienten kommen. Autoinvasion heißt nichts anderes, als dass Larven wieder zurück in den Körper eindringen. Das schafft aber nicht die erste im Kot abgängige Larve, sondern erst eine über Häutungen entstandene sehr agile, invasionsfähige, filariforme (fadenförmige) Larve. Das nun will verstanden werden: Hinter all dem steckt ein lästiges Übel, welches die Medizin als Obstipation und der Laie als Verstopfung bezeichnet. Tagelang bleibt das große Geschäft im Enddarm stecken und der betroffene Mensch träumt vom Einsatz eines Korkenziehers. Die Larven aber, die in dieser festsitzenden Wurst herumlümmeln, beginnen, sich wie sonst in feuchter Erdumgebung zu häuten. Fröhlich und flink hangeln sie sich dabei von einem Larvenstadium zum nächsten. Dadurch wird dann das invasionsfähige Endstadium, die filariforme Larve erreicht. Dieses Biest aber ist auf das Eindringen in menschliche oder auch tierische Haut programmiert. Kein Problem an dieser Stelle, denn die Schleimhaut des Enddarmes ist ja praktischerweise in Reichweite. Einmal wieder in die Haut eingedrungen, absolviert die Larve anschließend wieder die übliche Blut-Lungen-Wanderung. Alsbald kann sie dann im Darm die Wurmmütter begrüßen. Diese dürfen sich kurz danach über eine von den Töchtern produzierte Enkelgeneration freuen. Auch wenn Mama spätestens nach einem Jahr stirbt, vermehren sich vor Ort die Töchter munter weiter. Der arme befallene Mensch aber wird damit zum Dauerquartier für eine sich in ihm emsig vermehrende Parasitenbande. Dieser eben beschriebene Vorgang war eine typische Endo-Autoinvasion (endon/grch. = innen). Die Larven hatten nie das Licht der Welt gesehen, sondern waren bei all ihren Aktivitäten immer im Darm und Körper geblieben.

Bei der Exo-Autoinvasion (exo/grch. = draußen) gibt es einen kurzen Freiluft-Aufenthalt für die filariforme Larve. Es geschieht durch kleine Kotreste am After. Wurde dieser einfach mal nicht gut abgewischt, dann arbeiten sich die in der feuchtwarmen Umgebung inzwischen darin entwickelten fadenförmigen Larven in aller Ruhe in die Pohaut des Menschen ein. Insbesondere bei diesem äußeren Infektionsweg entfalten die eingedrungenen Larven einen flotten, merkwürdigen Wandertrieb. Das demonstrieren Kriechspuren bis hinein in die Schenkelregion. Nach einem solchen ausgiebigen Hautspaziergang begeben sich die Larven auf die Blut-Lungen-Wanderung, um schlussendlich ihr Endziel, den Darm zu erreichen.

Zurück zu den Anfängen: Die Starterinfektion mit dem Zwergfadenwurm findet bei den meisten Menschen natürlich über einen normalen Hautkontakt mit feuchtwarmer Erde statt. Das geschieht in den meisten Fällen über das Barfußlaufen. Weltweit tritt dieser Parasit deshalb häufig in allen wärmeren Regionen der Erde auf. Aber natürlich kann auch in diesem Fall der Berg- und Tunnelbau ein gefährlicher potentieller Infektionsherd sein, insbesondere, wenn dort schlechte hygienische Bedingungen herrschen.

Leider gibt es daneben noch regelrecht absurde Infektionswege. Sie existieren nicht zuletzt deshalb, weil infizierte Menschen oft einen völlig mit Larven überfluteten Körper besitzen. Autoinvasionsprozesse sorgen – wie beschrieben – immer wieder für einen gewaltigen Larvennachschub. So gibt es leider Beweise dafür, dass Menschen mit diesem Wurm fatalerweise durch eine Organtransplantation infiziert wurden. Was eigentlich als lebensrettende Maßnahme geplant war, entpuppt sich in solchen Fällen dann als wahres Danaergeschenk.

Auf Grund der Darmwürmer und der häufigen Infiltration des gesamten menschlichen Körpers mit Larven treten neben den üblichen zu erwartenden, oft heftigen Darmbeschwerden auch noch andere Symptome bei dieser parasitären Erkrankung auf. Besonders häufig kommt es dabei zu schweren Lungenentzündungen. Beim Befall des Zentralnervensystems können heftige Kopfschmerzen, Krämpfe, epileptische Anfälle und sogar komatöse Zustände die Folge sein. Todesfälle sind ebenfalls nicht auszuschließen. AIDS-Patienten pflegen besonders schwer unter dieser Wurmerkrankung zu leiden. Solche Probleme können natürlich auch bei Patienten auftreten, die wegen einer anderen Erkrankung mit einer Immunsuppressionstherapie behandelt werden. Wenn sich vor der Behandlung herausstellt, dass diese Kandidaten zuvor in den Tropen gewesen sind, dann sollten sie vor der Therapie gründlichst auf einen Befall durch *Strongyloides stercoralis* untersucht werden. Ansonsten drohen ihnen die gleichen schlimmen Probleme wie einem AIDS-Erkrankten. Man merkt, der Zwergfadenwurm, so klein und unscheinbar er auch ist, vermag sehr viel Unheil anzurichten und man sollte über seine Gefährlichkeit informiert sein.

Enterobius vermicularis liebt die Kinder

Die weltweit verbreiteten Madenwürmer, wie sie im Volksmund genannt werden, waren noch in der Nachkriegszeit auch bei uns vielerorts ein immer wiederkehrendes Thema. Vor allem Kinder hatten in fast regelmäßigen Abständen zwei- bis dreimal im Jahr Besuch von diesen Darmparasiten. Besonders dort, wo weit bis in die 50-er Jahre hinein noch Plumpsklos existierten, waren die Lästlinge nicht auszurotten. *Enterobius vermicularis* ist eine klassische Fäkalinfektion.

Wenn abends im Bett bei uns Kindern der Po zu jucken begann, wussten unsere Mütter damals unaufgeregt mit der Situation umzugehen. Mit Wattebäuschchen wurden von ihnen die sich aus dem After herausschlängelnden Würmchen abgestreift. Zusätzlich bekamen die Kinder stramm sitzende Schlüpfer, oft zwei davon, auch über Nacht angezogen. Dann wurden die Fingernägel mit der Schere so weit wie möglich gekürzt. Nichts sollte sich darunter festsetzen können. Tagsüber gab es dann rohe Möhren wahrlich zum Sattessen, weil die Würmer kurioserweise gerade diese vegetarische Mahlzeit offenbar verabscheuen. Verzweifelt suchten sie daher vermehrt ihr Heil in der Flucht. Aufgeregt wimmelnd erschienen sie wieder in Mengen an besagtem Darmausgang der Kinder, wo die Mütter sie erneut abtupfen konnten. Durch diese einfachen therapeutischen Rituale pflegte der Spuk nach einer guten Woche überstanden zu sein. Einen Arzt brauchte man damals für den kleinen, aber natürlich unangenehmen Darmbesuch nicht zu konsultieren.

Enterobius vermicularis (Linné 1758) heißen die kleinen Quälgeister mit vollständigem wissenschaftlichem Namen. Frei übersetzt bedeutet der Name etwa „der im Darm (= enteron/grch.) lebende (= bios/grch.) kleine Wurm (= vermes/lat.)". Mediziner bezeichnen diese immer in Mengen auftretenden Darmparasiten auch häufig als Oxyuren, weil sie zu der artenreichen Ordnung der Oxyurida gehören. Die Tatsache, dass der alte Herr Linné mit der Jahreszahl 1758 als Erstbeschreiber an dem Artnamen des Wurmes dranhängt, spricht für sich. Ganz offensichtlich kannte er – wahrscheinlich aus eigener Erfahrung – diesen Lästling schon bestens, als er seine systematische Zusammenstellung des Tierreichs abfasste.

Weibliche Würmer erreichen bei einem Durchmesser von 0,1 mm immerhin eine Länge von bis zu 12 mm. Die nur halb so langen Männchen sind, wie üblich bei Fadenwürmern, weitaus kleiner. Trotz der geringen Größe können diese Würmer bei starken Infektionen – und die sind nicht selten – so massenhaft im Kot sichtbar herumwuseln, dass der Stuhlgang dadurch eine hellere Farbe annimmt.

Madenwürmer leben überwiegend im Dickdarm. Nicht selten vermögen sie von dort in den Blinddarm vorzudringen. Dabei schleppen sie an ihrer Oberfläche Bakterien ein, die nicht selten zu einer akuten Blinddarmentzündung führen. Möglicherweise war dies in meiner Jugend der Hauptgrund für die vielen Blinddarmoperationen in der Nachkriegszeit. In meiner Klasse gehörte ich zu den wenigen Schülerinnen, die noch einen Blinddarm besaßen. Den meisten war häufig sogar als Notfallpatient der zum Durchbruch neigende vereiterte Wurmfortsatz schon längst entfernt worden. Heute ist es umgekehrt, Blinddarmoperationen sind, wie auch die Madenwurminfektionen, im Vergleich zu früher selten geworden.

Bei Massenbefall durch Madenwürmer dringen diese bei kleinen Mädchen schon mal versehentlich in die Vagina ein. Dabei werden auch dort bakterielle Verunreinigungen eingeschleppt. Daher spielte die Madenwurminfektion in früherer Zeit in der Kindergynäkologie eine nicht unbedeutende Rolle.

Wieso aber sorgt dieser kleine Parasit immer wieder für Massen- und Reinfektionen? Das hängt, wie wir sehen werden, mit seinem sehr einfachen Lebenszyklus zusammen.

Die Infektion des Menschen erfolgt immer durch die orale Aufnahme von Eiern. Nach etlichen Häutungen beginnen die erwachsenen Würmer, sich im Dickdarm zu begatten. Die Männchen segnen nach vollbrachtem Liebesdienst rasch das Zeitliche. Die Damenwelt aber kriecht abends, wenn die menschlichen Wirte sich ins warme Bett gelegt haben, aus deren After heraus, um ihre Eier in großen Mengen an die sauerstoffreiche, frische Luft zu befördern. Ganz klar, dass dieser Vorgang in der hochempfindlichen Analregion zu einem unglaublichen Juckreiz führt. Wie praktisch, denn nun beginnen Kinderhände, sich dort hemmungslos zu kratzen. Eier geraten dabei in die Umgebung, ins Bett und unter die Fingernägel. Schon am nächsten Morgen kann man sich durch Aufnahme dieser Eier aufs Neue infizieren. Diese steten Reinfektionen führen gerne zu lang andauernden Wurmerkrankungen. Obwohl die Würmer nur eine Lebensdauer von 5 bis 6 Wochen haben, kann es dadurch zu jahrelangen Dauerinfektionen im Darm kommen. Die Eier sind so leicht, dass sie schon durch einfaches Bettlüften in der ganzen Raumluft verbreitet werden. So erklärt sich auch, warum früher ganze Schulklassen und Kinderheime gleichzeitig unter diesen penetranten Würmern litten. Rohe Möhren mussten auch hier tagelang ihren Dienst tun.

Nun hatten diese an sich normalerweise harmlosen Wurminfektionen auch ihr Gutes. Das Immunsystem wurde immer mal wieder gefordert und ging gestärkt daraus hervor. Allergien, wie zum Beispiel Heuschnupfen, waren in meiner Jugendzeit wohl nicht zuletzt deshalb noch ein sehr seltenes Thema.

Der Spulwurm, ein beständiger Intimfeind des Menschen

Der weltweit verbreitete Spulwurm war bis in die Nachkriegszeit auch bei uns ein nicht seltener, dabei aber immer ungebetener Untermieter des menschlichen Darmes. Förderlich war für seine Verbreitung das Düngen der Gemüsefelder und

Salatbeete mit menschlichen Fäkalien oder ungenügend geklärten Abwässern. Noch während meines ersten Studiensemesters wurde darüber gelästert, dass die Mensagäste einer anderen, nahe gelegenen Universität fast alle auf einen Schlag Spulwürmer hatten und kurze Zeit später auch noch unabhängig davon einige Studenten mit einem Rinderbandwurm gesegnet wurden. Was uns zum Lachen brachte, war für die Betroffenen sicherlich kein wirkliches Vergnügen. Das Spulwurmproblem verschwand erst, als Plumpsklos aus der Mode kamen und man in der Landwirtschaft vermehrt dazu überging, Kunstdünger einzusetzen. Chemie sollte also nicht nur verteufelt werden.

Ich selbst hatte als Neunjährige das sehr zweifelhafte Vergnügen, dass sich einmal drei Prachtexemplare bei mir im Darm breitgemacht hatten. Irgendetwas musste sie dort damals allerdings massiv gestört haben, denn sie verließen mich zum großen Schrecken meiner Mutter schlagartig und einträchtig zur gleichen Zeit. Ich erinnere mich noch gut daran, dass deren Austritt aus dem Enddarm zwar nicht geräuschvoll, aber gefühlt rüpelhaft vonstattenging. Die großen Burschen mit ihrem kräftigen Hautmuskelschlauch sind sehr bewegungsfreudig. Heimlich herauszuschleichen ist nicht ihre Art! Ich konnte aber letztendlich dankbar sein, dass ich keinen größeren Wurmbefall hatte. Es blieb bei diesen drei Musketieren.

Ascaris lumbricoides lumbricoides heißt der für den Menschen spezifische Spulwurm. Die Analyse dieses langatmigen Namens ist äußerst aufschlussreich. So heißt das griechische Wort „askos“ auf Deutsch ganz einfach Schlauch. Dieser Name nimmt Bezug auf das äußere Aussehen dieses kräftigen Burschen. Davon abgeleitet wurde sogar „ascaridos“, der Begriff für einen Eingeweidespulwurm schlechthin. Daraus lässt sich natürlich auf die Bedeutung dieses Wurmes für die alten Griechen schließen. Respektlos hatte er auch bei den Hellenen offenbar großzügig sein Terrain erobert. Der Artname „lumbricoides“ bezieht sich auf seine Ähnlichkeit mit *Lumbricus terrestris*, dem langen, dicken Regenwurm, der heißbegehrt von Anglern auch Tauwurm genannt wird. Auf den ersten Blick, wenn der eigentlich farblose Spulwurm leicht bräunlich getönt den Darm verlässt, kann man ihn tatsächlich mit dem harmlosen und nützlichen Bodenbewohner verwechseln. Immerhin erreichen weibliche Spulwürmer bei einem Durchmesser von 0,5 cm die beachtliche Länge von 20 cm bis 40 cm. Männliche Tiere sind deutlich kleiner und man erkennt sie leicht an ihrem spiralig eingekrümmten Hinterende. Zuletzt sei noch erklärt, warum im wissenschaftlichen Namen dieses Parasiten eine Wortverdoppelung auftritt. Damit wird die für den Menschen spezifische Unterart charakterisiert und gegen den ansonsten sehr ähnlich gebauten und aussehenden Schweinspulwurm abgesetzt. Dieser heißt dann *Ascaris lumbricoides suum* (sus/lat. = Schwein).

An der Universität erstand ich immer Schweinespulwürmer für meine Zoologischen Präparierkurse. Ich erhielt sie in großen, widerlich aussehenden Mengen aus der Kuttelei des Schlachthofs. Das ist die Abteilung, in der die Därme für die Wurstherstellung gereinigt werden. Als Trost sei gesagt, dass es auch leckere Würste in Kunstdärmen gibt!

Ich schickte dort immer eine studentische Hilfskraft hin und sorgte dafür, dass die ekelhafte Fracht noch vor Ort in Formalin eingelegt wurde. Die Würmer dienten in der Lehre zur Anschauung und zum Kennenlernen ihrer inneren Anatomie. Im Kurs habe ich mich dann aber mitfühlend menschlich gezeigt. Da ich selbst – wohl wegen meiner persönlichen Erlebnisse – einen abgrundtiefen Ekel vor diesen Monsterwürmern empfinde, habe ich den jungen Erstsemestern eine so unangenehme Präparation immer erspart. Stattdessen ließ ich sie Querschnitte von Spulwürmern mikroskopisch auswerten. Erst im fortgeschrittenen Praktikum durften die höheren Semester präparatorisch Hand anlegen, aber auch dann nur, wenn sie es wollten.

Wie man schon ahnen kann, infiziert sich der Mensch mit Spulwürmern durch die Aufnahme seiner Eier. Fäkale Verunreinigungen befinden sich hauptsächlich an Salatpflanzen und roh verzehrtem Gemüse. Auch heute noch vermögen reisefreudige Menschen ein solches Darm- Souvenir aus Urlaubsländern mitzubringen. Die Eier haben eine außerordentlich haftfreudige Oberfläche, welche aus zahlreichen, dicht an dicht stehenden Noppen besteht. Mit einem einfachen Waschvorgang wird man sie also nur selten alle von der Oberfläche eines Salatblattes entfernen können.

Riesige Eimengen werden von weiblichen Würmern im Darm abgegeben. Bei einer Lebenserwartung von einem Jahr können – so schätzt man – bis zu 300 Millionen Eier von nur einem Weibchen produziert werden. Viele davon werden natürlich nie ihr Ziel, den Endwirt Mensch erreichen. Aber es hat auch immer wieder unglückliche Masseninfektionen gegeben, die nicht selten sogar zu einem Darmverschluss führten. So fand man bei der Autopsie (ein Wort, das nichts Gutes verheißt) eines Kindes 2.000 geschlechtsreife und zusätzlich noch unreife Spulwürmer im Darm. Diese Menge wog 8 kg (!) und hatte den Darm des Kindes komplett verschlossen, was letztlich auch dessen Tod herbeigeführt hatte.

In den oral aufgenommenen Eiern befindet sich oft schon die zweite, invasionsfähige Larve und wartet auf ihre Stunde. Die kommt aber erst, wenn die Umweltbedingungen stimmen. Solche charakteristischen Faktoren, wie unter anderem ein bestimmter pH-Wert in Kombination mit den richtigen Gas- und Temperaturwerten, finden sich exakt stimmig nur im menschlichen Darm. Dadurch wird das Schlüpfen der Larven induziert. Die ersten vorgepreschten Schlüpflinge produzieren eine besondere Flüssigkeit, mit der auch die noch etwas trägen anderen Eier rasch aus der Reserve gelockt werden. Dann wird nicht lange gefackelt. Die Jungtiere brauchen für ihre Weiterentwicklung Sauerstoff und der ist mehr als knapp im Darm. Also bohren sie sich durch die Darmwand in Blutgefäße hinein und machen einen Spaziergang durch die Organe. Immer wandern sie in die gut durchblutete Leber ein, um letztendlich die Lunge zu erobern. Bei starkem Befall reagiert die Leber mit einer unangenehmen Schwellung und in der Lunge entstehen Entzündungen. Die Larven wandern dann die Bronchien und die Luftröhre aufwärts und lassen sich vom ahnungslosen Wirt abschlucken. Damit gelangen sie zum zweiten Mal in den Darm, wo sie nun endlich zu geschlechtsreifen Spulwürmern heranreifen, die ihren Stoffwechsel ohne Sauerstoff bewerkstelligen können. Man merkt, auch Spulwürmer vollziehen wie viele andere Fadenwürmer eine perfekte Blut-Lungen-Wanderung!

Je nach Befallsstärke kann der Mensch beschwerdefrei bleiben oder leichte bis heftige Leibschmerzen entwickeln. Spontanabgänge von Spulwürmern sind, so wie es mir erging, keine Seltenheit. Es kommt sogar vor (empfindliche Gemüter mögen diesen Satz nicht weiter lesen!), dass sie in Ausnahmefällen über den Mund ins Freie flüchten. Im Darm selbst halten Spulwürmer sich mit ihrem kräftigen Hautmuskelschlauch fest, der aus reiner Längsmuskulatur besteht. Sie krümmen sich dafür s-förmig zusammen und stemmen sich beidseitig in die Darmfalten ein. Auf diese Weise vermögen sie problemlos auch heftiger Darmperistaltik – wie sie gerne nach einer Erbsensuppenmahlzeit auftritt – zu widerstehen.

Schlimm wird es, wenn Spulwürmer sich im Darm „verlaufen" haben. Verirrt sich so ein kräftiger Kerl zum Beispiel in den Gallengang, dann gibt es eine heftige Kolik, die sich gewaschen hat.

Im Darm produziert Ascaris ein Stoffwechselendprodukt, die Isovaleriansäure, welche bei etlichen Menschen für eine starke Antikörperreaktion sorgt. Wer also schon mal eine solche Wurminfektion überstanden hat, kann durchaus bei einem erneuten Kontakt mit der Isovaleriansäure heuschnupfenartige Symptome zeigen. Ich erinnere mich, dass wir noch während meiner Studienzeit in unserem zoologischen „Schnippelkurs“ vor der Präparation des Spulwurms nach einer durchgemachten Infektion gefragt wurden. Entsprechende Kandidaten durften nicht an den Präparationen teilnehmen. Auf einmal war ich dankbar für mein frühes Kindheitserlebnis, ersparte es mir doch einen erneuten Kontakt mit diesen Ekelwürmern.

Hundewelpen sind fast immer verwurmt

Jeder Tierhalter weiß, dass auch Hunde und Katzen Spulwürmer haben können. Sie sind deutlich kleiner als der Menschenspulwurm und sie gehören wegen einiger Besonderheiten zu einer anderen Gattung. *Toxocara canis* heißt der Hundespulwurm und *Toxacara mystax* der Vetter, welcher sich auf Katzen spezialisiert hat.

In einem Teil seines Kreislaufs ähnelt der Hundespulwurm zunächst einmal dem, was zuvor über Ascaris berichtet wurde. Die Tiere infizieren sich mit diesem Darmparasiten „unter anderem“ (man merkt schon, es gibt noch mehr Möglichkeiten!), indem sie dessen Eier, die sich in einem Hundekothaufen befinden, aufschlecken. Das kann leicht passieren, denn jeder Hundebesitzer weiß ein Lied davon zu singen, wie interessant ihre Lieblinge die Ausscheidungen von anderen Artgenossen finden. Gar zu gerne wird sich darin auch noch gesuhlt. Vor allem die munteren und verspielten Jungtiere sind dabei besonders gefährdet. Bei solchen jungen Hunden kommt es dann zu einer klassischen Blut-Lungen-Wanderung und schon 30 Tage später tummeln sich die ersten Geschlechtstiere im Dünndarm unserer kleinen Lieblinge.

Wäre nun alles tatsächlich so einfach, wie eben beschrieben, dann könnte man dieses Kapitel schnell abhaken. Der erfahrene Hundezüchter aber würde sich nach dem oben beschriebenen Procedere wundern, wieso seine niedlichen Welpen, die noch gar nicht an der frischen Luft waren, trotzdem im Alter von 3 bis 4 Wochen immer total verwurmt sind. Dabei hatte er doch so darauf geachtet, dass die Hundemutti konsequent entwurmt wurde.

Man ahnt schon: Hier gibt es offenbar noch ganz hinterhältige Besonderheiten im Zyklus des Hundespulwurms. Neben dem klassischen Ascariden-Zyklus mit der Lungenpassage existiert noch ein trickreicher Nebenschleichweg, der alle Wurmkuren austrickst. Mit ihm wird letzten Endes garantiert, dass sich Hunde aller Alterstufen nicht nur über die übliche Eiaufnahme, sondern auch über ein erjagtes Beutetier infizieren können. Dummerweise kann dieser Seitenweg auch für den Menschen gefährlich werden.

Bei älteren Junghunden und ganz besonders bei den Hündinnen fangen die Larven im Körper nach und nach an, sich, statt den Darm anzusteuern, für lange Jahre in der Muskulatur einzunisten. Dieser merkwürdige Prozess beginnt bei Jungtieren, wenn sie etwa ein halbes Jahr alt sind. Während dabei ein paar Larven aus alter Gewohnheit noch den Darm besiedeln, dringen andere in die Muskulatur des Hundes ein. Bereits nach kurzer Zeit wird dieses Quartier von allen Larven bevorzugt, so dass im Darm nur noch ein paar Altwürmer herumdümpeln. Schon bald wird der gepflegte Hund als scheinbar wurmfrei gelten. Das ändert sich, wenn die Hündinnen Nachwuchs erwarten. Im letzten Stadium ihrer Trächtigkeit werden die „schlafenden" Muskellarven unter dem Einfluss der Schwangerschaftshormone wieder munter. Sie begeben sich auf Wanderschaft, um dabei von der Blutbahn ausgehend in die Plazenta vorzudringen. Von dort aus vermögen sie die unschuldigen kleinen Hundefeten zu infizieren. Auch nach der Geburt finden noch weitere Larvenübertragungen über die Muttermilch statt. Jetzt wird klar, warum frühe Welpen eigentlich immer verwurmt sind. Dadurch aber werden sie zu gefährlichen Eiausscheidern. Diese Eier können nun wieder Hunde infizieren. Bei sehr jungen Hunden steuern sie über eine Blut-Lungen-Wanderung den Darm an, wo sie geschlechtsreif werden. Eier hingegen, die von älteren Hunden aufgenommen werden, erobern gleich wieder deren Muskulatur und der Hundehalter ahnt nichts von dem Befall. Aber die Eier lassen sich auch begeistert von anderen Säugetieren und zwar vornehmlich potentiellen Beutetieren der Hunde aufnehmen. Dadurch entsteht ein Nebenschauplatz. In den außerplanmäßigen Wirten besiedeln die geschlüpften Larven ganz flink deren Muskulatur und warten dort auf ihre Stunde. Die ist gekommen, wenn ein Hund die infizierte Beute frisst und sich damit erneut eine Infektion mit dem Spulwurm einhandelt.

Fatalerweise funktioniert das eben Geschilderte grundsätzlich auch beim „Säugetier" Mensch. Er gilt in der Parasitologie in diesem Zyklus aber als Fehlwirt, denn welcher Hund frisst schon Menschenfleisch? Als ahnten sie es, wandern die etwas irritierten Larven bei dem menschlichen Wirt auch nicht in dessen Muskulatur ein. Stattdessen befallen sie alle möglichen Organe, weshalb diese Parasitenattacke auch als „Larva migrans visceralis" bezeichnet wird, was so viel heißt wie „eine die Eingeweide durchwandernde Larve". Es kommt dadurch zu vielerlei Krankheitssymptomen wie zum Beispiel Lungeninfiltrationen und Lymphknotenschwellungen. Besonders problematisch wird diese Infektion durch den starken Hang der kleinen larvalen Biester, Teile des menschlichen Nervensystems zu besiedeln. Die unglücklichen menschlichen Fehlwirte können dadurch schlimmstenfalls die verschiedenartigsten neurologischen Störungen entwickeln.

Im Umgang mit noch nicht mehrmals entwurmten Welpen gilt es also, auf äußerste Hygiene zu achten. Insbesondere Kleinkinder, die permanent ihre Finger im Mund haben, sollten möglichst keinen direkten Kontakt zu frühen Welpen haben. Erst wenn die Tiere ihre vorgeschriebenen Wurmkuren absolviert haben, wird der Umgang mit ihnen unproblematischer.

Man weiß nur wenig darüber, wie hoch der Anteil der Bevölkerung ist, der sich eine Toxokarose – wie man das Krankheitsbild beim Menschen nennt – zugezogen hat. Was der Arzt nicht sucht, wird auch nicht gefunden. Bei einer geringfügigen Infektion werden sich zudem oft keine deutlichen Krankheitssymptome ausbilden. Am häufigsten infizieren sich sicherlich Personen, die in bestimmten Berufsgruppen tätig sind, wie Jäger, Tierärzte, Landwirte und Hundezüchter. Der Durchseuchungsgrad dieser Bevölkerungsgruppe wird auf bis zu 10 % geschätzt. Vom Katzenspulwurm *Toxocara mystax*, synonym auch *Toxocara cati* genannt, kennen wir eine ähnliche Entwicklung. Nur wurde bislang keine Infektion der Katzenfeten über die Plazenta nachgewiesen. Offenbar erfolgt hier die Infektion wohl ausschließlich beim Säugen über die Muttermilch. Als Hauptinfektionsquelle für Katzen mit dem Spulwurm gelten natürlich die Muskellarven von Mäusen, ihrer bekannten Lieblingsspeise.

Noch erwähnt werden sollte, dass auch von den Spulwürmern (*Baylisascaris procyonis*) der Waschbären Gefahren ausgehen. Da diese possierlichen, aber auch invasiven Kleinbären vielerorts häufig nachts unsere Gärten heimsuchen, sollte man den direkten Kontakt mit ihrem Kot, der dem eines Hundes sehr ähnlich sieht, meiden. Ihre Spulwurmlarven dringen beim Menschen bevorzugt ins Auge ein und wirken hier zerstörerisch.

Eine Fernsehsendung verdarb den Appetit auf Fische

Wer an die Nord- oder Ostsee fährt, um dort Urlaub zu machen, genießt nicht nur Sonne, Sand und Meer, sondern auch gerne mal die überall erhältlichen Fischbrötchen. Kurzfristig verging den Menschen in Deutschland allerdings vor einiger Zeit der Appetit auf Bismarckhering und Co. Was war geschehen? In einer Panorama-Sendung wurde 1987 sehr drastisch im Fernsehen auf die Gefahr durch „Fischwürmer" hingewiesen. Eindrucksvoll beförderte man dabei ungenügend durchgegarte Fischfilets auf einen Leuchttisch und der entsetzte

Fernsehzuschauer durfte die sich darin schlängelnden Würmer bewundern. Fazit: Kaum jemand in Deutschland wollte mehr Fisch essen. Ein gutes halbes Jahr lang bewegten sich viele Fischgeschäfte am Rande des Ruins. Doch der Mensch vergisst schnell! Was in den Medien nicht mehr präsent ist, wird flugs verdrängt. Fischwürmer sind dafür nicht das einzige Beispiel. Es gab ja auch schon Rinderwahn, Waldsterben und die nach dem Tschernobyl-Reaktorunfall radioaktiv verseuchten Pilze. Alles Schnee von gestern, die Menschen lebten immer wieder ruckzuck im Hier und Jetzt.

Aber die fiesen Fischwürmer gibt es immer noch und darum sollen sie hier einmal näher beschrieben werden: Bei diesen unangenehmen Parasiten handelt es sich um mittelgroße Spulwürmer, deren natürliche Endwirte Meeressäugetiere sind. Die häufigste Art ist *Anisakis simplex*. Seehunde, Seelöwen und Seeelefanten infizieren sich mit den Larven dieses Schmarotzers durch – wie könnte es anders sein – ihre Fischmahlzeiten. In diesem Kreislauf treten neben dem Fisch noch bestimmte Garnelen als erste Zwischenwirte auf, die dann von den Fischen als dem zweiten Zwischenwirt gerne gefressen werden.

Da Meeressäuger bei einem starken Wurmbefall heftig daran erkranken können, ist man in Zoologischen Gärten schon länger dazu übergegangen, nur noch solche Heringe an die Lieblinge der Zoobesucher zu verfüttern, die vorher längere Zeit tiefgefroren gelagert wurden. Bevor diese Vorsichtsmaßnahme ergriffen wurde, hatte es sogar Todesfälle durch diesen Spulwurm bei den Tieren gegeben.

Heringe sind ganz besonders häufig und auch stark von diesen Parasiten befallen. Bedauerlicherweise kommen daher die ekligen Larven auch in den bekannten Heringsdelikatessen wie Matjes und Bückling vor und sind darin häufig noch am Leben. Auch im pikanten Bismarckhering, der so gerne zwischen zwei knusprigen Brötchenhälften mit reichlich Zwiebelringen verpackt wird, lauern nicht selten die quicklebendigen Parasiten. 30 Tage muss ein Bismarckhering mindestens im Essigsud gelegen haben, damit die Biester sicher abgestorben sind. Geradezu makaber erscheint mir in diesem Zusammenhang folgende Geschichte: In einem anderen EU-Land, dessen Namen ich jetzt mal nicht nennen möchte, wusste man schon vor der Panorama-Fernsehsendung in Deutschland um dieses Fischwurmproblem. Es gab daher dort schon seit geraumer Zeit die Vorschrift, die Heringe mindestens 30 Tage ins essigsaure Bad zu legen. Bei Bismarckheringen aber, die für den Export bestimmt waren, nahm man diese Vorschrift nicht ganz so ernst! Der Soziologe erkennt darin ganz deutlich das Phänomen der „Wir-“ und der „Ihr-Gruppe“. Heute aber, nachdem wir auch bei uns durch die besagte Fernsehsendung aufgerüttelt wurden, ist man auch hier vorsichtiger geworden.

Strengere Vorschriften für die Fischzubereitung wurden erlassen, um das Fischwurmproblem halbwegs sicher aus der Welt zu schaffen.

Spätestens jetzt aber sollte verraten werden, was diese Wurmlarven im Menschen anrichten können. Sie sind nicht nur ein Ekelproblem, sondern vermögen allerlei Beschwerden zu erzeugen. Während die Larven bei Meeressäugern letztendlich als ausgewachsene Spulwürmer den Darm besiedeln, klappt dieser vollständige Prozess beim Fehlwirt Mensch nicht. Aber klein beigeben kommt für die Larven auch nicht in Frage, sie bleiben einfach im Larvalstadium stecken, werden also nicht geschlechtsreif und besiedeln in dieser Form fröhlich den menschlichen Darmtrakt. Das geht nicht ohne Konsequenzen für den unfreiwilligen Wirt ab. Schon eine Stunde nach der kontaminierten Fischmahlzeit können die aufgenommenen Larven zu Unwohlsein, Übelkeit und Bauchschmerzen führen. Je nach Befallsstärke entstehen daraus jahrelange mehr oder weniger heftige Magen-Darmstörungen. Es kann dabei sogar zu Tumorbildungen kommen. Bei der Untersuchung solcher Tumore hat man mehrere lebende Wurmlarven in geselliger Runde beieinander vorgefunden. Ich habe mir sagen lassen, dass Japaner, die ja bekanntermaßen leidenschaftliche Fischesser sind, wissen, wie man mit diesem Problem umgeht. Tauchen bei ihnen nach einer Fischmahlzeit zeitnah gastritische Beschwerden auf, gehen sie möglichst schnell zu ihrem Leibarzt. Der schiebt gekonnt sein spezielles Endoskop in den Magen hinein und holt die kleinen Quälgeister mit einer winzigen Zange wieder ans Tageslicht, bevor sie mehr Unheil anrichten können. Diese etwas unangenehme Prozedur scheint übrigens nach allen Erfahrungen, die man mit diesem Problem gemacht hat, die wirkungsvollste Therapiemethode zu sein. Das Einnehmen bestimmter Wurmmittel hat sich bisher nicht als hundertprozentig erfolgversprechend herausgestellt.

Nicht nur Heringe, sondern auch andere Meeresfische können von diesen Larven befallen sein. Ist dann ein solches Fischfilet in der Pfanne nicht genügend durchgegart worden, bleiben die Parasiten am Leben und vermögen weiter Unheil anzurichten. Es muss hier wohl nicht besonders erwähnt werden, dass auch das Thema Sushi in diesem Zusammenhang hin und wieder eine unerfreuliche Rolle spielen kann.

Nachdem die Panorama-Sendung im Fernsehen gelaufen war, hat das Thema auch meinen lieben Mann das Fürchten gelehrt. Wie gerne gönnte er sich doch immer auf der Insel Sylt beim Fischpapst Gosch ein Bismarckhering-Brötchen. Sollten diese Zeiten nun vorüber sein? Als Biologin konnte ich ihn beruhigen. Er dürfe gerne, so versicherte ich ihm, weiterhin diesen Leckerbissen genießen. Er müsse nur den Fisch sorgfältig und kräftig kauen, damit eventuell vorhandene Würmer dabei durchgebissen würden, denn Nematoden, so weiß ich als Zoologin zu berichten, haben überhaupt kein Regenerationsvermögen. Anders als der allseits bekannte Regenwurm können Fadenwürmer sich nicht einfach „runderneuern". So ganz begeistern konnte sich mein Mann für diesen Vorschlag nicht.

Ein Fadenwurm, der zu hohen Ehren kam

Wohl kaum jemand mag sich gerne vorstellen, einen Wurm unter seiner Haut zu haben, der dort herumschleicht. Es gibt so etwas aber! Auch wenn dieser Parasit mit 1 mm Durchmesser sehr dünn ist, beeindruckt er dafür mit einer maximalen Länge von 1,20 m. Nicht selten verspürt der Mensch seine Existenz im Unterhautbindegewebe durch ein sanftes Kribbeln und sieht dabei sogar seine Bewegungen. Dieser Parasit ist in Afrika sehr verbreitet, kommt allerdings auch in vielen anderen warmen Ländern der Welt vor, wie zum Beispiel im Nahen und Mittleren Osten, in Indien, Indonesien und auch im Süden Russlands. Sklaven schleppten den langen Lulatsch sogar nach Lateinamerika ein, wo er sich schnell etablierte.

Wem es nun so richtig graust – was ich ja auch mit der Schilderung erreichen wollte –, der sei getröstet. Bürger nördlicher Regionen der Erde laufen selten Gefahr, sich in den betreffenden Ländern zu infizieren, es sei denn, sie trinken als leidenschaftliche Öko-Freaks ungefiltertes Wasser aus der freien Natur. Darin nämlich leben die Zwischenwirte, über deren Aufnahme man sich infizieren kann. Es sind winzige Kleinkrebse der Gattung Cyclops, die auch wegen ihrer steten Auf- und Ab-Bewegungen unter dem Trivialnamen „Hüpferlinge" bekannt sind. Nicht wenige von ihnen beherbergen die gefährlichen Larven des gruseligen Wurmes, den wir nun einmal näher betrachten wollen.

Treffend wurde dieser lange Bursche von Wissenschaftlern mit dem Gattungsnamen *Dracunculus* versehen, was so viel wie „kleine Schlange" bedeutet. Auf Deutsch nennt man ihn den Medinawurm. Schon der bekannte griechische Schriftsteller Plutarch, der von 45 bis 125 v. Chr. lebte, beschrieb diesen augenfälligen Parasiten. In den darauf folgenden Jahrhunderten fand er immer mal wieder auch bei anderen Autoren Erwähnung. Mit vollständigem Artnamen heißt unser Kandidat *Dracunculus medinensis*. In den Ländern, wo er gehäuft auftritt, kommt es durch ständige Neuinfektionen bei der einheimischen Bevölkerung zu lang andauerndem Wurmbefall, und das, obwohl die Tiere spätestens nach einem Jahr das Zeitliche segnen. Begünstigend für die stete Ausbreitung der Infektionen ist der Umstand, dass *Dracunculus* nicht nur den Menschen, sondern auch diverse andere Säuger befällt. Diese Reservoirwirte sorgen dann immer wieder für üppigen Larvennachschub in den Gewässern.

Nun ist es angebracht, einmal den Kreislauf dieses Parasiten in Hinblick auf den Menschen näher zu betrachten. Es beginnt für uns mit der Aufnahme von Trinkwasser, in dem sich infizierte Hüpferlinge befinden. Im Normalfall beherbergt so ein Kleinkrebs nur wenige Larven, oft sogar nur ein Exemplar. Experimente haben gezeigt, dass für die Hüpferlinge ein stärkerer Befall so zwischen 5 bis 6 Larven tödlich ist. Das ist etwas Ungewöhnliches, weil Zwischenwirte in den meisten Parasitenkreisläufen bekanntlich hart im Nehmen sind. Für eine erfolgreiche Infektion des Menschen muss dieser mindestens eine männliche und eine weibliche Larve aufgenommen haben, damit es in ihm mit der Fortpflanzung klappt. Gelangt so ein passendes Pärchen in den menschlichen Darm, bohren sich die Larven in die Lymphbahnen und von dort weiter in verschiedene Organe, wobei sie sich noch zweimal häuten. Dann haben sie es geschafft und als erwachsene Geschlechtstiere können sie zur Tat schreiten und mit der Begattung beginnen. Damit aber dabei die nur 2 cm bis 4 cm langen Männchen nicht vor den Riesenweibern erschrecken, sind diese zum Zeitpunkt der Kopulation freundlicherweise noch vergleichsweise klein. Das Längenwachstum des weiblichen Wurmes erfolgt erst später durch das Ausreifen seiner Geschlechtsprodukte in dem dabei heranwachsenden Uterus. Das bekommen die Väter dieser Brut schon nicht mehr mit, weil sie nach erfolgreichem Beischlaf absterben. Die immer länger werdenden Weibchen aber schleichen sich in das unter der Haut befindliche Bindegewebe des Menschen. Bis zu diesem Zeitpunkt ist übrigens über ein Jahr vergangen, seit der betroffene Mensch sich durch kontaminiertes Trinkwasser mit dem Parasiten infiziert hat. Wenn der Uterus der Würmer prall mit bereits aus den Eiern geschlüpften Larven angefüllt ist, geschieht etwas sehr Kurioses. Mit ihrem ausgeprägten Temperatursinn spüren die Weibchen bei dem menschlichen Wirt die Körperpartien auf, die besonders häufig mit kühlem Wasser in Kontakt kommen. Meist sind das die Füße. Es können aber auch bei Frauen, die oft ihre Wäsche im Fluss waschen, die Hände sein oder bei Wasserträgern ist es gar der Rücken. Genau an diesen Stellen legen sich die langen Weibchen mit ihrem Vorderende auf die Lauer. Durch spezielle Ausscheidungen sorgen sie obendrein dafür, dass an dieser Körperstelle beim Menschen ödemartige Blasen entstehen, in deren Innerem das Gewebe zunehmend nekrotisch wird. Kommt es nun an dieser Körperstelle zum gewünschten Wasserkontakt, brechen die Weibchen mit ihrem bereits aufgerissenen Vorderende aus dem Ödem heraus. Der Uterus stülpt sich vor und entlässt schubweise Tausende von Larven als milchigtrübe Brühe in das umgebende Wasser. Nach vollbrachter Arbeit zieht sich das Weibchen wieder in seine menschliche Körperwohnung zurück, um bei nächstbester Gelegenheit einen erneuten Geburtsvorgang einzuleiten. Schätzungsweise 1,8 Millionen Larven vermag ein einziger weiblicher Wurm in seinem Leben zu produzieren. Im Wasser werden diese winzigen Larven gerne als vermeintliche Leckerbissen ahnungslos von kleinen Cyclops-Krebsen verspeist. Dick werden sie von dieser Mahlzeit nicht, denn die agilen Larven bohren sich auch aus deren Darm schnellsten heraus in die Leibeshöhle des Zwischenwirtes. Dort häuten sich die kleinen Quälgeister noch zweimal, warten auf einen durstigen Endwirt, einen Menschen oder ein anderes Säugetier, und dann geht es im neuen Opfer mit diesem Parasitenkreislauf wieder von vorne los.

Man mag es kaum glauben, aber dieser auffällige Wurmbefall ist für den Menschen normalerweise nicht übermäßig schädigend, wären da nicht die durch ihn verursachten offenen Körperwunden. Hier kann es zu gefährlichen, ja sogar tödlichen Infektionen kommen. Am schlimmsten erwischt es die Patienten, welche sich dadurch – was nicht selten geschieht – den Tetanus-Erreger einfangen.

Nun gibt es aber auch etwas Erfreuliches zu berichten: *Dracunculus medinensis* kommt heute in den meisten von ihm betroffenen Ländern nur noch selten vor. Hier half in der Vergangenheit eine intensive Aufklärungsarbeit bei der Bevölkerung. Schon das Abfiltern des im Freien gewonnenen Trinkwassers mit Hilfe eines einfachen Baumwolltuches schützt schließlich wirkungsvoll vor dem Befall mit diesem Parasiten. Nur in Zentralafrika, wo leider ständig Kriege vom Zaun gebrochen werden, gibt es immer wieder starke Rückschläge bei dem Thema Prävention.

Spätestens jetzt mag sich manch einer fragen, was es denn nun mit der in der Überschrift angesprochene „Ehre“ auf sich hat. Keine Sorge, das soll jetzt endlich verraten werden:

Schon im Altertum wussten die Ärzte mit diesem Wurmbefall umzugehen. Sie sorgten einfach dafür, dass ihre Patienten im Bereich der markanten, geschwürigen Ödeme mit Wasser in Kontakt kamen. Wie zu erwarten brach daraufhin der weibliche Wurm freudig mit seinem aufgebrochenen Vorderende aus der Hautblase heraus. Dort aber lauerte der kundige Medikus. Mit einem aufgespalteten Stöckchen klemmte er das vorwitzige Weibchen ein und begann, es ein kleines Stückchen langsam herauszudrehen. Danach stand dem betroffenen Patienten eine langwierige Prozedur bevor. Ganz gemächlich, über viele Tage verteilt, wurde das lange Monster vorsichtig Stück für Stück aus dem Gewebe herausgewickelt. Das durfte beileibe nicht zu schnell gehen, denn riss der sehr dünne Fadenwurm bei dem Vorgang ab, zog sich der restliche Wurmkörper reflexartig wieder in das Gewebe zurück. Das aber führte bei den Patienten in der Regel zu einer heftigen Antikörperreaktion, die durchaus einen tödlichen Ausgang nehmen konnte.

Nun aber endlich zu der versprochenen „Ehre“: Dieser eben beschriebenen ärztlichen Kunst der Wurmentfernung könnte die Medizin originär ihr Statussymbol, den Äskulapstab verdanken.

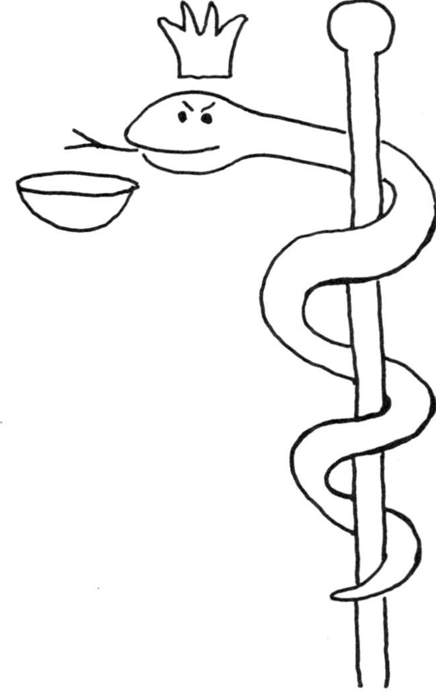

Äskulapstab.

Weil ein aufgewickelter Wurm den Ärzten aber wohl wenig standesgemäß erschien, wurde im Laufe der Zeit daraus das Symbol einer Schlange, die sich hoheitsvoll um einen Stab windet, wobei ihr Kopf mit der gespaltenen Zunge über einer Schale schwebend offenbar ihr Gift abgeben soll. Toll! Nur war eben ursprünglich nach Meinung einiger gewichtig argumentierender Experten etwas ganz Anderes gemeint. Die Schlange könnte ihrer Ansicht nach in Wirklichkeit der von begabten Ärzten mit Hilfe eines gespaltenen Stockes erfolgreich aus dem Körper entfernte Medinawurm sein. Er war zuvor auf den Trick mit dem Wasser hereingefallen und genau das symbolisierte wohl in Wahrheit die Schale unter dem angeblichen Schlangenkopf. Es wäre somit eine Wasserschale und kein Giftbehälter. Natürlich ist vielen standesbewussten Ärzten in der Vergangenheit dieser „wurmige“ Hintergrund des Äskulapstabes nicht sehr sympathisch gewesen. Immer mal wieder hat es deshalb Versuche gegeben, einen Gegenbeweis zu diesem vermuteten frühhistorischen Hintergrund zu führen. Natürlich belegt jede der beiden Meinungsparteien ihre jeweilige These mit eigenen Argumenten. Während die Mediziner sich überwiegend an altgriechischen Schlangenstock-Darstellungen in Verbindung mit der Sagengestalt des Asklepios orientieren, argumentieren Anhänger der Wurmtheorie mit Hinweisen, die ihren Ursprung in viel älteren archäologischen Berichten und Darstellungen haben. Der mythische griechische Gott Asklepios wiederum soll – so vermuten viele Historiker – auf den berühmten ägyptischen Heiler und Arzt Imhotep zurückgehen. Die Entfernung des Medinawurms mit Hilfe eines Stöckchens aber wurde nachweislich auch im alten Ägypten schon lange praktiziert. Noch ältere Hinweise auf den Schlangenstab findet man übrigens auf einer uralten sumerischen Vase. Das allein schon spricht zumindest den alten Griechen ab, Erfinder des Äskulapstabes gewesen zu sein. Mir leuchtet die Wurmstory als Ursprung des Standeszeichens der Heilberufe auf jeden Fall ein und sie – das muss ich freimütig bekennen – gefällt mir auch am besten. Dabei sollte es die Gegner dieser Theorie etwas trösten, dass sich *Dracunculus,* der Gattungsname des Wurmes, wenigstens von dem der Schlange ableitet.

Filarien, fadendünn und hundsgemein

Eine besonders eindrucksvolle und schauderhafte Gruppe der Nematoden ist die der Filarien. Dem lateinischen Ursprung ihres Namens entsprechend, wonach „filum“ übersetzt Faden bedeutet, handelt es sich um relativ lange und extrem dünne Fadenwürmer mit einander ähnelnden Charakteristika in Bauplan und Lebenslauf.

Bei allen Wirbeltiergruppen mit Ausnahme der Fische kommen Filarien vor. Erwähnt sei hier zum Beispiel eine Filarie, die in Schlangen der Neuen Welt parasitiert und die von Lederzecken übertragen wird. Ich stelle sie vor allen Dingen gerne mit einem Augenzwinkern den Studenten in meiner Vorlesung vor, weil sie einen so besonders originellen Namen hat, der da lautet: *Macdonaldius oschei.*

Filarien haben von allen Nematoden die extremste Form des Parasitismus entwickelt. Sie schmarotzen vollständig im Gewebe und passieren den Darmkanal des Endwirtes nicht mehr. Zudem sind sie in keinem Stadium ihres Kreislaufs freilebend. Übertragen werden sie von Wirbeltier zu Wirbeltier durch blutsaugende Arthropoden (= Gliederfüßer), und zwar hauptsächlich Insekten. Die blutrünstigen Zwischenwirte infizieren sich mit den Larven der Filarien, welche Mikrofilarien genannt werden, beim Blutsaugen. Kurioserweise nehmen sie dabei mehr Larven mit ihrer jeweiligen Mahlzeit auf, als in dieser Menge Blut streng genommen vorkommen dürften. Ganz offensichtlich übt der Saugakt wohl eine merkwürdige Art von Attraktion auf die im Blut herumdriftenden Mikrofilarien aus. Anscheinend fiebern sie darauf, schnellstens wieder einen neuen Endwirt zu besiedeln.

In den Arthropoden entwickeln sich die Mikrofilarien über Häutungen bis zur Infektionslarve, die wiederum auf ein neues Wirbeltier übertragen wird. Dort im Endwirt werden daraus Geschlechtstiere, welche man Makrofilarien nennt und die natürlich pflichtschuldig für Nachwuchs sorgen.

Bei etlichen Vertretern der Filarien kann man ein ganz besonderes Phänomen beobachten, nämlich die Mikrofilarien-Periodizität. Das heißt, diese Bürschchen passen sich mit ihrem Aufenthaltsort im Wirtskörper an die üblichen Stechzeiten ihrer speziellen Zwischenwirte an. Dementsprechend halten sie sich also entweder nur tagsüber oder nur nachts unter der Haut in den oberflächlichen Kapillaren auf, dort, wo in diesen Zeiten auch gestochen wird. Dann, wenn ihre jeweiligen spezifischen Zwischenwirte eine Stechpause einlegen, wandern die Mikrofilarien wieder zurück in tiefer liegende Blutgefäße. Meistens steuern sie dabei die Lunge an. Gelenkt wird dieser faszinierende Prozess offenbar von Faktoren im Blut der Endwirte. Das ist zum Beispiel die Sauerstoffkonzentration im Blut, die wiederum mit der jeweiligen Aktivität (schlafen oder wachen) ihrer Wirte zusammenhängt.

Im Folgenden sollen hier drei besonders verbreitete und dabei leider auch bösartige Vertreter dieser Filariengruppe vorgestellt werden, die beim Menschen sehr üble Krankheitssymptome hervorrufen.

Wuchereria, eine Pest im Körper

Ein Wurm mit dem schauderhaften Gattungsnamen Wuchereria lässt Schlimmes ahnen. Doch waren die grässlichen, von diesem Wurmbefall ausgelösten Krankheitssymptome gar nicht die Ursache für seine so unheilvoll klingende Bezeichnung. Vollständig heißt er *Wuchereria bancrofti*. Zwei überaus seriöse Forscher, die maßgeblich an der Entdeckungsgeschichte dieses Parasiten beteiligt waren, sind dadurch zu seinen Namensgebern geworden. So beschrieb der deutschstämmige Otto Wucherer in Brasilien als Erster Mikrofilarien, die er im blutigen Harn eines Patienten gefunden hatte. Den Artnamen verdankt der Wurm Joseph Bancroft, einem australischen Tropenarzt. Er hatte in Indien die Makrofilarien entdeckt.

Die Hauptverbreitungsgebiete dieser außerordentlich schlimmen Wurminfektion sind in dem gesamten Tropengürtel der Erde angesiedelt. Ganz besonders übel haust Wuchereria in Zentralafrika. Die Überträger sind mehrere verschiedene Stechmückenarten. Selbst die fiese Malariamücke *Anopheles* ist sich nicht zu schade dafür, auch noch bei dem Kreislauf eines Wurmes mitzuspielen.

Von den Stechmücken werden die mikroskopisch kleinen gescheideten Mikrofilarien bei der Blutmahlzeit aufgenommen. Sie stecken noch in einer auf Grund ihrer Beweglichkeit sehr lang gedehnten Eihülle. Die eingepferchten Larven müssen es dann in dem neuen Mückenquartier schaffen, aus ihrer Zwangsjacke auszubrechen. Wenn es nicht klappt, haben die kleinen Larven Pech gehabt, sie werden in der Scheide im wahrsten Sinne des Wortes verscheiden. Für den Ausbruch aus ihrem schlauchförmigen Gefängnis sind die kleinen Miststücke von Natur aus mit einem an sich wirkungsvollen Werkzeug ausgestattet. Sie besitzen an ihrem Vorderende einen sich ständig auf und ab bewegenden Stilettapparat. Ist die Befreiung aus der Eihülle erfolgreich gelungen, wandern die Larven bei ihren unfreiwilligen Mückenwirten in die Muskulatur des Brustabschnittes, den sogenannten Thorax, ein. Dort häuten sie sich, bis das Stadium der Infektionslarve erreicht ist. Diese wartet nun geduldig auf ihren Auftritt. Der kommt, wenn die Mücke erneut ein menschliches Opfer gefunden hat und zusticht. Da sich die Larven aber nicht in der Speicheldrüse ihres aktuellen Wirtes aufhalten, mussten sie sich etwas Besonderes einfallen lassen. Dabei kommt ihnen gelegen, dass die Mücke ihren Stechrüssel beim Eindringen in die menschliche Haut etwas abwinkelt. Die sich an der Stachelbasis befindende Haut wird dadurch auf Spannung gedehnt. Wie in die Wand eines prall gefüllten Luftballons kann an dieser Stelle die Mikrofilarie mit ihrem spitzen Stilettapparat die dünne Haut von innen her durchstechen. Sie gelangt auf diese Weise ins Freie und lungert so lange zunächst auf der menschlichen Haut herum, bis die Mücke ihren Stechrüssel wieder zurückgezogen hat. Gleich darauf nutzt sie den frei werdenden Stichkanal, um sich durch diesen hindurch in den Menschen einzuschleichen. Ein wahrhaft komplizierter Vorgang, der sich aber offenbar bewährt hat, sonst gäbe es ja nicht so viele Infektionen.

Im menschlichen Körper besiedeln die Mikrofilarien nach einer zweimaligen Häutung als adulte Tiere das Lymphgefäßsystem des Menschen. Von den dort alsbald begatteten Weibchen werden jahrelang die anfangs erwähnten, zwar gescheideten, aber dennoch beweglichen Mikrofilarien abgesetzt. Deren Stunde ist gekommen, wenn sie zu einem späteren Zeitpunkt das Glück haben, von einer stechenden Mücke aufgenommen zu werden.

Man merkt schon, dieser Infektionsweg ist reichlich kompliziert. Es gibt hier auch tatsächlich Situationen, wo es für ein Vorwärtskommen des Parasiten brenzlig werden kann. Schafft es zum Beispiel die Erstlarve nicht, in der Mücke aus der Scheide herauszugelangen, hat sie Pech gehabt. Das war's dann für sie. Auch beim Versuch, seitlich neben dem gerade stechenden Mückenrüssel auszubrechen, um von dort in den menschlichen Körper einzudringen, kann es schon mal schiefgehen. Es gibt sogar noch mehr Hindernisse für Wuchereria bancrofti in ihrem Lebenszyklus. So vermag es auch am Zwischenwirt, der Stechmücke, zu scheitern. Sie kann unter bestimmten Umständen durchaus am Befall durch die Mikrofilarien sterben. Das geschieht, wenn sie gleichzeitig zu viele Parasiten beim Blutsaugen aufgenommen hat. Im Experiment hat man herausgefunden, dass es nicht mehr als 5 Larven pro Milliliter Blut sein dürfen, die bei einer Mahlzeit von insgesamt 2 ml bis maximal 8 ml Blut aufgesogen wurden. Umgekehrt bedeuten in diesem Zusammenhang zu wenige Mikrofilarien – also nur eine Larve pro Milliliter aufgenommenem Blut – ein Ausbleiben der Infektionsfähigkeit der Mücke. Sie ist merkwürdigerweise unter diesen Umständen – warum auch immer – nicht fähig, beim Menschen eine manifeste Ansteckung auszulösen.

Aber trotz all dieser erschwerenden Umstände im Kreislauf des Parasiten sind die Menschen in einigen Regionen der Erde fast zu 100 % durchseucht. Das erstaunt einmal mehr, als dieser Parasit keine Reservoirwirte befällt, auf die er immer wieder zurückgreifen könnte. Er hat sich alleine auf den Menschen als Endwirt festgelegt.

Nun endlich sollen auch die ekelhaften Krankheitssymptome verraten werden, die von *Wuchereria bancrofti* hervorgerufen werden. Wie bereits erwähnt, tummeln sich die Makrofilarien und kurzfristig auch ihr frisch geborener Nachwuchs im Lymphgefäßsystem des Menschen. Die blind endenden Lymphgefäße sind reich verzweigte und unglaublich dünnwandige Kanälchen, welche engmaschig das Körpergewebe durchsetzen. Zu deren wichtigen Aufgaben gehört es, den Wasserhaushalt im Gewebe im richtigen Gleichgewicht zu halten und damit lokale Wasseransammlungen, die sogenannten Ödeme, zu verhindern. Dabei funktionieren sie ein wenig vergleichbar den Drainagerohren, die ordnungsgemäß (was leider nicht immer der Fall ist) um den Sockel eines Hauses verlegt sein sollten, um die Feuchtigkeit von den Kellerwänden fernzuhalten. Eng vergesellschaftet mit dem Lymphgefäßsystem sind zahlreiche Lymphknoten, die in Zusammenarbeit mit der Lymphe eine wichtige Rolle in der Funktion unseres Immunsystems innehaben.

Nun kann man sich sicherlich vorstellen, was es bedeutet, wenn in diesem wichtigen hochsensiblen System plötzlich zahlreiche Fadenwürmer herumtoben. Es kommt darin schnell zu Entzündungen, zu Schwellungen und Blockaden. Lokale Lymphstauungen führen zur Bildung der gefürchteten Ödeme. Die zartwandigen Gefäße können obendrein leicht reißen und der Körper reagiert auf den Wurmbefall nicht selten mit heftigen Fieberanfällen.

Am schlimmsten aber ist das häufig durch diese Würmer hervorgerufene Krankheitsbild der Elephantiasis. Davon betroffen sind insbesondere Personen, die in den endemischen Gebieten ständigen Neuinfektionen ausgesetzt sind. In diesem Zusammenhang scheinen sich abgestorbene Würmer in den Lymphgefäßen verbunden mit ständigen Neuinfektionen verschärfend auf die Symptomatik dieser Parasitose auszuwirken. Lymphknoten werden dadurch gerne außer Gefecht gesetzt, denn gerade dort tummeln sich besonders viele Makrofilarien in einer Art Massenorgie. Es schadet nichts, wenn man sich nun einmal die Größenordnungen vor Augen führt: Bei einem Durchmesser von 0,1 mm können die extrem dünnen Weibchen immerhin 10 cm lang werden. Wie immer sind die Männchen etwas mickriger. Munter gebären die Weiber nach ihrer Begattung jahrelang unzählige, gescheidete Mikrofilarien ins Lymphgefäßsystem. Ovovivipar (ovum/lat. = Ei; viviparus/lat. = lebendgebärend) nennt man diese Art von Geburtsvorgang, bei dem das Jungtier noch gefangen in der Eihülle (hier als Scheide bezeichnet) geboren wird. Die trotzdem beweglichen Winzlinge dringen nun alsbald ins Blutgefäßsystem ein, in der Erwartung, dort von Mücken aufgesogen zu werden.

Man kann sich gut vorstellen, dass dieses rüpelhafte Benehmen der Würmer im Lymphgefäßsystem nicht gut gehen kann. Das schon erwähnte Krankheitsbild Elephantiasis entsteht. So entwickeln die Patienten bei starkem Befall häufig Beine, mit denen sie in jedem Wanderzirkus die Elefantennummer übernehmen könnten. Die Haut über den gewaltig aufgetriebenen Körperteilen wird schrumpelig, krustig und dunkel borkig. Dabei sind es beileibe nicht nur die Extremitäten, die solche Symptome aufweisen können. Auch die weiblichen Brüste und – fast noch schlimmer – die männlichen Genitalien können davon betroffen sein. Chinesen, die es sich leisten konnten, ließen dann gelegentlich in früherer Zeit ihr bestes Stück von einem Sänftenträger in einem Tuch durch die Gegend transportieren. Heute löst man das Problem einfacher und nimmt schon mal eine Schubkarre zur Hilfe, um sein überdimensionales Scrotum vor sich her zu schieben. Lustig ist das nur für den, der nicht davon betroffen ist.

Die medikamentöse Bekämpfung dieser im wahrsten Sinne des Wortes belastenden Wurmerkrankung war lange Zeit ein sehr unbefriedigendes großes Problem. Auch für das immer wieder angestrebte Dezimieren der Mückenpopulationen gibt es noch kein Patentrezept. Wenn dem so wäre, hätte man ja auch die Malaria schon lange in den Griff bekommen. Nun aber gelang Forschern vor gar nicht langer Zeit die Entdeckung des Jahrhunderts. Wuchereria lebt nach neuen Erkenntnissen in enger Symbiose mit bestimmten Bakterien. Ihr Vorhandensein ist überlebenswichtig für die Würmer. Deshalb kann man seit Kurzem Patienten ganz einfach erfolgreich mit dem Antibiotikum Doxycyclin therapieren. Sterben nämlich die Bakterien, dann verrecken auch die Würmer und zwar sogar die hartnäckigen Makrofilarien. Die ersten medizinischen Studien auf diesem Sektor haben bereits zu vielversprechenden Ergebnissen geführt. Ein Erfolg, der hoffen lässt! Hoffen vor allem für die Ärmsten der Bevölkerung in den von dieser schrecklichen Filarieninfektion betroffenen tropischen Regionen der Erde, wo Therapien nicht nur wirksam, sondern auch preisgünstig sein müssen.

Erwähnt sei noch, dass es in Südostasien neben *Wuchereria bancrofti* einen nahe verwandten Parasiten gibt, der identische Krankheitssymptome hervorruft. Es ist *Brugia malayi*, der zu allem Unheil nicht nur im Menschen, sondern auch noch in vielen Reservoirwirten vorkommt.

Ein Wandervogel unter den Würmern

Im Folgenden sollen hier noch zwei weitere für den Menschen bedeutungsvolle Filarienarten beschrieben werden. *Loa loa* wird dabei den Anfang machen.

Loa loa – sie heißt wirklich so – ist eine kleine und relativ „dicke" Filarie. Mit immerhin 0,5 mm Durchmesser hat sie innerhalb der sonst extrem schlankwüchsigen Filariengruppe schon so etwas wie einen stark erhöhten „Body-Maß-Index". Obendrein sind diese Filarien auch noch ziemlich kurzwüchsig. Die Weibchen erreichen gerade mal eine Länge zwischen 50 mm und 70 mm und – wie sollte es anders sein – die Männchen sind nur halb so groß. Außerdem – und das macht diese Filarienart schon richtig sympathisch – ist sie in ihren gesundheitlichen Auswirkungen im Gegensatz zu denen anderer Arten vergleichsweise harmlos. Todesfälle sind daher selten ein Thema. Fast könnte man sie also schon liebgewinnen, aber auch nur fast. Ab und zu darf ein von *Loa loa* infizierter Mensch seine unerwünschten Besiedler auch schon mal in ihren Aktivitäten beobachten. Dann nämlich, wenn die Würmer, die in der Unterhaut unentwegt auf Wanderschaft sind, sich im wahrsten Sinne des Wortes „blicken lassen". Das machen sie, diese Schelme, besonders gerne, wenn sie mal so nebenbei deutlich unter der Haut gemächlich über den Augapfel schleichen. Pro Minute legen sie dabei etwa 1 cm zurück. Gerne sieht man sie auch über einen Knochen, wie zum Beispiel den Nasenrücken, kriechen. Das führt dann zu flüchtigen Beulenbildungen, die auch unter dem Namen Kamerun- oder Kalabarbeule bekannt sind. Wen wundert es, dass man dieses bewegungsfreudige Bürschchen auch Wanderfilarie nennt! *Loa loa* war übrigens die erste überhaupt bei einem Menschen entdeckte Filarie. 1770 zeigte sie sich auf Haiti bei einer jüngst aus Afrika „importierten" Sklavin. Letztendlich soll aber auch nicht verschwiegen werden, dass Menschen, die von diesen Filarien befallen sind, trotzdem unter allerlei unangenehmen Befindlichkeitsstörungen leiden. Dazu gehört ein permanenter Juckreiz auf Grund der Wanderfreudigkeit dieser Filarien unter der sehr sensiblen Haut.

Während die adulten Makrofilarien also fröhlich direkt unter der Haut ihr Unwesen treiben, schwimmt ihr Nachwuchs, die Mikrofilarien, im Blut des Menschen herum und wartet dort freudig erregt auf einen stechenden Zwischenwirt. Man will ja schließlich weiterkommen! Zwischenwirte sind die sogenannten Mangrove-Fliegen, die nahe verwandt sind mit unseren einheimischen Bremsen. Beide pflegen außerordentlich schmerzhaft zuzustechen. Diese Erfahrung hat wohl ein jeder auch bei uns schon mal gemacht. Dahinter steckt ein besonders kräftiger Stechapparat, der richtige Miniwunden reißt. Poolsauger werden solche Insekten genannt. Statt eines dünnen Stichkanals erzeugen sie einen richtigen, winzigen Hautkrater (den „Pool" eben), in dem sich umgehend Blut und Lymphe ansammeln. Daran kann sich die Mangrove-Fliege frisch von der Leber weg satt schlabbern. Bei dieser Mahlzeit können von ihr bis zu 200 Larven auf den Menschen übertragen und auch, falls vorhanden, neue Mikrofilarien aufgesogen werden. Anders als bei den Überträgern von *Wuchereria bancrofti* macht die Aufnahme vieler Mikrofilarien dieser dicken Bremsenart überhaupt nichts aus.

Loa loa, die kleine Dicke, kommt nur im mittleren tropischen Westafrika vor. In vielen, vor allem ländlichen Regionen ist die Bevölkerung hochgradig mit diesem Erreger durchseucht. Dabei könnten die Menschen sich eigentlich gut vor den Stichen der Mangrove-Fliegen schützen, wenn ihnen da nicht immer wieder kommerzielle Interessen in die Quere kämen. Bremsen lassen sich leicht von den Dörfern fernhalten. Sie haben ihre Brutplätze gerne in Baumnähe und sie fliegen nicht weit davon weg. So reicht also schon ein Kahlschlag von 500 m Breite um die Siedlungen herum, um die Bevölkerung weitestgehend vor dieser Infektion zu schützen. Aber dann lockt es die Einwohner in die frei geschnittenen Flächen, um Bananenstauden anzupflanzen, und der positive Effekt der Rodung ist für die Katz.

Medizinisch wird die Wurmerkrankung mit Medikamenten bekämpft, welche die Würmer abtöten. Dabei muss allerdings sehr vorsichtig und langsam vorgegangen werden, weil die im Körper absterbenden Würmer heftige Antikörperreaktionen hervorrufen. Gelegentlich lassen sich einzelne, subkutan sichtbare Parasiten auch chirurgisch entfernen.

Filarien, die den Menschen erblinden lassen

In Zentralafrika und auch in einigen lateinamerikanischen Ländern gibt es eine Filarie, die Menschen erblinden lässt. In die Neue Welt wurde dieses Ungeheuer vermutlich erst durch den Sklavenhandel aus Afrika eingeschleppt. Anders als bei den beiden zuvor beschriebenen Filarienarten sind in diesem Fall nicht die adulten Würmer die eigentlichen Krankmacher, sondern ihr reichlicher Nachwuchs, die Mikrofilarien.

Betrachten wir diese schrecklichen Fadenwurm-Generationen zunächst einmal der Reihe nach: Beim Menschen liegen die ausgewachsenen Makrofilarien ineinandergerollt in dicken Beulen, die in der Größe eines Kirschkerns oder einer Walnuss deutlich unter der Haut erkennbar sind. Dort gehen die Schlingel ihrer Lieblingsbeschäftigung nach, indem sie die freie Liebe pflegen. Meist ist es nur ein Weibchen, das sich von einem ganzen Männerharem abwechselnd begatten lässt. Der Name dieser Filarie nimmt Bezug auf ihr äußeres Aussehen und das, was in den Beulen passiert. *Onchocerca volvulus* hat man sie getauft. Der zweite Name, der Artname, beschreibt ihre eingerollte Körperhaltung (volvere/lat. = rollen, drehen). Der Gattungsname nimmt Bezug auf ihr typisches abgeknicktes Schwanzende (kerkos/grch. = Schwanz). Die erste Silbe des Namens hingegen ist ein lateinisch-griechischer Mischmasch aus zwei Wortstämmen (ogkos/grch. = Widerhaken und uncus/lat. = Haken).

Die weiblichen Würmer können bei einem Durchmesser von 0,3 mm bis zu 50 cm lang werden. Dagegen sind die Männchen mit nur 4 cm Länge wahre Mickerlinge. Kein Wunder also, dass die Damen davon auch gleich ein paar Partner mehr benötigen. Bis zu 15 Jahre halten es die Wohngemeinschaften in den Beulen miteinander aus, bis sie endgültig das Zeitliche segnen. In dieser Zeitspanne gebären die Weibchen unermüdlich winzige, ungescheidete Mikrofilarien. Der Nachwuchs verlässt sofort das Elternnest und wandert in das Gewebe der oberen Hautschichten, ohne jedoch dabei in Blutgefäße einzudringen. Normale Stechmücken könnten die Mikrofilarien daher nicht erreichen. Also müssen sie von Insekten aufgenommen werden, welche wie die Zwischenwirte von *Loa*

loa Poolsauger sind. Bei *Onchocerca volvulus* sind es jedoch keine Bremsen, sondern Kriebelmücken, die sogenannten Simuliden. Auch diese gemeinen Biester sind Poolsauger und verursachen mit Hilfe besonders kräftiger Mundwerkzeuge großflächige, schmerzhafte Hautverletzungen.

Da die Mikrofilarien beim Menschen nicht im Blut anzutreffen sind, erfolgt ein Nachweis der Infektion mit Hilfe von Hautbiopsieproben. Der Arzt entnimmt seinem Patienten dafür eine winzige Hautstanze, die sich in der Nähe einer dicken Makrofilarienbeule befinden sollte. Unter dem Mikroskop lässt sich dann beobachten, wie die extrem kleinen Mikrofilarien aus der Hautprobe verzweifelt in die Umgebung auswandern. Man mag es kaum glauben, aber in nur 1 mg Haut können sich tatsächlich bis zu 300 Larven befinden.

Nicht umsonst entnimmt man solche Proben in der Nähe einer Beule, wo die elterliche Wohngemeinschaft angesiedelt ist. Mikrofilarien – so weiß man – pflegen sich nicht weit vom heimischen „Nest" zu entfernen. Deshalb ist es auch sehr wichtig, dass den Patienten möglichst alle Beulen operativ entfernt werden, die sich in Kopfnähe befinden. Von diesen Quartieren aus wandern die Mikrofilarien erfahrungsgemäß außerordentlich gerne ins Auge des Menschen ein. Das aber wiederum führt langfristig zu seiner Erblindung, der schlimmsten und leider auch häufigen Konsequenz dieses Parasitenbefalls. *Onchocerca volvulus* gilt daher auch als Erreger der Flussblindheit. Dieser aussagekräftige Name weist zusätzlich zu dem Krankheitssymptom auf ein landschaftliches Phänomen hin. So verbringen Kriebelmücken ihre eigene Larvalentwicklung nur in sauberen, munter plätschernden Gewässern. Die aber findet man ausschließlich in ländlichen Regionen und nicht in großen Städten. Auf dem Lande in Zentralafrika sind daher leider auch nicht selten 100 % der dort ansässigen Bevölkerung von diesem gefährlichen Parasiten befallen. Viele erblinden schon im frühen Erwachsenenalter und müssen sich deswegen von ihren Kindern oder Enkeln an der Hand führen lassen. Die Menschen dort fürchten sich natürlich vor dieser typischen Dorfkrankheit. Die Konsequenz daraus ist, dass immer wieder eine Neigung zur Landflucht bei der Bevölkerung besteht. In den Städten aber droht den jungen Menschen nicht selten das Elend der Straße. Ein Teufelskreis, an dem ein kleiner Fadenwurm eine Mitschuld trägt.

Neben dem Erblindungsproblem treten noch eine ganze Reihe anderer Krankheitssymptome im Zusammenhang mit dieser Wurminfektion auf. Am häufigsten sind es unangenehme Hautausschläge, fleckige Körperpigmentierungen und häufiger Juckreiz, die den erkrankten Menschen zusätzlich belasten.

Nun gibt es seit Kurzem hinsichtlich der Therapie dieser schlimmen Parasiteninfektion endlich etwas Licht am Ende des Tunnels. Wie der Fadenwurm

Wuchereria bancrofti hat *Onchocerca volvulus* ebenfalls einen für ihn essentiellen bakteriellen Untermieter der Gattung *Wolbachia*. Eine erfolgreiche und vor allem auch preisgünstige Heilung ist daher auch in diesem Fall mit Hilfe eines Antibiotikums erreichbar. Das lässt viele Menschen hoffen, sofern sie das Glück haben, in den Genuss einer solchen Behandlung zu kommen.

Das trickreiche Leben von Pflanzenparasiten

Nachdem der Leser die Beschreibungen der bedeutungsvollsten Nematodeninfektionen des Menschen verkraftet hat, kann sich sicherlich jeder gut vorstellen, dass auch Tiere mit dieser Parasitengruppe unentwegt reichlich Bekanntschaft machen. Insbesondere in der Nutztierhaltung sind diese Würmer ein immerwährendes Problem. So sind zum Beispiel Schweine, die nicht regelmäßig entwurmt werden, immer zu 100 % mit Spulwürmern infiziert.

Aber auch Pflanzen könnten – wenn sie denn musikalisch wären – ein Lied von Nematoden-Infektionen singen. Sie aber schweigen still und der Bauer oder Gärtner stöhnt dafür umso lauter. Gerade Fadenwürmer sind häufig sehr schwierig zu bekämpfen. Die passenden Schädlingsbekämpfungsmittel, die Nematocide, sind hochgiftig und daher ist ihr Einsatz nicht immer unproblematisch. Oft ist es auch sinnvoller, die Bekämpfung auf eine andere, schonendere Art vorzunehmen. Das Stichwort dafür ist in der Landwirtschaft häufig der Begriff „Fruchtwechsel". Was dahinter steckt und wie trickreich die betreffenden Parasiten bei ihrer Schmarotzertätigkeit vorgehen, soll hier einmal anhand eines Beispiels aus dem hiesigen Ackerbau vorgestellt werden.

Es gibt eine Nematodengattung, die *Heterodera*, von der circa 40 Arten bekannt sind. In dieser Gruppe befinden sich schlimme Schädlinge, die sich unsere wichtigsten Nutzpflanzen zur Brust nehmen. Je nach Vorkommen spricht man wegen ihrer geringen Größe und ihrer typischen Schlängelbewegung von Rüben-, Getreide- und Kartoffelälchen. Aber auch in anderen Ländern kennt man diese gefährliche Truppe. So wäre vielerorts der Sojabohnenanbau ohne Gegenmaßnahmen längs zum Erliegen gekommen.

Damit nähern wir uns dem Thema Fruchtwechsel. Um das zu verstehen, muss man sich vorher kurz mit der Lebensweise dieser Nematoden beschäftigen: Die Larven der Fadenwürmer lauern im Ackerboden auf die heranwachsenden Wurzeln ihrer spezifischen Lieblingsbeute. Mit Hilfe ihres ein- und ausstülpbaren Mundstachels pieksen sie diese an. Bei *Heterodera schachtii* ist das Opfer eine Runkelrübe. Gar nicht so einfach für ein winziges Würmchen, die Zellulosewand einer Wurzelzelle zu durchbrechen. Dabei geht sie wie ein Mitglied der Panzerknackerbande vor und zwar brachial und mit einem „Schweißbrenner“. Brachial, das ist in diesem Fall der Mundstachel. Ihr Schweißbrenner ist ein Enzym, die Zellulase, welche die Zellulose aufzulösen vermag. Gerade diese Fähigkeit aber ist in der Zoologie eine kleine Sensation. Mit ganz wenigen Ausnahmen sind die meisten Tiere nicht in der Lage, selbständig Zellulose zu verdauen. Notorische Pflanzenfresser, wie Kühe und Pferde, brauchen daher auch zwingend eine freundliche Verdauungshilfe, sonst müssten sie den Hungertod sterben. In all diesen Fällen sind es symbiotische Bakterien, die ihnen da mit ihren Zellulose spaltenden Enzymen zur Hilfe kommen. Bei Kühen stecken die kleinen Assistenten im Pansen und bei Pferden im Blinddarm.

Und nun ist hier ein kleiner, frecher Wurm, der dicke Zellulosewände nicht nur anbohren, sondern auch mit seinen Sekreten zur Auflösung bringen kann. Einmal im Inneren der Wurzel angelangt, lassen sich die Weibchen bereitwillig von den dort ebenfalls auf gleiche Weise eingetrudelten Männchen begatten. Die später im Jahr ausgebildeten Eier verbleiben im sterbenden (mir kommen die Tränen) mütterlichen Körper. Vor ihrem Ableben hat sich die Mama noch zu einer Art Schutzbehausung, einer zitronenförmigen Cyste, transformiert. Gut geschützt in diesem vormals lebenden Behälter können die Eier jahrelang im Ackerboden überleben und zwar trotz der Ernte der eigentlichen Wirtspflanze. Im aktuellen Fall war es ja eine Rübe gewesen. Sie wurde im Herbst mit ihren vielen, dicken Kameraden von der Runkelrübenrupfmaschine aus dem Boden herausgezogen. Dabei reißen natürlich die feinen Wurzeln ab, in denen sich der Parasitennachwuchs befindet. Damit ist dieser Acker erst mal für den weiteren Rübenanbau in den nächsten Jahren ungeeignet. Er ist, wie man sagt, „bodenmüde“. Der Bauer muss einen Fruchtwechsel durchführen, weil ein erneuter Rübenanbau ihm im Folgejahr bombensicher zur Erntezeit nur sogenannte „Hungerrüben“ bescheren würde. Erst nach einigen Jahren haben sich die Schädlinge im Boden so dezimiert, dass eine erneute Kultur der Runkelrübe möglich ist. Nichtsdestotrotz konnten auch bis zu diesem späten Termin noch ein paar besonders zähe Vertreter der *Heterodera schachtii*-Larven im Boden überleben. Sie sorgen erneut für einen allerdings gemäßigten Befall der Rüben-Neuaussaat.

Inzwischen ist es Forschern gelungen, etwas mehr über die außerordentlich trickreiche Vorgehensweise dieser Pflanzenschädlinge herauszufinden. Einen Bericht darüber konnte ich erstmals 2006 im Spektrum der Wissenschaft von den beiden Autoren F. M. W. Gundler und P. Heinen lesen. Es ist fast nicht zu glauben, was sich dabei im zellulären Bereich der Rübenwurzeln unter dem Einfluss des Nematodenbefalls abspielt.

Nachdem die in der Muttercyste noch in ihren Eihüllen ruhenden Larven jahrelang im Erdreich überdauert haben, bewirken die Wurzelausscheidungen der neu im Ackerboden heranwachsenden Rüben, dass sie nun endlich in die Freiheit schlüpfen können. Wie schon erwähnt, dringen sie dann rasch mit Hilfe des Mundstachels und ihrer Sekrete, die Zellulase enthalten, in die Wurzelzellen ein. Mittels anderer hochspezialisierter Drüsensekrete greifen diese kleinen, schlängelnden Teufelchen dann aktiv in die Genregulation der Pflanzenzellen ein. Dadurch ausgelöst lässt die Wirtspflanze bereitwillig für ihren ungebetenen Gast den Tisch decken. Dafür fusionieren zahlreiche der Pflanzenzellen miteinander zu einem einheitlichen Zellgrenzen überschreitenden Nährgewebe. Einen solchen wandfreien Zellverband bezeichnet man als Syncytium. Daran kann sich unser kleiner Schmarotzer nach Herzenslust laben. Er schlürft sich in regelmäßigen Abständen den kleinen Wurmbauch voll. Dummerweise aber enthält dieses Zellplasma sehr viele, kleine, für die Zelle essentielle Partikelchen, die man Zell-Organelle (= „Organchen") nennt. Sie aber würden normalerweise den unglaublich engen Saugrüssel der Plagegeister in null Komma nichts verstopfen und der kleine Schmarotzer müsste verhungern. Aber keine Sorge, auch das Problem hat der Parasit gelöst. Jedes Mal, wenn er Hunger verspürt, produziert er mit Hilfe von besonderen Sekreten eine Mundstachel-Verlängerung, die den Feinbau eines Molekularsiebes hat. Dieses löchrige Röhrchen ist weniger als 1/1000 mm dick und es lässt nur Substanzen von Nano-Bereich-Größe seine Poren passieren. Damit macht der Wurm regelmäßig so etwas wie eine gehaltvolle Saftkur. Dennoch werden die Poren dieses phantastischen „Strohhalms" spätestens nach einer Mahlzeit verstopft sein. Man ahnt es, auch das ist von unserem Würmchen eingeplant worden. Nach einem kleinen Verdauungsnickerchen produziert er sich ruck-zuck wieder einen neuen, sauberen Trinkhalm, nachdem er den alten vorher abgeworfen hat.

Was ich hier vereinfacht dargestellt habe, ist in Wahrheit im Detail eine noch viel kompliziertere Angelegenheit. Klar, dass es die Wissenschaft reizt, in diese verwickelten Prozesse einzugreifen, um dadurch wirkungsvolle Schädlingsbekämpfungsmittel zur Freude der Bauern entwickeln zu können. Aber uns genügt es vorerst, über diese unglaublichen Strategien eines Parasiten nur zu staunen.

Noch mehr Würmer

Dünner gehts nimmer

Wenn ich meinen Studenten in der Vorlesung den Stamm der Nematomorpha vorstelle, zeige ich ihnen immer zuerst ein Knäuel mehrerer miteinander verwickelter, farbiger Baumwollfäden. Klar, dass ich hierbei bewusst klotze und für diese Demonstration 1,60 m lange Fäden ausgewählt habe. Sie sollen *Gordius fulgar* symbolisieren, ein besonders langes Monster der fadendünnen Tiere, die bei uns so treffend Saitenwürmer genannt werden. Dann lasse ich meine Studenten raten, was wohl hinter dem Gattungsnamen „*Gordius*" stecken mag. Natürlich ist es der Gordische Knoten, den Alexander der Große in Persien mit einem Schwerthieb durchtrennt haben soll. Dadurch wurde – so heißt es – eine morsche Deichsel von einem alten Karren getrennt. Einer Prophezeiung nach sollte er durch diese Leistung zum Herrscher über Persien werden. Wahrscheinlich aber war der Schwerthieb gar nicht nötig, weil im Inneren des gewaltigen Knotens aus endlosen langen Lederbändern die Holzwürmer längst ihr Werk getan hatten. Da reichte ein kräftiges Ziehen an der Deichsel und der Job des Trennens von Deichsel und Wagen war erfolgreich getan. Was nun aber hat diese spektakuläre altgriechische Sage mit den fadendünnen Würmern zu tun? Wir werden es noch erfahren.

Ich lasse die Studenten zunächst einmal über Würmer staunen, welche noch dünner sind als die meisten Nematoden. Im Englischen nennt man die Nematomorpha daher auch „horsehair worms", die Pferdehaarwürmer. Natürlich erreichen nicht alle Vertreter die oben genannte Maximallänge. Meistens geben sie sich mit 30 cm bis 50 cm zufrieden und es gibt auch ein paar Winzlinge unter ihnen. Die sehr großen Arten sind zudem häufig so clever, sich in ihrem Wachstum an die Größe des von ihren Larven eroberten Wirtstiers anzupassen. Das bedeutet, in großen Käfern oder Heuschrecken wird das volle Körpermaß ausgereizt, während sie sich in kleineren „Behausungen" klugerweise mit dem Wachstum zurückhalten. Viel beeindruckender als die Körperlänge ist bei den Saitenwürmern allerdings ihr damit verbundener, äußerst geringer Durchmesser von 1 mm bis maximal 3 mm. Zusätzlich wird der spärliche Körperinnenraum noch dadurch eingeengt, dass die Würmer in einer dicken, äußeren Schutzhülle, der Kutikula, stecken, die sich wie ein üppiger Gartenschlauch um sie herumspannt. Rein äußerlich und auch in einigen inneren Bauplanmerkmalen erinnern die Nematomorpha an die Nematoden. Diesem Umstand verdanken sie auch ihren wissenschaftlichen Namen, der in etwa besagt: „Gestalt wie ein Nematode". Neueste molekularbiologische Daten haben die frühere Vermutung bestätigt: Nematoden und Nematomorpha sind wahrhaftig eng verwandte Schwestergruppen.

Viel passt in so einen dünnen Wurm natürlich nicht hinein. Eine Schicht Längsmuskulatur unter der Kutikula, die eine Schlängelbewegung erlaubt, und ein bisschen lockeres Bindegewebe im Inneren, das war's schon fast. In der Mitte finden wir noch einen „Scheindarm". Es ist ein langer, schlanker Epithelschlauch, der offenbar keinerlei Verdauungsfunktion mehr besitzt. Infolgedessen nehmen erwachsene Saitenwürmer keine Nahrung mehr auf! Vermutlich zehren sie in ihrem kurzen Leben, das nur noch der Fortpflanzung dient, von Reserven, die sie sich als Larven angefuttert haben. In ihrem schlauchförmigen, engen Körper dominieren daher die Geschlechtsorgane. Es sind lange Gonadenschläuche, welche in den Enddarm einmünden. Man merkt, der Darm ist doch noch für was da. Die Begattung erfolgt in einer innigen Verwickelung der beiden getrenntgeschlechtlichen Partner. In diesem Moment ähneln sie einem Gordischen Knoten. Manchmal kann man solche Knäule in Pfützen oder anderen kleinen Wasseransammlungen entdecken. Wer drauf achtet, wird es vielleicht mit etwas Glück auch irgendwann einmal beobachten können. Das männliche Sperma gelangt bei der Begattung in den weiblichen Enddarm und von dort in die beiden Gonadenschläuche, in denen die Eier befruchtet werden.

Anders als bei Nematoden, schlüpfen aus den Eiern nach einer Weile echte Larven. Man möge sich erinnern: Bei Nematoden waren die sogenannten Larven in Wahrheit gar keine, sondern es waren schon kleine Jungtiere. Die Larven der Saitenwürmer aber sehen ganz anders aus als ihre Eltern. Sie müssen später als Parasit in einem Wirtstier zur Umwandlung in den ausgewachsenen Wurm eine Metamorphose durchlaufen. Gerade mal 150 µm klein, besitzen die Larven am Vorderende einen bedeutungsvollen Rüssel, der aussieht wie eine Vase, aus der vorne die Spitzen von drei aggressiven Stiletten herausragen. Unentwegt bewegt sich dieser gefährliche Rüssel rein und raus. Mit ihm sollen nun potentielle Wirte geentert werden. Nematomorpha präsentieren uns also einen perfekten Larvalparasitismus. Meistens dringen sie mit ihrem beeindruckenden „Werkzeug" in Insektenlarven ein, aber gelegentlich erobern sie damit auch Kaulquappen. Da sind sie nicht sehr wählerisch. Manchmal werden die winzigen Larven auch selbst gefressen, meist von den Insektenlarven, die für sie als Wirt geeignet sind. Dort bohren sie sich dann einfach mit ihren Stiletten vom Darm aus in die Leibeshöhle der Räuber, die damit letztendlich selbst zum Opfer werden. Einige Larven, wie die von *Gordius aquaticus*, der sinnigerweise auf Deutsch „Wasserkalb" heißt, vermögen sich auch an Pflanzenteilen zu encystieren. Samt Grünzeug werden sie, wenn es der Zufall will, von Landinsekten gefressen. Auch im Meer kommen übrigens einige Saitenwürmer vor. Aber dort befallen sie allerdings Krebse.

In den Wirten verkümmert bei den Larven zunächst der nun nicht mehr benötigte Bohrapparat. Nach der danach folgenden Metamorphose entwickeln sich schließlich aus den Larven lange, bleiche Würmer, die erst später im Freien farbig werden. Wenn sie ihre gewünschte Körperlänge erreicht haben, brechen sie im wahrsten Sinne des Wortes rücksichtslos aus ihren Wirten heraus. Ein nicht undramatischer Akt, weil die Wirtstiere dabei sehr häufig zu Grunde gehen. Biologen experimentieren deshalb schon mal gerne mit den Nematomorpha. Sie haben möglicherweise das Potential zu einem biologischen Schädlingsbekämpfungsmittel.

Einige Merkwürdigkeiten sollen abschließend zu diesem Thema noch erwähnt werden. Zum einen beeinflussen Saitenwürmer, die in Landinsekten gelandet sind, diese auf eine sehr eigentümliche Weise. Bevor sie aus dem Wirt ins Freie brechen, veranlassen sie ihn, vorher freundlicherweise eine Wasserstelle aufzusuchen. Wählerisch sind sie dabei nicht. Es reicht ihnen schon eine gut gefüllte Pfütze und die doofen Wirtstiere folgen ihrem Befehl. Wie das genau funktioniert, weiß man wohl bis heute nicht.

Die zweite, eigentlich schon fast gruselige, mehrfach dokumentierte Beobachtung ist, dass man in wenigen Fällen voll entwickelte Saitenwürmer in menschlichen Harnwegen gefunden hat. Auch hierfür gibt es bislang keine Erklärung. Nur so viel: Mit Schädlingsbekämpfung hat dieser Fund natürlich nicht wirklich was zu tun!

Kratzer geh'n im Darm vor Anker

Acanthocephala (acantha/grch. = Stachel; kephale/grch. = Kopf) sind eine Gruppe getrenntgeschlechtlicher Darmparasiten, die nicht ohne Grund mit Trivialnamen bei uns Kratzer heißen. Diesen Namen verdanken sie einem rüsselartig verlängerten Vorderende, das dicht an dicht mit gemeinen, kleinen Widerhaken versehen ist. Rein äußerlich ähnelt das ein- und ausstülpbare Gebilde einem Bauernkaktus, wie man ihn häufig freudlos auf Fensterbänken dahinvegetieren sieht. Mit diesem hakigen Gebilde geht der Kratzer im Darm von Wirbeltieren vor Anker. Logisch, dass so etwas Konsequenzen hat. Immer wieder entstehen dadurch kleine Darmverletzungen, die sich bisweilen auch entzünden können.

Wer nun aber glaubt, dieser unangenehme Rüssel sei vorne mit einer Mundöffnung ausgestattet, befindet sich auf dem Holzweg. Acanthocephala besitzen überhaupt keinen Mund und auch keinen funktionstüchtigen Darm! Wie die ebenfalls darmlosen Bandwürmer, mit denen sie allerdings nicht näher verwandt sind, vermögen auch sie die reichlich im Darm vorhandenen Nährstoffe über ihre Körperoberfläche aufzunehmen. Nur ein Rest, ein dünner Gewebestrang, der ihre Leibeshöhle durchzieht, ist vermutlich ein rudimentärer Darm. Da er aber keinesfalls zur Nahrungsaufnahme befähigt ist, hat er bei den Männchen wenigstens noch eine kleine, wichtige Funktion übernommen: Er dient als Aufhängeband für den wertvollen Hoden!

Adulte Kratzer leben also im Darm von Wasser- und Landwirbeltieren. Ich selbst bin diesen Burschen zum ersten Mal in einem zoologischen Präparierkurs begegnet. Die innere Darmschleimhaut einer armen Forelle war dicht behängt mit den gemeinen Würmern. Wie kleine Würste baumelten sie aus der Darmwand heraus.

Meist ist eine Kratzerinfektion für die davon betroffenen Tiere aushaltbar und damit vergleichsweise harmlos. Aber bei einem Massenbefall kann es schon mal zu Problemen kommen, dann nämlich, wenn der Darm durch allzu heftige Aktivitäten der Wurmrüssel perforiert wird. Bei Enten zum Beispiel beobachtet man, dass es durch Acanthocephalen gelegentlich sogar zu einem Massensterben kommen kann. Auch Schweine, insbesondere wenn sie noch jung sind, können an einem übermäßigen Befall durch den Riesenkratzer zugrunde gehen. Infiziert haben sich Schweine in der Regel durch den Genuss dicker, schmackhafter Engerlinge, wie die des Maikäfers, welche als Zwischenwirte bei diesem Parasiten fungieren. Beim Menschen – und das will nun wirklich trösten – kommen Kratzer nur in sehr seltenen Ausnahmefällen vor. Man kann es schon vermuten, es hängt mit der Aufnahme von eben diesen Zwischenwirten zusammen, die kaum (allerhöchstens von Teilnehmern des Dschungelcamps) von Menschen im rohen Zustand verspeist werden. Aber davon später mehr. Ab sofort aber kann der Leser die noch folgenden Informationen über Acanthocephala entspannt und hoffentlich auch interessiert genießen.

Riesenkratzer, dieser Name weckt die Neugierde. Da stellt sich automatisch die Frage: Wie groß werden die Biester denn eigentlich? Die Antwort lautet: Sehr groß, aber nur einige von ihnen. Deren wissenschaftliche Namen lassen schon gewaltige Ausmaße vermuten. *Gigantorhynchus* (= Riesenrüsseler) und *Macracanthorhynchus* (= Großer Kratzer) heißen die beiden beeindruckendsten Monster. Bis zu 70 cm lang können sie werden und das bei einem Durchmesser von bis zu 10 mm. Das sind schon wahre Brummer! 10 Millionen reife Eier hat ein neugieriger Wissenschaftler in den Leibeshöhlen der Prachtweiber ermittelt. Ich möchte nichts schmälern, aber einzeln gezählt hat er die Eier sicherlich nicht. Solche Werte werden über Schätzungen ermittelt. Nun aber zurück zur Größe dieser Parasiten. Da will ich so fair sein und zugeben, dass solche Riesen die Ausnahme sind. Die meisten Kratzer erreichen weniger als 3 cm Körperlänge. Dafür kommen sie zum Leidwesen ihrer Wirte oft in beängstigenden Massen in deren Darm vor. Man hat schon 1.500 Exemplare in nur einem einzigen Wirt gezählt.

Das wohl spannendste Kapitel bei dieser Parasitengruppe ist ihr Sexualleben. Wenn die Männchen ihre Damen erfolgreich begattet haben, machen sie etwas, was mich an den mittelalterlichen Keuschheitsgürtel erinnert. Mit einer solch brutalen Methode wurde früher bekanntlich signalisiert: Die gehört mir, kein anderer darf ran! Ob der Wurm auch so denkt, wage ich zwar zu bezweifeln, aber er verhält sich so. Statt mit einem Schlüssel, wie der alte Ritter Kunibert, macht es der Kratzermann mit Hilfe von Zementdrüsen. Mit deren Sekret verschließt er nach dem Liebesakt sorgfältig die weibliche Vagina. Erst später, wenn es an die Eiablage geht, wird die Geschlechtsöffnung wieder durchgängig. Aber dann kommt die nächste Kuriosität. Dieses Mal ist es ein Eier-Sortierapparat. Das Wort kann man sich auf der Zunge zergehen lassen und zunächst einmal rätseln, wofür er wohl sein mag.

Grundsätzlich funktioniert dieser Eier-Sortierapparat nach einem ähnlichen Prinzip wie in der Nachkriegszeit die heute bei Ebay angebotenen „antiken Schaffnertaschen". Ältere Leser werden sich noch daran erinnern. Sie hingen den Schaffnern in der Straßenbahn um den Hals und baumelten vor ihrer Brust. Es waren mehrere miteinander verbundene Metallröhren, in welche die gängigen Münzen hineinsortiert wurden. Einzeln mussten sie aber nicht vom Schaffner in das richtige Röhrchen hinein geworfen werden. Stattdessen beförderte er die eingezahlten Münzen einfach in einen Schacht, von dem aus sie immer von alleine in die exakt passende Metallröhre hineinrutschten. Nun aber zu den weiblichen Kratzern. Man glaubt es kaum, aber nach diesem Prinzip funktioniert auch ihr Eier-Sortierapparat. Das Ganze beginnt damit, dass die weiblichen Eierstöcke sich ihrer befruchteten Eier sehr frühzeitig entledigen. Sie entlassen sie einfach in die große, mit einer Flüssigkeit angefüllte Leibeshöhle des Wurms. Dort sollen sie nachreifen wie Äpfel im kühlen Kellerraum. Am unteren Ende dieser Leibeshöhle befindet sich eine Uterusglocke. Es ist eine trichterartig gestaltete Geburtsöffnung für die bereits fertig ausgereiften Eier. Nur sie dürfen dort passieren. Unreife Eier hingegen, die natürlich auch schon mal in den Schacht hinein rutschen, müssen wieder zurück in die Leibeshöhle, weil sie nicht durch die Ausgangsöffnung hindurch passen. Das Prinzip der antiken Schaffnertasche sorgt dafür, dass bei der Sortierung keine Fehler passieren. Der Ausgang aus der Uterusglocke ist nämlich schlitzförmig. Unreife Eier aber sind noch kugelrund und können daher diesen Schlitz nicht passieren. Reife Eier hingegen besitzen eine schlanke, längliche Ovalform. Damit rutschen sie elegant durch die Öffnung ins Freie. Es ist schon fast ein bisschen irre, was die Natur sich so einfallen lässt!

Nachdem alles Wesentliche über die Kratzer berichtet wurde, soll abschließend noch ihr Kreislauf vorgestellt werden. In diesem taucht, wie schon angedeutet, ein Zwischenwirt auf. Es sind Wirbellose wie Krebse und Insekten, die sich durch die Aufnahme von Eiern mit dem Parasiten infizieren. In ihnen durchlaufen mehrere Larvenstadien mit klangvollen Namen, die an spanische Kastagnettentänze erinnern, den Zyklus. Aus dem bereits embryonierten Ei schlüpft im Darm des Zwischenwirtes eine kleine Acanthor-Larve. Sie hat schon einen winzigen Hakenkranz und einen kugelrunden, mit zahlreichen Dornen besetzten Körper. Man ahnt es schon: Im Darm zu leben, ist nicht ihr Ding. Also durchbohrt sie ihn und wandelt sich in der Leibeshöhle des Zwischenwirtes in eine Acanthella-Larve um. In diesem Stadium ist der Winzling schon fast ein kleiner Kratzer-Wurm mit allem Drum und Dran. Nur den Hakenrüssel hat die Acanthella vorerst noch eingestülpt. Sie wird dem erwachsenen Wurm aber immer ähnlicher. Häufig steckt die Acanthella-Larve zusätzlich in einer Hülle. Man nennt sie dann Cystacanthus-Larve. Kommt nun ein geeigneter Endwirt und frisst ahnungslos den Zwischenwirt mit seinem gefährlichen Inhalt, stülpt der kleine Parasit, endlich am Ziel angelangt, seinen Rüssel aus und lässt es sich im Darm gut gehen. Nach einer Weile geben sich die beiden Geschlechter der freien Liebe hin und mit dem Nachwuchs kann dann das Ganze von vorne beginnen. Manchmal aber gelangt die Larve auch in einen Wirt hinein, der ihr nicht passend erscheint. Dann durchbohrt sie einfach mal wieder einen Darm und kapselt sich in dessen Gewebe ein. Der nicht stimmige Wirt ist damit unfreiwillig zum sogenannten Sammelwirt geworden. Der Kratzerlümmel hat ja Zeit und kann auf ein erneutes Gefressenwerden durch den hoffentlich richtigen Endwirt warten. Über einen solchen Sammelwirt können sich dadurch auch gelegentlich Menschen mit dem unangenehmen Darmparasiten infizieren.

Ein Vampir wird vorgestellt

Sie sind lang und dick wie ein Finger. Sie sind eklig glänzend schwarz, haben eine geringelte Haut und sie können unglaublich schnell im Wasser schwimmen und das ganz ohne Flossen. Für ihre gemeinen Aktivitäten besitzen sie zwei Saugnäpfe, einen vorn und einen hinten. Sie gehören zum Stamm der Ringelwürmer und sind dadurch verwandt mit dem Regenwurm. Die Rede ist von unseren einheimischen Blutegeln.

Hirudo medicinalis heißt dieser Blutsauger, der inzwischen in freier Natur im Vergleich zu früheren Zeiten selten geworden ist. Zu viel und zu häufig wurden Blutegel in der Vergangenheit aus medizinischen Gründen ihren natürlichen Biotopen entnommen. Allein für das Jahr 1826 liegen konkrete Zahlen vor. Danach „verbrauchten" Deutschland und Frankreich innerhalb von 12 Monaten 30 Millionen Blutegel für ihre kranken Patienten. Noch meine Mutter erzählte mir, dass kurz nach dem Ersten Weltkrieg bei ihrer Großmutter, meiner Urgroßmutter also, ein Hautkrebs im Gesicht in regelmäßigen Abständen mit Blutegeln behandelt wurde. Noch in den 40er bis 50er Jahren konnte man sie in fast allen Seen und Tümpeln antreffen. Ich erinnere mich noch lebhaft an einen Teich, auf dem wir Kinder im Winter Schlittschuh liefen, in den wir aber im Sommer nicht reinfassen durften. Es wimmelte darin von dicken, schwarzen Blutegeln. Aber schon wenige Jahre später waren diese Ektoparasiten plötzlich kein Thema mehr. Irgendetwas hatte die ursprünglich üppigen Populationen sehr dezimiert. Heute allerdings spielen Blutegel in der Heilkunde wieder zunehmend eine Rolle und auch darüber soll im Folgenden berichtet werden.

Hirudo medicinalis gehört zur Gruppe der Kieferegel.

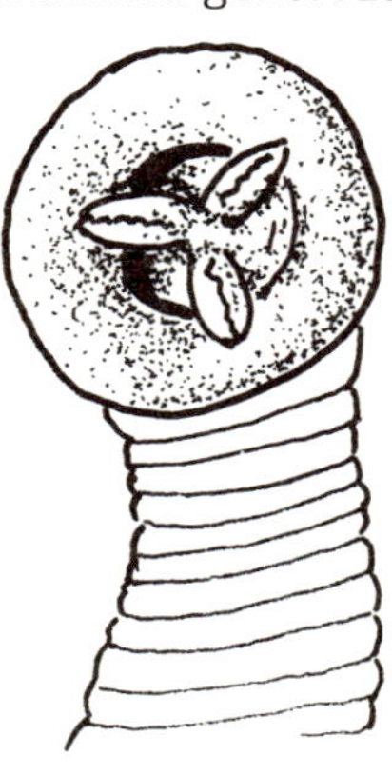

Saugnapf eines *Hirudo medicinalis*.

Inmitten seines kräftigen Saugnapfes, der den Mund umrundet, befinden sich im Gewebe eingelassen drei halbmondförmige Miniatur-Sägen. Ihre Kanten sind wie bei einer Kreissäge dicht an dicht mit winzigen scharfen Sägezähnchen besetzt. Diese Gebilde werden mit Hilfe von kräftigen Muskelpolstern an ihrer Basis auf und ab bewegt, wodurch menschliche, aber auch tierische Haut bis zu den Blutkapillaren angeritzt werden kann. Der gemeine Vampir beginnt dann, genussvoll Blut zu saugen, bis er satt ist und sich wieder vom Wirtskörper löst. Dabei hinterlässt der Übeltäter dem Menschen unentgeltlich eine Art Tattoo. Zähne und Saugnapf haben auf der Haut etwas angerichtet, was ein wenig an den Stern eines Mercedes erinnert.

Der Speichel des Blutsaugers aber hat es in sich. Darin enthalten ist ein ganzes Konglomerat an hochaktiven Wirkstoffen. So befindet sich in ihm unter anderem das blutgerinnungshemmende Hirudin, was auch regelmäßig zu einem Nachbluten der vom Egel verlassenen Saugstelle führt. Einigen Salben, die bei Sportverletzungen und Blutergüssen zum Einsatz kommen, enthalten dieses Hirudin. Eins der bekanntesten Präparate heißt daher auch Hirudoid-Salbe.

Darüber hinaus vermag der Blutegel mit seinem Speichel den „Tatort" zu betäuben. Er will schließlich ungestört seine Nahrung zu sich nehmen. Zu Beginn der Attacke scheint das aber mit der Lokalanästhesie nicht immer gleich zu klappen, denn Patienten berichten von einem anfänglichen, unangenehmen Kribbeln, das der Berührung mit Brennnesselblättern ähnelt.

Ausgehungerte Blutegel vermögen mit einem beeindruckenden Tempo heftig schlängelnd durch das Wasser zu gleiten, wenn Duftstoffe ihnen die Nähe eines potentiellen Opfers signalisieren. Dieses Verhalten habe ich meinen Studenten vor vielen Jahren gerne demonstriert. Das Objekt war ein dicker, schwarzer und hungriger Lümmel, den mir jemand in einem Weckglas vorbeigebracht hatte. Vorsichtshalber wurde das Gefäß mit dem gierigen Vampir in ein Laborwaschbecken gestellt. Locker abgedeckt von einem Glasdeckel wähnten wir uns so vor dem Blutegel in Sicherheit. Ab und zu führte ich den Studenten die Bewegungsfreudigkeit eines hungrigen Egels mit einem einfachen Experiment vor. Ein Kandidat bekam einen Glasstab, um damit unter seiner Achsel ein bisschen Körpergeruch abzureiben. Dann wurde der Stab in das mit Wasser gefüllte Weckglas gehalten. Unglaublich, wie unser *Hirudo* sofort in eine aggressive Schlingerbewegung verfiel. Sekunden später hatte er sich gierig mit beiden Saugnäpfen an dem Glasstab, seiner vermeintlichen Beute, festgesetzt.

Dieser Egel hat uns nach kurzer Zeit allerdings in große Aufregung versetzt. Eines Morgens war er plötzlich weg! Der Deckel vom Weckglas lag beiseite und kein Hirudo war weit und breit zu sehen. Uns schien es logisch, dass er durch den Abfluss des Waschbeckens stiften gegangen war. Ab sofort setzten sich nur noch die ganz Mutigen unbefangen auf eine Klobrille. Man konnte ja schließlich nicht wissen, wo er überall in den Abwasserrohren herumschlich. Wenige Tage später, unser Blutegel war schon fast vergessen, kam unser Hausmeister ins Labor gestürmt. Empört zeigte er auf ein kleines Schäufelchen und rief: „Diese Studenten, mir reicht es, nicht nur, dass sie ihre Hunde mit in die Uni bringen, nein, die Köter sch... nun sogar in die Büroräume der Professoren. Das habe ich dort in einem Zimmer unter dem Schreibtisch gefunden!". Tatsächlich, deutlich erkennbar lag auf der kleinen Schaufel eine Hundewurst. Ich schaute etwas näher hin und wunderte mich darüber, dass die leicht gekrümmte, schwarze Rolle vorne und hinten auch noch einen Wurstzipfel besaß. Dann aber fiel es mir wie Schuppen von den Augen: Das war keine Hinterlassenschaft eines Hundes, sondern unser *Hirudo*, augenscheinlich mausetot und eingetrocknet. Die beiden vermeintlichen Wurstzipfel aber waren ganz einfach seine beiden durch den Trocknungsprozess eingeschnürten Saugnäpfe. Diese beiden aber, der vordere und der hintere Saugnapf, hatten es unserem flüchtenden *Hirudo* ermöglicht, mit dem Bewegungsmuster einer Spannerraupe von einem Zimmer in das andere zu gelangen. Leider war dann aber für ihn doch das Ende sehr bald nahe, weil sein empfindlicher Körper ohne Feuchtigkeit an der Luft relativ schnell austrocknet.

Hirudo medicinalis, der Medizinmann

Nicht umsonst heißt unser einheimischer Blutegel mit fachlichem Artnamen „*medicinalis*". Sein Gattungsname „*Hirudo*" benennt im Lateinischen ganz einfach den Blutegel als solchen. Im Deutschen bezeichnet man ihn dann korrekt übersetzt als den „Medizinischen Blutegel". Dieser pharmazeutisch angehauchte Titel adelt den unangenehmen Blutsauger natürlich ungemein!

Die Blutegelbehandlung galt vor noch gar nicht langer Zeit als Standardtherapie für eine ganze Anzahl verschiedener Erkrankungen. Erst nach dem Zweiten Weltkrieg glaubte man, auf diese Heilsgesellen verzichten zu können. Heute spielt er jedoch wieder mit vollem Einsatz eine wichtige Rolle in der Alternativmedizin. Ein Freund von uns, ein gestandener Internist, berichtete uns vor einiger Zeit fasziniert von Heilerfolgen mit Hilfe lebender Egel. Eine ihm bekannte Heilpraktikerin setze diese blutrünstigen Gehilfen unter anderem sehr erfolgreich bei dem gefürchteten Tinnitus-Leiden ein. Diese sonst sehr schwer behandelbare Krankheit plagt davon befallene Patienten durch permanente, nervtötende Ohrgeräusche.

Heute hat man allmählich erkannt, dass der direkte medizinische Einsatz lebender Egel noch ungleich wirkungsvoller ist, als das alleinige Therapieren mit Hilfe von Salben, die nur das Hirudin aus dem Speichel der Blutegel enthalten. Alle seine Geheimnisse lässt sich unser *Hirudo* offenbar nicht abkupfern. Die Blutegelbehandlung hat einen großen, positiven Effekt auf unsere Körperflüssigkeiten. Sie wirkt gerinnungshemmend und antithrombotisch, beeinflusst positiv den Lymphstrom, löst Gefäßkrämpfe und auch das Immunsystem profitiert von der Behandlung.

In früheren Zeiten wurden Blutegel gerne gesammelt, indem man altersschwache Nutztiere wie Pferde und Kühe in Teiche führte, in denen die Egel in Massen vorkamen. Auch arme Menschen verdienten sich ein kleines Zubrot, indem sie mit ihrem eigenen Körper Blutegel sammelten. Eine grausige Geschichte berichtet von einer jungen Frau, die aus diesem Grunde wieder und wieder in einen Teich hinein stieg, um die Egel an ihre Beine zu locken. Sie war dabei schon sehr erfolgreich gewesen. Als sie zum wiederholten Male ins Wasser ging, wurde ihr durch den permanenten Blutverlust wohl schwindelig. Sie hatte sich daraufhin gerade noch ans Ufer retten können, bevor sie ohnmächtig wurde. Dabei muss sie den mit Egeln prall gefüllten Sammeleimer umgestoßen haben. Man fand sie von etwa 150 hungrigen Blutsaugern besetzt, die ihrem Leben ein Ende bereitet hatten.

Heute werden Blutegel in Farmen gezüchtet. Der junge *Hirudo* lebt zuerst von Fischbrut. Um fortpflanzungsfähig zu werden, muss er als ausgewachsener Wurm wenigstens einmal Säugetierblut geschlürft haben. Dafür setzt man ihm heute natürlich keine lebenden Tiere mehr vor. Stattdessen werden zum Beispiel mit Schlachtblut gefüllte Schweinsblasen in die Zuchtcontainer gehängt. Nach dieser Henkersmahlzeit dürfen die lebenden Egel in den Versandhandel überführt werden, um der Medizin zu dienen. Man kann die Burschen über eine Apotheke bestellen. Seit es das Thema AIDS gibt, dürfen Egel nur noch einmal in ihrem Leben den kranken Patienten Gutes tun. Anschließend pflegt man sie human zu töten. Das nun wieder hat trotzdem die Tierschützer auf den Plan gerufen. Sie fanden das Ende grausig und undankbar! Folge dieses Protestes ist es, dass die Egel ab sofort auch an die Zuchtstationen zurückgeschickt werden können. Dort soll es dann für die „ausgedienten" Hirudos so eine Art „Altersheim" geben, wo sie gut gefüttert ein „Rentnerdasein" genießen dürfen. Ist das nicht entzückend?

Spannend sind noch ein paar Informationen zur Lebensweise der Blutegel: 24 Monate können sie ohne Probleme hungern. Aber wenn sich für sie wieder eine leckere Mahlzeit bietet, schlürfen sie sich richtig satt. Bis zu 15 ml Blut passen auf einmal in ihren umfangreichen Darm, der dafür mit zahlreichen Seitenästen, sogenannten Divertikeln, ausgestattet ist. Dabei vervielfacht sich ihr Körpergewicht um das Fünffache! Ihre Saugkraft ist für solch kleine, skelettlose Würmer gewaltig. Man mag es kaum glauben, aber bis zu 0,2 atü bringen sie dabei zustande.

Da meine Studenten sich unter dieser Angabe immer nichts vorstellen können, verrate ich ihnen gerne, dass man 0,3 atü für einen ordentlichen Knutschfleck, der was hermachen soll, benötigt.

Satt und erstmal von der Anstrengung erschöpft, löst sich der Blutegel von seinem Opfer ab. Kurz darauf – das lässt sich außerhalb eines Gewässers gut beobachten – wird er am gesamten Körper triefend nass. Mit einem rapiden Gewichtsverlust von etwa 40 % sorgt er dafür, dass das aufgenommene Blut ganz schnell eingedickt wird. Die Wasserausscheidung erfolgt über einfache, nierenähnliche Nephridien. Sie münden paarig in großer Anzahl beidseitig der Körperoberfläche aus. Das so eingedickte Blut will *Hirudo* über einen längeren Zeitraum gemütlich verdauen. Nur könnte das problematisch werden, denn wie man weiß, Blut fault schnell! Aber auch hier hat die Natur mal wieder vorgesorgt. Im umfangreichen Darm des Egels leben große Mengen symbiontischer Bakterien mit dem Namen *Pseudomonas hirudinis*. Diese kleinen Helfer konservieren das aufgenommene Blut und helfen außerdem unserem satten Vampir bei der Verdauung.

***Hirudo* hat eine große Verwandtschaft.** *Hirudo medicinalis* ist kein Eremit, der ohne Sippschaft als Einzeltäter auftritt. Vielmehr gehört er zu einer großen Tiergruppe, die als Unterklasse der Ringelwürmer geführt wird. Zusammengefasst bezeichnet man sie als Hirudinea. Die meisten ihrer Vertreter leben wie unser einheimischer *Hirudo medicinalis* als Blutsauger. Einige davon schmarotzen sogar als permanente Ektoparasiten an Fischen. Dort hängen sie also dauerhaft an der Quelle und meiden die Freiheit. Die meisten aber sind temporäre Ektoparasiten, die sich nach der Mahlzeit von ihren Opfern wieder ablösen. Daneben haben aber auch etwa ¼ aller Egel überhaupt nichts mit Parasitismus am Hut. Meist verschlingen sie ihre Opfer als Ganzes. Logisch, dass die Beutetiere in dem Fall merklich kleiner sind als ihre Angreifer. Diese räuberischen Schlinger sind überwiegend Schlundegel (= Pharyngobdelida), welche mit einem sehr dehnbaren, muskulösen Vorderdarm ausgestattet sind.

Innerhalb der ektoparasitisch lebenden Egel haben wir bereits einen Vertreter näher kennengelernt und zwar *Hirudo medicinalis*, der in die Gruppe der Kieferegel (= Gnathobdelida) gehört. Daneben gibt es noch Rüsselegel (= Rhynchobdelida), die –wie ihr Name schon andeutet- einen ausstülpbaren Rüssel besitzen. Diesen können sie bei Bedarf zu einem kräftigen Stechorgan versteifen. Einige ihrer Vertreter vermögen damit sogar die menschliche Haut zu durchstoßen.

Für alle biologisch besonders interessierten Leser will ich verraten, dass es auch noch Borstenegel (= Acanthobdelida) gibt und zwar handelt es sich dabei um eine einzige, an Fischen parasitierende Art. Dieser Einzelgänger ist für Zoologen deshalb so interessant, weil er noch eine ganze Reihe von Merkmalen besitzt, die typisch sind für den Bauplan der freilebenden Ringelwurm-Verwandtschaft. So hat er an einigen Segmenten wie die im Meer lebenden Borstenwürmer und die allseits bekannten Regenwürmer paarige Borsten. So etwas kommt bei den anderen Vertretern der Hirudinea nicht mehr vor.

Die meisten Egel leben im Süßwasser und nur wenige im Meer. Einige Arten sind sogar landlebende, sogenannte terrestrische Arten. Obwohl die Masse aller Hirudinea als Lebensraum die Tropen bevorzugt, kommen einige von ihnen sogar in der Arktis vor. Gerade an extreme Biotope haben sich etliche Egel auf Grund ihrer großen Anpassungsfähigkeit an sich ändernde Umweltbedingungen adaptieren können. Bei Kälte wühlen sie sich einfach im schlammigen Boden ein. Extremer Hitze trotzen sie, indem sie in eine Art Wärmestarre fallen. Selbst in extrem sauerstoffarmen Gewässern vermögen einige von ihnen noch zu überleben. An Schildkröten in Ostasien kommt der Blutegel *Ozobranchus jantseanus* als permanenter Besiedler vor. Wenn seine Wirtin einen mehrtägigen Landgang einplant, trocknet er zu einer kleinen, flachen Scheibe ein. Geht Madam nach Tagen wieder mal ins Wasser, mutiert er bereits nach 50 Minuten zurück ins pralle, saftige Egeldasein.

Die meisten Blutegel verlustieren sich an Fischen. Selbst unser *Hirudo medicinalis* pflegt -wie wir vernommen haben- bis zum Erreichen der Geschlechtsreife Fische zu attackieren. In Fischzuchtanstalten fürchtet man sich hierzulande besonders vor *Piscicola geometra*, dem Gemeinen Fischegel. In Zuchtbecken kann es gelegentlich durch Massenentwicklungen dieses niederträchtigen Burschen zu großen Schäden kommen. Innerhalb von nur zwei Tagen vermögen 50 dieser blutrünstigen Biester einen ausgewachsenen Karpfen blutleer zu saugen. Jetzt fragt man sich natürlich, wie kommen die Parasiten in die Fischzuchtteiche? Ganz einfach: Sie werden eingeschleppt. Meist sind es Vögel, die den Egel-Nachwuchs mit dem Gefieder von Teich zu Teich tragen. Das ist schnell passiert, weil die zwittrigen Blutegel nach der wechselseitigen Begattung ihre befruchteten Eier in größerer Menge eingepackt in einer schaumigen Masse, die wir Kokon nennen, an Wasserpflanzen anheften. Bleibt so etwas beim Vollbad im Teichwasser an den Federn der Vögel hängen, kann es schon mal einen guten Start für eine kleine Population dieser Blutsauger im Fischteich bedeuten. Ruckzuck vermehrt sich dann die Rasselbande unter den noch ahnungslosen Blicken des Fischwirtes und das Unglück nimmt seinen Lauf.

Mein Mann entdeckte vor einiger Zeit beim wöchentlichen Algenabschöpfen in unserem Gartenteich gleich zweimal kurz hintereinander zwei ausgewachsene *Hirudo medicinalis*. Ich zumindest vermied dann ohne Gummihandschuhe ins Wasser zu greifen. Das Problem hat sich aber sehr schnell biologisch gelöst. So fand sich plötzlich jeden Morgen zur gleichen Zeit ein schmucker Fischreiher an unserem großen Teich ein, um dort sein erstes Frühstück einzunehmen. Die Anzahl meiner kleinen Stichlinge und großen Nasen wurde von ihm sehr rasch dezimiert. Eventuell noch vorhandene Hirudos bekamen dadurch die Nahrungsgrundlage entzogen und wir begannen darum unseren eleganten und gefräßigen Morgengast sogar mit einer gewissen Milde zu betrachten. Es gibt ja schließlich auch noch anderes Leben in unserem Gartenteich, welches den Reiher nicht interessiert.

Amphibien, Reptilien und Vögel, sie alle werden von bestimmten Blutegeln heimgesucht. Ganz besonders interessant ist der Entenegel *Theromyzon tessulatum*, der äußerst sensibel auf hochfrequente Wasserwellen reagiert, wie Enten sie mit ihren Siebschnäbeln beim Abschöpfen der Wasseroberfläche verursachen. Durch Mund und Nase dringen dabei die Biester in die Atemwege der unschuldigen Wasservögel vor. Insbesondere Jungvögeln droht hierdurch nicht selten der Erstickungstod. So etwas Ähnliches kann sogar dem Menschen im Mittelmeerraum passieren und zwar dann, wenn er oder auch durstige Säugetiere direkt aus einem Gewässer trinken. Dort nämlich treibt nicht selten ein 9 cm bis 12 cm langer Blutegel namens *Limnatis nilotica* sein Unwesen. Auch er dringt über Mund bzw. Nase in die Atemwege vor und kann so ebenfalls zum Ersticken von Mensch und Tier führen.

Ein besonders grausiger Vertreter der Blutsaugertruppe ist *Haementeria ghilianii*, der Amazonas-Blutegel. Er sieht vom Prinzip her aus wie unser einheimischer *Hirudo medicinalis*, dunkel, glänzend und geringelt. Aber er wird bis zu 30 cm lang und 10 cm breit. Mit seinen beiden Saugnäpfen kann er sich zum Beispiel auf einem menschlichen Arm vom Hand- bis zum Ellenbogengelenk ausdehnen. So vermögen zum Beispiel schon wenige Exemplare dieses Riesen selbst ein großes Pferd zu töten!

Aber natürlich habe ich mir das Unangenehmste für den Schluss dieses Kapitels aufgehoben und zwar die tropischen Landegel! Ohne Zweifel haben wir es bei ihnen mit der ekelhaftesten Urwaldplage in Ostasien zu tun. In feuchten Tropenwäldern lungern sie zu Tausenden und Abertausenden im Gebüsch und in den Bäumen herum. Sie reagieren sowohl auf chemische Reize als auch auf die geringsten Bodenerschütterungen. Wird ihnen dadurch eine Beute signalisiert, lassen sie sich einfach blitzschnell auf ihr Opfer fallen und beginnen, dort Blut zu saugen. Sie sind mit 2 cm bis 3cm Länge gar nicht mal so groß, aber sie treten immer in Massen auf. Es gibt Urwälder in Ostasien, die man besser nicht betreten sollte. Sich vor den Biestern zu schützen, ist schier unmöglich. Notfalls schleichen sie sich über Schuhösen an die begehrten Zapfstellen heran. Ich habe einmal von einer Expedition gelesen, bei der sich ein Teilnehmer besonders sorgfältig gekleidet hatte. Ihm könne nichts passieren, so meinte er und schwitzte dabei wie ein Verrückter. Er lachte über seine leicht bekleideten Kumpel, die ständig mit dem Absammeln der Lästlinge beschäftigt waren. Zurückgekommen von diesem Urwaldtrip, entledigte er sich seiner vermeintlich sicheren Bekleidung. Nun lachten die anderen. Zur Gaudi aller war er von oben bis unten mit glitschigen, schwarzen Landegeln besetzt.

Nicht unerwähnt bleiben soll, dass Blutegel bei ihrer unsauberen Arbeitsweise gerne Krankheiten übertragen. Insbesondere Bakterien und pathogene Einzeller werden von ihnen von einem Opfer zum anderen transportiert.

Abschließend und zusammenfassend lässt sich also zu den Blutegeln feststellen: Sie sind nicht nur eklig, sie sind auch oft gefährliche und mit ihren spannerartigen Bewegungen einfach widerliche Kreaturen. Nur dort, wo man sie gezielt im Rahmen bestimmter Therapien einsetzt, so wie es mit unserem einheimischen *Hirudo medicinalis* geschieht, sieht es etwas anders aus. Dann erfüllen sie sogar einen guten Zweck!

Zungenwürmer in den Atemwegen

Zungenwürmer – wohl kaum jemand hat von diesen Parasiten schon mal etwas gehört. Dabei beherbergt der Mensch gar nicht selten deren Larven, ohne dass er es weiß. Am häufigsten findet sie der Pathologe bei Obduktionen. Encystiert in verschiedenen Organen, wie zum Beispiel in der Leber und der Darmwand, erkennt man die Pentastomenknötchen auf Grund von zwei charakteristischen Krallenpaaren. Ausgewachsene, sogenannte adulte Zungenwürmer hingegen wurden zum Glück bislang sehr selten beim Menschen entdeckt.

Pentastomida heißen die Zungenwürmer. Übersetzt bedeutet der wissenschaftliche Fachname „Fünfmünder". Das klingt zwar dramatisch, doch ganz so gefräßig sind diese Parasiten nun aber wirklich nicht. Wie es sich gehört, haben auch sie nur einen einzigen Mund. Dicht dahinter jedoch befinden sich paarweise angeordnet insgesamt vier hakenartige Krallen. Mit irgendetwas müssen sich eben auch diese glitschigen Würmer in ihrem Revier festhalten. Da diese Krallen normalerweise in eine taschenartige Vertiefung eingezogen werden, sieht es am Vorderende der Zungenwürmer tatsächlich so aus, als hätten sie fünf Münder.

Deutlich für den kundigen Zoologen erkennbar sind bei diesen Tieren Bauplanmerkmale, wie sie ansonsten bei Arthropoda, den Gliederfüßern, vorkommen. Man stellte sie daher bislang im System als eigenständigen Tierstamm in die Nähe der Arthropoda. Ich konnte mich mit dieser systematischen Auffassung nie ganz anfreunden. Schon vor vielen Jahren sagte ich daher meinen Studenten im Zoologischen Großpraktikum, ich sei überzeugt, Pentastomen wären in Wahrheit stark abgewandelte Arthropoden. Ich favorisierte dabei sogar die Krebse, weil es gerade bei deren parasitischen Vertretern eine extreme Formenvielfalt gibt. Es waren allerdings nicht die auffälligen Bauplanübereinstimmungen, die mich primär zu dieser These veranlasst hatten. Es war vielmehr die Art ihrer Muskulatur. Ausgerechnet diese schlaffen bewegungsarmen Würmer besitzen – man glaubt es kaum – eine Hochleistungsmuskulatur. Es ist die nur bei Wirbeltieren und Arthropoden vorkommende quergestreifte Muskulatur, die hauptsächlich dem Skelett zugeordnet ist. Eine Muskulatur, die Olympiasieger macht und den Bodybuilder schmückt. Was will man damit wohl anfangen als Wurm, der im Atemsystem der Wirbeltiere herumschleicht? Völlig überflüssig, so dachte ich, es muss daher ein altes Erbe sein! Und ich hatte recht mit meiner Vermutung und ich bin ein bisschen stolz darauf! Neue molekularbiologische Daten lassen wahrhaftig eine enge Verwandtschaft zwischen Krebsen und Zungenwürmern erkennen.

Nun wurde ja schon verraten, welches Betätigungsfeld ausgewachsene Zungenwürmer haben. Sie hausen in den Atemwegen der Wirbeltiere. Dabei haben sich 90 % aller Arten auf Reptilien spezialisiert. Meist lungern sie bei ihnen direkt in der Lunge herum, wo sie sich von Blut ernähren. Gelegentlich kommen sie auch in deren Luftröhre vor. Bei Vögeln kennt man bislang nur eine Art, *Reighardia sternae*, die es sich in den Luftsäcken von Möwen bequem macht.

Die am höchsten entwickelten Arten jedoch finden wir in Säugetieren. Dort leben die adulten Tiere in den Nasen- und Stirnhöhlen verschiedener Fleischfresser wie zum Beispiel Hunden, Wölfen, Hyänen und Katzen. Überraschungsfunde treten aber auch immer mal wieder auf. So wurde kürzlich von einem Pentastomenfund in Rentieren berichtet, die ja nun wahrlich keine Fleischfresser sind.

Menschen beherbergen – wie schon angedeutet – vor allem Larvalstadien verschiedener Pentastomenarten. Bei den wenigen Funden adulter Zungenwürmer im Menschen handelt es sich durchweg um *Linguatula serrata*. Dieser Schmarotzer kommt besonders häufig in unseren Hunden vor. Er tobt sich nicht gerade zimperlich auf deren Nasenschleimhaut aus und schlürft dort alles weg, was ihm vor die Flinte kommt. Die armen befallenen Hunde entwickeln dadurch in der Regel einen chronischen Nasenkatarrh.

Obwohl die Weibchen bis zu 14 cm lang werden können, lassen sie sich zumeist auf der glänzenden Nasenschleimhaut nur schwer erkennen, weil sie farblos und völlig durchsichtig sind. Die Männchen erreichen gerade mal eine jämmerliche Länge von nur 20 mm. Dafür zeichnen sie sich durch eine auffallende Bewegungsfreude aus. Nicht selten werden übrigens lebende Zungenwürmer von Hunden ausgeniest. *Linguatula serrata* ist, wie der Name vermuten lässt (lingua/lat. = Zunge), ein länglich flacher Wurm. Vermutlich ist gerade diese Art dafür verantwortlich, dass man den Stamm der Pentastomida im Deutschen als Zungenwürmer bezeichnet.

Nach der Begattung der Würmer, die auf der Nasenschleimhaut stattfindet, produzieren die Weibchen bis zu 500.000 Eier. Diese gelangen entweder durch Niesen in die Umwelt, oder sie werden zusammen mit dem Nasenschleim abgeschluckt. Die Darmpassage überstehen sie unbeschadet und verlassen den Endwirt über seinen Kot. Pflanzenfresser, wie zum Beispiel alle weidenden Nutztiere, infizieren sich mit diesen Eiern bei ihrer grasenden Nahrungsaufnahme. Die schon im Ei fertig entwickelte Erstlarve schlüpft im Darm des Zwischenwirtes und bohrt sich von dort aus ins Gewebe. Eigentlich ist sie aber gar keine echte Larve, sondern eine Nymphe. Sie ist eine kurze, absolute Miniaturausgabe ihrer Eltern. Die typischen hakenbesetzten Stummelfüßchen lassen sich sogar schon bei der Nymphe erkennen, während sie sich noch im Ei befindet. Diese kleine Pseudolarve begibt sich zunächst auf eine Wanderschaft im Körper des Wirtes und häutet sich in der Zeit neunmal. Am Ende ihres ausgedehnten Spaziergangs wird sie im Wirtsgewebe abgekapselt und bildet dadurch das schon erwähnte, charakteristische Pentastomenknötchen. Langsam entwickelt sie sich nun zur Infektionslarve, deren Körperoberfläche mit zahlreichen stachelartigen Schuppen belegt ist. Deswegen nennt man sie auch Stachellarve. Dass hinter dieser Kostümierung ein Zweck steckt, kann man sich sicherlich vorstellen. Wird sie nämlich – wie von ihr gewünscht – von einem Raubtier zusammen mit dem Fleisch des Zwischenwirtes verspeist, landet sie wohl oder übel in dessen Magen. Nun bewährt sich ihre Montur als eine Art Bergsteigerausrüstung. Sich immer wieder mit den Stacheln einhakend, vermag sie die Speiseröhre aufwärts zu kriechen. Über den Rachen gelangt sie so ans Ziel, die Nasenhöhle ihres Endwirtes. Dort wächst sie zum Adultus heran und die Familienplanung kann erneut beginnen. Hunde infizieren sich übrigens nicht nur über eine Fleischmahlzeit. Sie können sich ihre Infektion auch erschnüffeln und zwar, wenn sie einen Kadaver intensiv untersuchen. Dann hat die kleine Stachellarve natürlich sehr schnell den Zielort, das Naseninnere, erreicht.

Abschließend kann ich es mir nicht verkneifen, an dieser Stelle eine kleine, passende Anekdote preiszugeben. Das Thema Zungenwürmer hat mich vor vielen Jahren einmal besonders tangiert, als ich an einem Vormittag im Zoologischen Großpraktikum gerade die Pentastomida behandelt hatte. Am gleichen Tag, nachmittags, machten wir eine kurze Exkursion. Ein Kollege, der Interesse hatte, daran teilzunehmen, nahm mich in seinem Auto mit. Hinten im Wagen saß Pitt, sein rabenschwarzer, überaus liebenswerter Riesenschnauzer hinter einem Schutznetz. Während der Fahrt schaffte es dieser große Kerl, sich an dem Netz vorbei ins Wageninnere zu zwängen. Ich hätte ursprünglich gedacht, dass an dieser Stelle nicht einmal ein Dackel hindurch gepasst hätte. Glücklich und ohne zu fragen setzte er sich auf meinen Schoß. Klar, dass ich mich umgehend gegen seine feuchten Liebesbezeugungen zur Wehr setzen musste. Er hätte mich am liebsten von oben bis unten abgeschleckt. Inmitten seiner Freundschaftsbekundungen wurde ich als eine in dieser Position völlig hilflose Person von ihm zweimal kräftig angeniest.

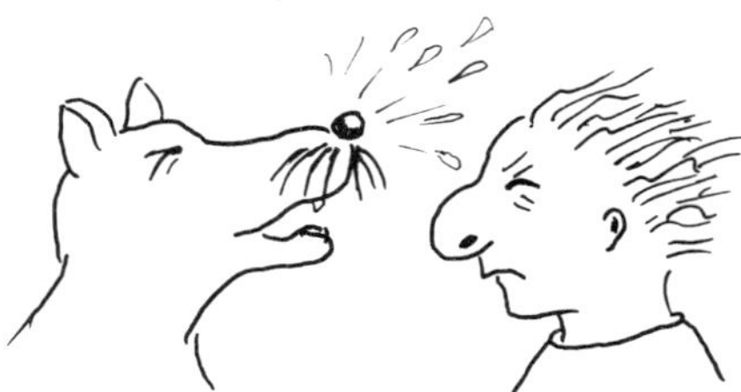

Es kann durchaus gefährlich sein, sich von einem Hund anniesen zu lassen.

Wundert es, dass mir in diesem Moment die Pentastomida vor meinem geistigen Auge erschienen? Wäre er infiziert gewesen – was ich nicht weiß und nicht glauben möchte –, hätte ich heute sicherlich ein paar Pentastomenknötchen im Körper.

Eingangs erwähnte ich ja schon, dass die Pentastomen auch den Menschen befallen können. Zumeist sind es Larven, die ihm zu schaffen machen. Bei einem stärkeren Befall bereiten sie relativ unspezifische Beschwerden, deren Ursache leider meist im Verborgenen bleibt. Wenn überhaupt, findet man solche Pentastomenknötchen mehr zufällig nach dem Ableben der davon befallenen Menschen. Adulte Zungenwürmer hingegen führen beim Menschen nicht selten zum

Verschluss der Atemwege. Man droht, daran zu ersticken. Das Gesicht schwillt durch starke Ödeme an. Wie beim Hund werden dabei auch vom Menschen gelegentlich lebende Zungenwürmer ausgeniest. Eine wahrlich nicht angenehme Infektion, die zum Glück recht selten vorkommt.

Krebse, Meister der Verwandlung

Wer kennt sie nicht, die Krebse? „Die Gepanzerten" werden sie auch genannt. Am Spülsaum der Nord- und Ostsee findet man zwischen Algen und Muscheln die allseits bekannten Strandkrabben und die Taschenkrebse. Dwarslöper, die „Querläufer", nennt man diese Krebse im Norden auf Plattdeutsch, weil sie nicht vorwärts, sondern nur seitwärts laufen können. Dann gibt es da noch den Hummer, diesen großen Prachtburschen mit den gewaltigen Scheren, dessen Fleisch als Delikatesse gilt. Rot verfärbt sich sein an sich bläulich-brauner Panzer, wenn der Koch ihn gnadenlos noch lebend ins brodelnd heiße Wasser wirft. Das ist keine schöne Vorstellung und eigentlich möchte man beim Essen auch gar nicht wissen, wie er ins Jenseits befördert wurde. Ach ja, da sind auch noch die leckeren Nordseekrabben oder auch die delikaten Scampi, die uns in diesem Zusammenhang einfallen. Kein Zweifel, man kennt sich aus im Reich der Krebse. Aber ist das auch wirklich so? Spätestens jetzt ahnt der Leser, dass noch eine Überraschung auf ihn wartet. Krebse sind viel, viel mehr!

Crustacea nennt man Krebse in Fachkreisen. Sie sind ein Unterstamm der Arthropoda, der Gliederfüßer, zu denen unter anderem auch Insekten, Tausendfüßer und Spinnentiere gehören. Etwa 50.000 verschiedene Krebsarten sind inzwischen beschrieben worden. Unmöglich, sie alle zu kennen. Die gängigen und bekannten Arten gehören fast alle zur Ordnung der Zehnfußkrebse, der Decapoda. Sie aber machen mit immerhin 10.000 Arten dennoch gerade mal ein Fünftel aller Krebse aus. Decapoda präsentieren den typischen, von jedem identifizierbaren Bauplan dieser Tiergruppe und lassen sich damit auch von Laien leicht als Krebse erkennen. Anders aber sieht es mit der viel größeren Gruppe der sogenannten „Niederen Krebse" aus. Hier zeigt der Krebs, was für ein genetisches Potential in ihm steckt. Die Formenvielfalt ist kaum zu überbieten. Da gibt es Wasserflöhe, Hüpferlinge, Muschelkrebse sowie Entenmuscheln, und auch die eigentümlichen Seepocken gehören dazu. In dieser Gruppierung ist auch eine ganze Reihe parasitischer Arten angesiedelt, die wir uns nun etwas näher anschauen wollen.

Etliche Crustacea leben als Ektoparasiten. So wurde *Argulus*, die Karpfenlaus, bereits an anderer Stelle kurz erwähnt. Eine Laus aber ist ja eigentlich kein Krebs, sondern ein Insekt. Aus dieser Namengebung lässt sich leicht ablesen, dass viele Krebse im Wasser eine ähnliche Rolle spielen wie Insekten an Land. Man nennt so etwas auch Stellenäquivalenz. Selbst Meeressäuger wie die imposanten Wale haben also „Läuse", die in Wahrheit Krebse sind. Sie leben dort in einer identischen Weise wie die echten Läuse bei Landwirbeltieren.

Bei den meisten ektoparasitischen Krebsen kann man anhand ihrer äußeren Anatomie die Gruppenzugehörigkeit noch recht gut erkennen. Anders sieht es aus, wenn Krebse als Endoparasiten leben, und das machen nicht wenige von ihnen. Hier erfährt ihre äußere Gestalt oft unglaubliche körperliche Umwandlungen. Viele dieser Schmarotzer lassen sich niemals so ohne Weiteres noch als Angehörige der Crustacea identifizieren. Als ungepanzerte, formlose Säcke bis hin zu wurzelartigen Verzweigungssystemen haben sie alle charakteristischen äußeren Merkmale dieser Gliederfüßer verloren. Dennoch ist es Anatomen lange vor den Möglichkeiten der DNA-Analyse gelungen, solche merkwürdigen Gebilde richtig zu bestimmen. Oft gelang es sogar, sie in eine bestimmte Ordnung einzureihen. Manchmal waren es ganz charakteristische anatomische Merkmale, die zu einer erfolgreichen Klassifizierung führten. Meist aber gelang die richtige Zuordnung auf Grund der Kenntnis ihrer Entwicklungsstadien. Die Mehrzahl der Krebse entwickelt sich nämlich nicht direkt, sondern über ganz typisch gebaute Larvenstadien. Von Häutung zu Häutung verändern sie dabei ihr Aussehen. Das Ganze startet mit der bekannten Nauplius-Larve. Dieser winzige Plankton-Bewohner besteht nur aus drei, mit paarigen Schwimmbeinen ausgestatteten Segmenten und hat vorne nur ein einziges, einfach gebautes, medianes Komplexauge. Nach jeder folgenden Häutung verkomplizieren sich die an den Nauplius anschließenden Larvenstadien zu charakteristischen Gebilden mit so klangvollen Namen wie zum Beispiel Cypris-, Zoea- oder Megalopa-Larve. An irgendeinem Punkt ihres Entwicklungszyklus findet man durch solche typischen Stadien in der Regel Hinweise, an welche Stelle ins System der jeweilige Parasit einzuordnen ist. Heute hilft natürlich die Molekularbiologie, weitere Zugehörigkeitsrätsel zu lösen.

Viele Meerestiere müssen sich mit endoparasitischen Krebsen auseinandersetzen. So lebt zum Beispiel der Schmarotzer *Mytilicola* im Darm von Miesmuscheln, die wissenschaftlich *Mytilus edulis* genannt werden. Gerne macht man heute diesen Darmparasiten für das zunehmende Sterben der Miesmuschelbänke in der Nordsee verantwortlich. Nur übersieht man dabei geflissentlich, dass die Muscheln schon seit Urzeiten mit diesem Parasiten gelebt und sich offenbar mit ihm arrangiert haben. Plötzlich soll das nun nicht mehr klappen? Man möchte aber mit dieser Feststellung vermutlich davon ablenken, dass die Muschelbänke im großen Umfang von den Schleppnetzen der Fischereiboote bedroht werden, die weitläufig alles vom Meeresboden geradezu abrasieren. Auch die in der Nordsee für die Gourmetküche eingeführte Pazifische Riesenauster bedroht die Miesmuschelbänke. Die fröhlich aus den Meereszuchtanlagen entweichenden winzigen Austernlarven besiedeln gerne bereits etablierte Miesmuschelbänke. Dort wachsen sie heran, überwuchern die frech ausgewählte Unterlage und nehmen den kleineren Miesmuscheln Nahrung und Sauerstoff weg. So viel Unheil auf einmal kann ein kleiner Darmparasit wie *Mytilicola* wohl kaum anrichten.

Parasitische Krebse befallen aber sogar auch hemmungslos ihre eigenen Verwandten. Ein solches, besonders interessantes Beispiel soll im folgenden Kapitel ausführlicher vorgestellt werden.

Ach ja, noch schnell ein kleiner Trost: Den Menschen haben parasitische Krebse bislang nichts anhaben können. Unser Glück ist, dass wir an Land leben, sonst wären wir wohl irgendwann auch zu ihren Opfern geworden.

Ein Krebs, der in Krebsen wie ein Krebsgeschwür wächst

Meine erste Bekanntschaft mit einem endoparasitischen Krebs machte ich während meiner eigenen Studienzeit. In meinem Zoologischen Grundpraktikum stand damals die Präparation einer Strandkrabbe (*Carcinus maenas*) auf dem Programm. Zuerst sollten wir Studenten uns mit deren äußerer Anatomie vertraut machen. Der Rückenpanzer wurde betrachtet und seine Entstehung erklärt, die Extremitäten wurden untersucht und die Bauchseite studiert. Zudem durften wir eine etwas ungewöhnliche Geschlechtsbestimmung vornehmen. Sie ist möglich auf Grund der unterschiedlichen Gestaltung des Hinterleibes der Strandkrabben. Dieses Abdomen genannte Gebilde tragen Strandkrabben eingeklappt auf der Bauchseite ihres Körpers. Es ist deutlich segmentiert und hat etwa die Form eines Dreiecks. Wenn man es vorsichtig nach vorne klappt, dann kann man an diesem Teil auch einige kleine Extremitäten sehen, die allerdings nicht zum Laufen angelegt worden sind. Beim nächsten Seeurlaub kann man in dieser Hinsicht eine Strandkrabbe einmal etwas näher betrachten. Nun aber zurück zur Geschlechtsbestimmung: Ist dieses Abdomen mehr rundlich und breit, dann hat man es mit einem Weibchen zu tun. Oft findet man bei ihnen an dieser Stelle, geschützt vor potentiellen Fressfeinden, einen großen Ballen befruchteter Eier. Die Mama trägt sie bis zum Schlüpfen der Larven an ihrem Körper in der Gegend herum. Die kleinen Beinchen des Hinterleibes halten dabei die wertvolle Fracht fest. Der männliche Hinterleib ist sehr viel schlanker und hat auch einige deutlich verwachsene Segmente. Nicht ohne Grund habe ich die Abdomen der Strandkrabben etwas ausführlicher beschrieben. Nicht weil ich hier ein anatomisches Praktikum durchführen möchte, sondern weil der Hinterleib im Zusammenhang mit dem nun folgenden Endoparasitismus eine wichtige Rolle spielt.

Jetzt aber noch mal zurück zu meinem Zoologischen Praktikum: Nach der Betrachtung der äußeren Anatomie ging es ans Präparieren. Der derbe Rückenpanzer, Carapax genannt, wurde von uns Studenten vorsichtig abgehoben, um die inneren Organe freizulegen. Just in dem Moment erklang ein Aufschrei aus der Menge. Eine Studentengruppe beschwerte sich lautstark: „Bei uns ist nichts zu erkennen, keine Kiemen, kein Herz, keine Mitteldarmdrüse, rein gar nichts, alles nur Matsche!" Der Herr Professor wusste Bescheid und erklärte: „Ihre Strandkrabbe hat einen massiven Befall mit *Sacculina carcini*, einem parasitischen Krebs. Diese infizierte Krabbe ist darum nicht für eine Präparation geeignet. Sie bekommen gleich ein neues, hoffentlich diesmal intaktes Exemplar."

Sacculina carcini (sacculina/lat. = kleiner Sack; carcini bezieht sich auf den armen Wirt *Carcinus maenas*) ist ein widerlicher Endoparasit, der Strandkrabben befällt. Einmal in diese eingedrungen, umwuchert er mit wurzelähnlichen Ausläufern wie ein Krebsgeschwür alle erreichbaren Organe. Der formlose Zellhaufen dringt sogar bis in die Spitzen der Extremitäten vor und verzweigt sich so im gesamten Körper des unglücklichen gepanzerten Wirtes. Man bezeichnet dieses amorphe Gebilde auch als Sacculina interna. Darüber hinaus gibt es noch die Sacculina externa. Diese entwickelt sich, wenn der Parasit geschlechtsreif wird und seine Brut loswerden will. In diesem Moment bricht der Schmarotzer aus der Krabbe mit einem sackartigen Gebilde, der Sacculina externa, unter dem eingeklappten Hinterteil hinaus ins Freie. Jetzt wird auch klar, warum ich das Abdomen so ausführlich beschrieben habe. Die Sacculina externa ist prall mit Eiern gefüllt. Daraus schlüpfen typische Nauplius-Larven, die sich schon bald häuten und dabei in eine Cypris-Larve verwandeln. Die eine Hälfte dieser Mannschaft, die weiblichen

Larven, versucht so schnell wie möglich, erneut eine Strandkrabbe zu befallen. Haben sie ein Opfer gefunden, heften sie sich an die dünnen Gelenkhäute seiner Extremitäten. Hier ist ihnen ein problemloser Zugang ins Innere der Krabbe sicher. Schnell wird sich noch mal gehäutet und es entsteht ein schlankes Gebilde, das Kentron genannt wird. Man muss es sich vorstellen wie eine kleine, schmale Vase mit einer vorderen, kanülenähnlichen Öffnung. In der „Vase" befindet sich ein kleiner Zellhaufen, der auf seine Stunde wartet. Die Kanüle bohrt sich in den Krabbenkörper und der „Vaseninhalt" wandert lustig ins Gewebe hinein. Dort wächst er heran zur Sacculina interna, dem aggressiven, wurzelähnlichen Zellsystem, das die Organe umwuchert.

Nun wollen wir aber die männlichen Nauplius-Larven des Parasiten nicht vergessen. Auch sie häuten sich zunächst einmal zu einer Cypris-Larve. Diese schwimmt eifrig umher und sucht dabei nach einer Strandkrabbe mit einer bereits fertigen, aber noch jungfräulichen *Sacculina externa* auf der Bauchseite. In dieses Eisäckchen dringt sie ein. Dafür verwandelt sich die männliche Cypris-Larve in ein wurmähnliches Gebilde, welches Trichogon genannt wird. Eigentlich ist das Trichogon nicht viel mehr als ein schlankes, flexibles Spermasäckchen. Man muss nicht lange rätseln, was nun passiert. Die darin enthaltenen Spermien werden freigesetzt und befruchten die weiblichen Parasiteneier in der Sacculina externa. Alsbald werden dadurch wieder frische Nauplius-Larven schlüpfen und neue Attacken beginnen.

Was aber sagen die Wirte, die armen Strandkrabben dazu? Man glaubt es kaum, aber meistens überleben sie diesen Parasitenbefall, der sie allerdings gerne kastriert zurücklässt. Hier präsentiert sich wieder einmal eine unglaubliche Geschichte, die das Phänomen des Parasitismus wahrlich auf die Spitze treibt.

Es lässt sich nur erahnen, was für unglaubliche und noch unentdeckte parasitäre Infektionen im allgemeinen Tierreich sonst noch vorkommen können. Naturgemäß beschäftigt sich ja die Parasitologie hauptsächlich mit Infektionen, die den Menschen oder seine Nutztiere betreffen. Das Schmarotzertum insbesondere bei wirbellosen Tieren hingegen ist im Vergleich dazu längst nicht so umfassend erforscht. Da wartet noch manche Überraschung im Verborgenen auf den interessierten Biologen.

Milben, ein übles Saugepack

Milben gehören zu den Spinnentieren. Arachnida heißt diese Klasse der Arthropoda in der Fachwelt. Hinter dieser Namensgebung verbirgt sich eine aufregende Geschichte aus der griechischen Mythologie. Danach war Arachne eine überaus begabte, aber auch sehr hochmütige Weberin, die sich in ihrem Handwerk mit der eifersüchtigen Göttin Athene auf einen Wettbewerb einließ. Beide fertigten einen Wandteppich an. Es kam, wie es kommen musste, der Teppich von Arachne war der schönere und die unterlegene Göttin tobte vor Zorn. Die facettenreiche Geschichte endete damit, dass Athene ihre Konkurrentin in eine Webspinne verwandelte und sie und ihre Nachkommen bis in alle Ewigkeit dazu verdammte, Netze anzufertigen.

Neun Ordnungen beinhaltet die Klasse der Arachnida. Dazu gehören allen voran natürlich die echten Webspinnen, aber auch die Skorpione, die langbeinigen Weberknechte und die Milben, auf die ich im Folgenden näher eingehen will.

Wissenschaftlich werden die Milben als Acari (akari/grch. = Milbe) bezeichnet. Sie sind in der Regel winzig klein. Zu den wenigen Ausnahmen von dieser Regel zählen die allseits bekannten Zecken. Zumeist agieren Acari als ein übles Saugepack. Für diesen Zweck sind sie optimal gerüstet. Ihr vorderer Körperabschnitt ist ein deutlich durch eine Furche vom hinteren Rumpf abgesetztes Gnathosoma. Übersetzt heißt dieser Begriff ganz unverblümt „Beißkörper“! Alle Mundwerkzeuge und die beiden vorderen Körpersegmente haben sich darin zu einer brutalen Angriffswaffe vereint. Mit diesem Gnathosoma wird alles attackiert, was jeweils auf dem individuellen Speiseplan der Milbe steht. Nicht nur Tiere und Menschen haben unter Milbenbefall zu leiden, sondern auch auf Pflanzen sind zahlreiche Arten spezialisiert. Wohl jeder Hobbygärtner kennt die gefürchtete „rote Spinne“, die korrekter Spinnmilbe genannt werden sollte. Ohne Gegenmaßnahmen macht sie allen von ihr eroberten Zimmerpflanzen schnell den Garaus. Weißlich fleckig werden die grünen Blätter und sind zudem meist deutlich von feinen Gespinsten überzogen, die den Übeltäter schnell verraten. Mit der Lupe muss man als Urheber dieser Schäden die winzigen Milben auf den Blattunterseiten suchen. Die Bekämpfung der Spinnmilben ist weitaus schwieriger als zum Beispiel die von Blattläusen. Normale Insektizide versagen dabei oft auf ganzer Front. Für ihre Vernichtung müssen besondere Akarizide herangezogen werden. Auf den entsprechenden Spraydosen, die der Gartenhandel anbietet, sollte also definitiv auch die Spinnmilbe als ein potentielles Opfer für die jeweilige Giftattacke vermerkt sein. Anders herum sind typische Akarizide auf Grund ihrer besonderen Giftigkeit auch immer tödlich für schädliche und leider dabei auch nützliche Insekten. Mit diesem Problem dürfen sich jedes Jahr wieder die Imker auseinandersetzen. Weil ihre Bienenvölker häufig von der gefürchteten Varroa-Milbe betroffen sind, können landläufige Schädlingsbekämpfungsmittel gegen Milbenbefall hier keinesfalls zum Einsatz kommen. Sie würden das Bienenvolk gleich mit töten. Imker sind daher gezwungen, nach Alternativmittel zu greifen, um der Varroa-Milbe Herr zu werden. Zum Einsatz kommen dabei heute gerne organische Säuren wie zum Beispiel die Ameisensäure, die Milchsäure oder auch die Oxalsäure. Eine einfache Lösung scheint hier – wie mir Imker verraten haben – offenbar aber immer noch nicht in Sicht zu sein.

Im tierischen Bereich liegt der Schwerpunkt des Schmarotzertums der Milben vorzugsweise beim Ektoparasitismus. Aber es kommen auch einige Arten als Endoparasiten in den Nasenhöhlen und Atemwegen von Vögeln und Reptilien vor. In den Lungen von Hunden und auch Affen tummeln sich gelegentlich Vertreter der Pneumonyssidae. Die uns besonders interessierenden, für den Menschen bedeutungsvollsten Milbenarten sollen in den anschließenden Kapiteln vorgestellt werden.

Milben entwickeln sich über mehrere Stadien hinweg. Das erste, aus dem Ei geschlüpfte Bürschchen ist immer eine nur sechsbeinige Larve. Erst wenn sie sich häutet, entstehen echte achtbeinige Jugendstadien, die man auch Nymphen nennt. Nach der letzten Häutung haben sie die Stufe der geschlechtsreifen Milbe erreicht.

Ein Juckreiz ohne Ende

„Räudiger Hund", dieser verächtliche Begriff soll einen damit betitelten Menschen übel herabqualifizieren. Doch was ist ein räudiger Hund? Wie sieht er aus, wie fühlt er sich? Die richtige Antwort darauf ist: Er sieht immer ganz schrecklich aus und er fühlt sich auch so. Nur kennen wir heute in unserer gepflegten Gesellschaft mit den liebevoll verhätschelten Haustieren solche räudigen Hunde gar nicht mehr. In südlichen Ländern hingegen trifft man sie gelegentlich noch in den dort üblichen Rudeln von Straßenkötern. Das Fell ist lückig und hängt an vielen Stellen fetzig herunter. Deutlich erkennbar leiden diese kranken Tiere.

Aber auch andere Säugetiere werden von der Räude befallen. Bei Vögeln kommt es gerne zu lokalen Auffälligkeiten. Die Schnabelräude verunstaltet zum Beispiel den gesamten Schnabel und sein näheres Umfeld. Fußräude, die gerne Hühner befällt, führt zu sichtbarem, knorpeligen Krüppelwuchs der Beine. Schrecklich! Gut, so denkt man, dass es keine Räude beim Menschen gibt. Aber ist das wirklich so? Nein, es gibt sie, man nennt sie nur anders. Es ist die gefürchtete Krätze. Räude und Krätze werden von sehr nahe verwandten und damit identisch lebenden Milbenarten erzeugt. Sie alle gehören zur Gruppe der Sarcoptidae. Für den Eingeweihten sagt dieser Name alles aus, und für die anderen will ich ihn erklären: „Sarkos" bedeutet im Griechischen Fleisch. Jeder kennt diesen Wortstamm etwas ahnungslos vom Begriff Sarkophag her, dem steinernen Sarg früherer Zeiten. Übersetzt heißt der Begriff etwas makaber „Fleischfresser" (phagein/grch. = fressen). Mit Fleisch ist in diesem Fall natürlich die Leiche gemeint, die dieser Sarkophag aufnehmen soll. Im hier aktuellen Wort Sarcoptidae findet man zwei eng miteinander verwobene griechische Wortstämme. Da wäre zum einen wieder „sarkos", das Fleisch, und der zweite, dicht damit verbundene Teil kommt vom griechischen Wort „kopto", was quälen oder belästigen bedeutet. Damit nun ist alles gesagt! Hier haben wir es also in allen Fällen mit Milben zu tun, die ihren Wirt wahrhaftig furchtbar quälen und zwar durch einen entsetzlichen Juckreiz.

Sarcoptes scabies heißt die Krätzemilbe, die sich auf den Menschen spezialisiert hat. Sie lebt in der obersten, sehr dünnen Deckhautschicht, der Epidermis. Dort gräbt sich das winzige Luder zickzackförmige Gänge. Mit einem Tropfen Tinte, verrieben auf den befallenen, leicht erhabenen Hautpartien, kann der Arzt diese Gangsysteme recht gut sichtbar machen. Genau diese Hautbereiche aber sind unglaublich gut und dicht innerviert. In der Summe bezeichnet man das vielseitig gestaltete Nervengebilde als Tastsinn. Die Milben nun tanzen uns genau dort sozusagen direkt „auf den Nerven herum". Das Ergebnis ist ein nicht enden wollender Juckreiz, der seinesgleichen sucht. Nicht umsonst heißt das Krankheitsbild bei uns wegen der menschlichen Reaktion auf diese Pein „Krätze". Fieserweise zeigen die Milben nachts im warmen Bett eine besonders emsige Aktivität. Der Patient kann so die Nachtruhe vergessen. Wenn ich das in meiner Vorlesung genüsslich schildere, beginnt der ein oder andere Student mit großer Sicherheit damit, sich zu kratzen.

Die Krätzemilben sitzen immer an haarfreien Zonen des Körpers. Besonders gerne halten sie sich in allen Entwicklungsstadien, also, wie der Italiener sagt, „tutta la famiglia", zwischen den Fingern und an den Handgelenken auf. Aber auch am Ellenbogen, am Fußknöchel und sogar an der Brustwarze kommen sie vor. Vorausgesetzt, dass sie nicht dicht behaart sind, tummeln sich auch schon mal ein paar der unangenehmen Kameraden auf den Pobacken. Ein gelegentlicher Wirtswechsel findet stets von Mensch zu Mensch durch Körperkontakt statt. Damit kommt der Krätze auch ein wenig der üble Rang einer heimlichen Geschlechtskrankheit zu. Eine Übertragung durch Wäsche und Kleidungsstücke, wie früher vermutet wurde, erscheint heute eher unwahrscheinlich. Dennoch sollten Stoffteile, mit denen ein an der Krätze Erkrankter Kontakt hatte, sicherheitshalber bei 60 °C in der Maschine gewaschen werden.

Lange Zeit glaubte man, einen neuen, besonders aggressiven Erregerstamm erkannt zu haben. Benannt nach seinen norwegischen Entdeckern Boeck und Danielssen bezeichnete man diese vermutete Milbenvariante als *Scabies norvegica*. Das dazugehörige Krankheitsbild wurde Borken- oder Krustenkrätze genannt. Nicht selten führten deren Symptome zum Tod eines Patienten. Inzwischen ist man schlauer. Dieser besonders heftige Krankheitsverlauf tritt – so erkannte man – immer dann auf, wenn die von dem Parasiten befallenen Personen eine gestörte Körperabwehr haben. Selbstredend gehören AIDS-Patienten zu diesen Kandidaten. Überträgt aber ein solch unglücklicher Mensch durch Hautkontakt seine Milben auf einen sonst völlig gesunden Menschen, dann erkrankt dieser an einer ganz normalen Krätzeinfektion. Von einer neuen Art kann also nicht die Rede sein.

Weibliche Krätzemilben werden gerade mal 2 Monate alt. Aber in der Zeit haben sie immer eifrig Nachwuchs produziert, der überwiegend im elterlichen „Stammsitz" verbleibt. Statt weniger werden die Beschwerden so kontinuierlich heftiger. Zum Glück lassen sich Krätzemilben meistens mit entsprechenden Cremes und Lotionen aus der Apotheke gut abtöten. Leider gibt es aber inzwischen auch Milben, welche gegen die üblicherweise eingesetzten Wirkstoffe resistent geworden sind. In diesen Fällen wird heute mit Ivermectin, einem Oraltherapeutikum, erfolgreich behandelt.

Zuletzt möchte ich noch etwas Positives über diese Quälgeister sagen: Anders als die im nächsten Kapitel behandelten Zecken, spielen Krätzemilben als Überträger von Krankheiten zum Glück keine Rolle.

Zecken, die gefährlichen Blutsauger

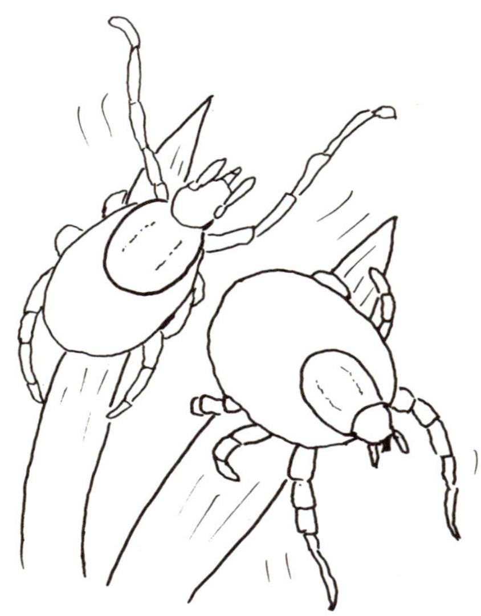
Zecken in Lauerstellung.

Spätestens im zeitigen Frühjahr wird alle Jahre wieder in der Tagespresse das Thema Zecken aufgegriffen. Es wird gewarnt vor den gefährlichen Krankheitserregern, die durch einen Zeckenbiss übertragen werden können. Dabei verzapfen einige Redakteure nicht selten so manchen Unfug, weil sie ganz einfach zu wenig von der Materie verstehen. Besonders gerne werden Fehlinformationen zur Wanderröte präsentiert. Auch bezügliche der Therapien potentieller Erkrankungen ist nicht immer alles auf dem aktuellen Stand. Also nehmen wir uns jetzt die Zecken und ihre häufigen Begleiterscheinungen einmal etwas genauer vor.

Zecken sind eine Gruppe besonders groß geratener Milben. Mit ihren dübelartig gebauten Stechwerkzeugen betätigen sie sich als Poolsauger. Da wird also nicht fein gestochen, wie es die normalen Mücken machen, sondern richtig kräftig zugeschlagen, wovon der betroffene Wirt allerdings nichts merkt. Anschließend wird Blut und Lymphe in aller Ruhe üppig aufgenommen. Je nach Wirt kann das Tage oder wie bei Reptilien auch Wochen dauern. Damit dabei die Zapfstelle währenddessen nicht versiegt, wirkt ihr Speichel gerinnungshemmend. Als winzig kleines, schwarzes, spinnenähnliches Krabbeltier starten sie die Aktion. Als prall gefüllter, roter Blutsack lösen sie sich wieder von ihrem Wirt. Wenn sie Pech haben, werden sie von uns Menschen vorher erkannt und – hoffentlich sachgerecht – entfernt. Der Rüssel sollte dabei möglichst nicht abreißen, wodurch er im Gewebe stecken bleiben würde, was zu unangenehmen Entzündungen führen kann. Heute gibt es allerdings wirklich gute Zeckenzangen, die ein professionelles Entfernen möglich machen.

Innerhalb der Zecken unterscheidet man zwei Familien und zwar die Argasidae und die Ixodidae. Da sie uns hier in Nordeuropa weniger tangieren, beginne ich zunächst mit den Argasidae, die auch Lederzecken genannt werden, weil sie keinen harten Rückenschild besitzen. Sie kommen vorrangig in richtig warmen Ländern vor. Selbst im Süden Europas treten sie nur sporadisch auf und das ist gut so, denn ihr Speichel ist sehr giftig. Das Wort argas bedeutet nämlich im Griechischen ganz einfach giftig. Der Speichel kann deshalb zu schweren Vergiftungssymptomen führen. Am schlimmsten ist es, wenn durch Neurotoxine eine Zeckenparalyse auftritt, die zu Lähmungen und gar zum Tod führen kann. Mensch und Tier können von diesen Argasidae befallen werden. Gerne leben sie als Nestparasiten und piesacken dort deren Bewohner. Daneben übertragen Lederzecken natürlich auch etliche Krankheitserreger und sogar winzige Fadenwürmer, die Filarien. Freuen wir uns also, dass diese Biester nicht auch noch in unserer Region vorkommen.

Aber wir sind mit unseren einheimischen Zecken, den Ixodidae, schon genug ausgelastet. Die von ihnen bereiteten Probleme reichen wahrlich aus. Schildzecken nennt man sie mit Trivialnamen. Anders als die Lederzecken haben sie nämlich einen harten, stark chitinisierten Rückenschild. Interessant ist dabei zunächst einmal die Interpretation des Familiennamens Ixodidae. Ixos bezeichnet eigentlich den Vogelleim, welcher sich aus den weißen Beeren der Mistel herstellen lässt. Was aber hat schlussendlich die Halbschmarotzerpflanze Mistel mit unseren Zecken zu tun? Um das zu verstehen, sollte man einmal die weißen Beeren der Mistelpflanze zwischen den Fingern zerquetscht haben. Versucht man die Frucht anschließend wieder los zu werden, hat man ein Problem. Wie angeklebt hängen die Beerenreste an der Haut und das ist Absicht. Hat nämlich ein Vogel versucht, sich an solch einer Beere gütlich zu tun, verklebt sie mit seiner Schnabelspitze und der arme Kerl muss sich was einfallen lassen. Das macht er auch, er ist ja pfiffig. Er sucht sich eine Astgabel und zieht dort seinen verklebten Schnabel samt Beerenmatsche hindurch. Die Beere bleibt dabei dort kleben und hat dadurch gute Startbedingungen für ein Auskeimen des Mistelsamens auf einem neuen Baum. Früher hat man aus solchen Beeren auch einen danach benannten Klebstoff, den Vogelleim, hergestellt. Mit dieser schönen Geschichte habe ich nun aber noch keine Erklärung für den Familiennamen der Schildzecken geliefert. Dabei ist die Lösung ganz einfach, sie lautet: Die Zecke sitzt an der menschlichen Haut, als wäre sie mit Vogelleim angeklebt worden.

Die bei uns einheimischen Zecken werden auch Holzböcke genannt. *Ixodes ricinus* ist eine häufig vorkommende Art. Sie hat ihren Namen „ricinus" wegen ihres Aussehens erhalten. Wenn sie vollgesogen ist, sieht ihr prall mit rotem Blut gefüllter Hinterleib, auf dem der Rückenschild nur noch ein kleines Anhängsel ist, wie ein Samen der Rizinuspflanze aus. Im niedrigen Gebüsch und im Gras lauern die Zecken auf Beute und zwar in all ihren Entwicklungsstadien von der Larve über die Nymphe bis hin zum adulten Tier. Es ist ein Volksmärchen, dass sie von Bäumen herunterfallen. Ihre Standardwirte sind kleine Säugetiere wie Mäuse, Katzen oder Marder. Um ihre potentiellen Ziele zu orten, besitzen sie am Fuß des ersten Beinpaares besondere Rezeptoren, die auf chemische Reize reagieren. Hallersches Organ wird dieser Chemorezeptor genannt. Zum exakten Orten der Beute spreizen sie die beiden Vorderbeine ab, frei nach dem Motto: „Komm in meine Arme". So greifen sie mit ihren Sinnesorganen ein möglichst großes Umfeld sensorisch ab. Kaum ist das Säugetier oder der Mensch nahe genug an dem Heckenschützen dran, heftet er sich klammheimlich an die Beute. Geruhsam wandert die Zecke dann erst einmal auf deren Körper herum, bis die passende Stelle für eine Attacke gefunden ist. Sie setzt sich nun endgültig fest und verankert ihren Stechrüssel mit einer Art Zement, der ein zufälliges Abstreifen verhindert. Früher hat man Zecken durch einige für sie unangenehme Substanzen zum eigenständigen Loslassen von der menschlichen Haut veranlasst. Nagellack, Klebstoff und andere Schrecklichkeiten kamen dabei zum Einsatz. Heute weiß man: Das war und ist ein Kardinalfehler. So sollte man es nicht machen. Die Zecke gerät dadurch in Panik und spuckt besonders viel Speichel in die von ihr verursachte Hautwunde. Damit aber gelangen besonders schnell und zahlreich Krankheitserreger in die menschliche Blutbahn. Also sollte man lieber eine Zeckenzange benutzen und die Zecke damit aus der Haut ziehen, möglichst ohne sie zu quetschen, sonst gerät sie wieder in Panik.

Auch Schildzecken übertragen als Poolsauger natürlich alle möglichen Krankheiten. In unserer Region bestehen vor allem Gefahren durch Viren und Bakterien. So sind es gerne Viren, die eine Hirnhautentzündung hervorrufen können. Menschen, insbesondere in unseren südlichen Landesteilen, die aus bestimmten Gründen häufig von Zecken befallen werden, können sich durch eine Impfung vor dieser bösen Viruserkrankung schützen.

Fast noch bedrohlicher sind Bakterien mit dem Namen *Borrelia burgdorferi*. Sie erzeugen das außerordentlich vielschichtige und sehr gefährliche Krankheitsbild der Borreliose. Dagegen gibt es leider keine Impfung. Man spricht auch von der Lyme-Erkrankung. Lyme ist ein Ort in den USA, in dem in den 70er Jahren diese von Zecken übertragene Infektion erstmalig häufig beobachtet wurde. Da sich in der Nähe dieses Ortes eine Fabrik befindet, die mit biologischen Waffen experimentiert, haben Verschwörungstheoretiker schon die übelsten Vermutungen angestellt, wo die Borrelien entschlüpft sein könnten. Aber an solchen Spekulationen möchte ich mich hier auf keinen Fall beteiligen. Lieber kehre ich zu den Fakten zurück. Borrelien sind Angehörige der Bakteriengruppe der Spirochaeten. Wie kleine Spiralen schrauben diese sich durch Flüssigkeiten. Auch der Syphilis-Erreger ist ein Vertreter der Spirochaeten. Da verwundert es nicht, dass auch die Borrelien recht ähnliche, in charakteristischen Schüben auftretende Krankheitssymptome hervorrufen wie die verwandten Erreger der gefürchteten Geschlechtskrankheit. Die Frühsymptome, die zeitnah nach dem Zeckenbiss auftreten, ähneln in den Beschwerden gerne denen einer Grippe-Infektion. In dieser Phase lassen sich die Borrelien noch sehr gut mit einem passenden Antibiotikum in Tablettenform bekämpfen, je früher umso besser! Mindestens drei Wochen muss diese orale Therapie in der richtigen, relativ hohen Dosierung durchgehalten werden. Nicht selten tritt an der Stichstelle der Zecke bis zu 3 Wochen nach deren Entfernen ein roter wandernder Fleck auf. Wanderröte nennt man daher dieses Symptom. Von einer sicheren Infektion mit Borrelien muss dann immer ausgegangen werden. Aber auch ohne das Signal Wanderröte kann eine Infektion vorliegen. Leider höre ich immer wieder im Freundes- und Bekanntenkreis, dass Hausärzte erst einmal diesen roten Fleck abwarten wollen, bevor sie ein Antibiotikum verschreiben. Das aber ist in diesem Fall sträflich, denn die Wanderröte tritt leider des Öfteren trotz einer vorhandenen Infektion nicht auf. Sehr bald aber ist es nach dem Zeckenbiss für eine einfache Tablettentherapie gegen diese eingeschleppten Bakterien zu spät. Schon nach relativ kurzer Zeit pflegen sich die ersten eingedrungenen Borrelien im Körper zu „verstecken". In Gelenken und an anderen Stellen, wo die Durchblutung vergleichsweise schlecht ist, siedeln sie sich bevorzugt an und verstehen es so, sich mit allerlei Tricks vor den Attacken des Immunsystems zu schützen. Es tauchen nach ein paar Wochen die Spätsymptome auf, und die können unglaublich vielseitig sein. Gerne sind es rheumatische Beschwerden, aber auch andere Anzeichen bis hin zu psychischen Auffälligkeiten können auftreten. Da Borrelien wahre Verwandlungs- und Versteckkünstler sind, versagt eine Serumdiagnostik nicht selten und lange Leidensgeschichten pflegen zu beginnen. Viele Selbsthilfegruppen zeugen davon, wie verzweifelt und hilflos Menschen dieser äußerst schwer therapierbaren Infektion ausgeliefert sind. Im Sekundärstadium lassen sich Borrelien – wenn überhaupt – nur noch mit lang anhaltenden, regelmäßigen antibiotischen Infusionen halbwegs erfolgreich bekämpfen. Die Devise heißt daher: Wehret den Anfängen!

So lohnt es sich, während der Zeckenzeit nach dem Aufenthalt im Freien allabendlich eine sorgfältige Körperkontrolle durchzuführen. Je früher die Zecken entfernt werden, desto geringer ist das Risiko einer Borrelien-Infektion. Im Zweifel lohnt sich immer eine gründliche Internet-Recherche, um sich über den aktuellen Kenntnisstand zu dieser gefährlichen Krankheit kundig zu machen. Auch sollte man wissen, dass Zecken offenbar den Duft von nativem Kokosöl nicht mögen. Man bekommt dieses in Gläsern abgefüllt in Reformläden, Drogerien und seit einiger Zeit auch in normalen Lebensmittelgeschäften. Sich damit dünn an den exponierten Körperteilen einzureiben, ist kein Problem. Nebenbei sei erwähnt, dass dieses native Kokosfett auch ideal ist, um darin Pfannkuchen und Omeletts auszubacken. Ein leichter Kokosgeschmack macht diese einfachen Gerichte zu einer Delikatesse.

Abschließend sollen die Zecken hier noch schnell bezüglich ihres eigenen Ablebens betrachtet werden. Weibliche Zecken pflegen in einem Durchgang bis zu 30.000 Eier abzulegen. Dabei schrumpfen sie – wen wundert's – merklich und am Schluss sterben sie ab, die Armen!

Insekten und ihre Bauplanmerkmale

Die Vertreter der Klasse Insecta sind die am höchsten entwickelten Gliederfüßer. Synonym werden sie auch als Hexapoda, die Sechsbeiner, bezeichnet und im Deutschen kennt man sie als Kerbtiere. Bislang sind etwa eine Million Arten beschrieben worden, die auf sage und schreibe 31 Ordnungen verteilt wurden. Entomologen (entomos/grch. = gekerbt; logos/grch. = die Lehre) nennt man die zahlreichen Wissenschaftler, welche sich weltweit mit dieser spannenden Tiergruppe beschäftigen. Die große Mehrzahl der Insekten ist freilebend. Nicht wenige ihrer Vertreter attackieren auf unterschiedliche Weise Pflanzen und werden daher vom Gärtner als Schädlinge eingestuft. Sie sollen uns hier aber nicht interessieren.

Unser Thema sind natürlich die an Tier und Mensch parasitierenden Insekten. Zumeist handelt es sich um Ektoparasiten, aber es kommt auch Endoparasitismus vor. Um diese Schmarotzer und ihre „Werkzeuge“ besser zu verstehen, soll hier kurz die äußere Anatomie der Insekten vorgestellt werden. Diese kann man zweifellos als ein großes Wunderwerk der Natur bezeichnen. Ganz anders gebaut als die uns viel näherstehenden Wirbeltiere, sind Insekten auf ihre Art mindestens genauso komplex und beeindruckend wie diese konstruiert.

Anders als Krebse haben Insekten einen relativ einheitlichen Grundbauplan, der nur in einigen Details je nach Anforderung variabel gestaltet ist. Ihr segmentierter Körper ist immer in drei deutliche Abschnitte untergliedert, den Kopf, den Brustabschnitt und den Hinterleib. Vorne haben wir also eine einheitliche Kopfkapsel, in der sich übrigens ein vergleichsweise hoch entwickeltes Gehirn befindet. Daran schließt sich der Brustbereich, der Thorax an, welcher aus drei fest miteinander verwachsenen Segmenten besteht. Die Mehrzahl der Insekten besitzt in diesem Bereich vier Flügel, die sich jeweils paarig am zweiten und dritten Segment des Thorax aus ehemaligen Hautausstülpungen entwickelt haben. Besonders gute Flieger wie Mücken, Bienen, Wespen und Fliegen, sind Zweiflügler, die ein Flügelpaar reduziert haben. Eine kleine Gruppe primitiver Insekten ist und war schon immer flügellos. Dazu zählen zum Beispiel die auf der Blumenerde unserer Topfpflanzen nicht selten herumhüpfenden winzigen Springschwänze und natürlich *Lepisma saccharina*, das Silberfischchen, welches sich gerne in Wohnungen bescheiden und ungefragt zur Untermiete einnistet. Viele Ektoparasiten wie zum Beispiel Flöhe, Läuse und Bettwanzen gehören, obwohl sie flügellos sind, dennoch zur großen Gruppe der hoch entwickelten geflügelten Insekten, die man Pterygota (pteryx/grch. = Flügel) nennt. Sie haben im Laufe ihrer Evolution großzügig auf den Besitz von Flügeln verzichtet, weil sie sich für eine andere Fortbewegungsart, zum Beispiel das Springen oder Krabbeln, entschieden haben. An den drei Segmenten ihres Thorax haben alle Insekten auf der Bauchseite drei Laufbeinpaare, die entsprechend individueller, funktioneller Bedürfnisse sehr unterschiedlich gestaltet sein können. So gibt es neben normalen Laufbeinen unter anderem auch spezialisierte Fang-, Grab-, Sprung-, Putz- und Sammelbeine. Allein über diese Beinvielfalt könnte man schon ein kleines Büchlein schreiben. Apropos Sammelbeine, schauen sie sich im Sommer einmal eine fleißige Biene an. An dem hinteren Beinpaar trägt sie dicke gelbe Höschen. Das sind die Sammelbeine, mit denen sie den Blütenpollen transportiert. Der dritte und hintere Körperabschnitt ist das mehrfach segmentierte, in sich bewegliche Abdomen, an dem sich keine Laufbeine befinden.

Betrachten wir nun noch einmal etwas gründlicher den Insektenkopf, so lässt sich dort eine ganze Reihe kleiner Anhänge erkennen. Diese Gebilde – man glaubt es kaum – sind umgebildete Extremitäten, die allerdings nicht der Fortbewegung dienen, sondern andere Funktionen haben. Da sind zum einen die auffälligen paarigen Antennen. Hochsensibel nehmen sie Bewegungsreize wahr. Außerdem sind sie auch die „Nasen" der Insekten. Hier sitzen in oft ungeheurer Anzahl die Riechsinneszellen. Insekten sind häufig mit einem phantastischen Geruchssinn ausgestattet. So wurde uns im Studium berichtet, dass man einmal für ein Experiment einige Weibchen eines Seidenspinners nach Helgoland verfrachtete. Diese Schmetterlingsart kommt auf der Hochseeinsel eigentlich nicht vor.

Aber schon nach kurzer Zeit tauchten auf Helgoland die ersten liebeshungrigen Seidenspinner-Männchen auf, um ihren entfleuchten Damen Gutes zu tun. Ein paar wenige Moleküle der vom Weibchen abgegebenen Pheromone, das sind Sexuallockstoffe, hatten den Männchen offenbar ausgereicht, den richtigen Weg zur Insel zu finden. Da kann wirklich selbst die Hundenase nicht mithalten.

Für unsere Thematik des Parasitismus im Tierreich aber sind die am Kopf befindlichen winzigen Extremitäten, welche den Mund der Insekten umgeben, noch viel interessanter. Hoch spezialisiert für verschiedene Formen der Nahrungsaufnahme gestaltet, fungieren sie dort als Mundwerkzeuge. So arbeiten sie kauend-beißend bei der Küchenschabe, stechend-saugend bei den Mücken und ihrer Sippschaft, kauend-leckend bei Bienen und deren Verwandtschaft sowie leckend-saugend bei Schmetterlingen beziehungsweise – nur anders gestaltet – bei Stubenfliegen. Es gibt kaum eine Funktion im Rahmen der Nahrungsaufnahme, auf die sich diese hoch spezialisierten Gebilde der Insekten nicht eingelassen haben. Logisch, dass dabei in diesem Bereich auch jede denkbare Variante von Mundwerkzeugen erfunden wurde, die ein Parasitenleben ermöglichen. Wir werden sie kennenlernen.

Mit solcher anatomischen Vielfalt der unterschiedlich gestalteten Beißwerkzeuge können Wirbeltiere nicht im Geringsten mithalten. Bei ihnen gibt es nur ein Maul mit Zähnen oder ohne oder alternativ einen Hornschnabel, und das war es auch schon. Nun ja, das Gebiss kann passend zur Art der Nahrungsaufnahme unterschiedlich gebaut sein, aber viel mehr haben wir in unserer Sippe nicht vorzuweisen.

Mit diesem kleinen, einleitenden Vorspann zu der außerordentlich interessanten Tiergruppe der Insekten habe ich Sie hoffentlich auf den Geschmack gebracht, etwas mehr über ihre parasitischen Vertreter zu erfahren, die haben es nämlich auch in sich!

Jetzt wird gestochen und gebissen

In diesem Buch sind uns Insekten als blutsaugende, temporäre Ektoparasiten schon des Öfteren begegnet. Dabei traten sie immer als Überträger, sogenannte Vektoren, für parasitäre Infektionen in Erscheinung. Mücken (Culiciden), Kriebelmücken (Simuliden), Bremsen (Tabaniden) und die winzig kleinen, hinterhältigen Gnitzen (Ceratopogoniden) spielen außerdem natürlich auch eine Rolle beim Übertragen von Krankheiten durch Bakterien und Viren. Wir kennen dieses stechende Pack in unseren gemäßigten Breiten zum Glück überwiegend nur als unangenehme Lästlinge. Ein Mückenstich wird daher von uns als unerfreulicher, aber nicht wirklich schlimmer Akt abgehakt. Er ist der Tribut, den wir an die schöne, warme Jahreszeit zahlen müssen.

Anders allerdings sieht es in nördlichen Ländern aus, wo man sich nur an einem kurzen Sommer erfreuen kann. Dort ist diese zeitlich limitierte Freude leider ein zweischneidiges Schwert. Ich erinnere mich noch gut, wie eine Studentengruppe unseres Fachbereiches sich darauf freute, im Sommer mit unserem Botaniker auf Exkursion nach Finnland fahren zu dürfen. Zurückgekehrt von dieser Reise haben sie mir dann Bericht erstattet. Leider hätten sie wegen der unglaublich vielen Mücken nur mit einem Netz über dem Kopf und einer Ganzkörperverkleidung ins Freie gekonnt. Auch ihre anfängliche Begeisterung für das tägliche, oft mehrfache Benutzen der dortigen finnischen Sauna wäre dadurch getrübt worden, dass die ersten Teilnehmer der Exkursion schon nach einer Woche üble Kreislaufprobleme bekommen hätten.

Wie in Finnland gibt es auch in Kanada das Phänomen der riesigen Mückenschwärme in der warmen Jahreszeit. Zeitgleich fangen die Mücken dort wegen des kurzen Sommers an zu schwärmen. Ein sich ungeschützt im Freien aufhaltender Mensch kann dabei schon mal ohne Weiteres in kurzer Zeit von circa 9.000 Mücken angezapft werden. Man hat errechnet, dass diese Biester es unter solchen Umständen schaffen, einem Menschen innerhalb von zwei Stunden die Hälfte seines Blutes abzusaugen.

Erwähnenswert sind an dieser Stelle temporäre Sauger einer ganz besonderen Art. Dabei handelt es tatsächlich um Schmetterlinge, genauer gesagt solche, die zur Gruppe der nachtaktiven Schmetterlingseulen gehören. Sie ernähren sich nicht von Blut, sondern sage und schreibe von Tränenflüssigkeit. Nachts fliegen sie dafür schlafende Menschen an. Ungeduldig, wie sie nun mal sind, warten sie nicht etwa ab, bis diese Personen wegen eines Alptraumes in Tränen ausbrechen, sondern sie bedienen sich ihres besonderen Werkzeuges. Statt eines normalen Saugrüssels, wie ihn andere Schmetterling besitzen, verfügen sie über eine kleine „Stichsäge". Ihr Saugrüssel ist also ganz einfach mit winzigen Zähnchen ausgestattet. Damit sägen sie sich unter dem Auge ihres Opfers in den Tränennasengang hinein und schlürfen das von ihnen begehrte Nass, bis sie satt sind. Sie hinterlassen oft sogar kleine, blutende Schleimhautverletzungen und – viel schlimmer – übertragen dabei gerne den Trachom-Erreger, eine Augeninfektion, die zum Erblinden führen kann.

Ein Parasitenleben im Sprung

Ein wenig ausführlicher möchte ich mich jetzt zunächst mit den Insekten beschäftigen, die zur Menschheit schon immer einen stärkeren Intimkontakt gepflegt haben, wie Flöhe, Läuse und Bettwanzen.

Starten werde ich zunächst mit der Flohsippschaft, die eine Sprunggewalt entwickelt hat wie kein anderes Tier. Mit ihrer beeindruckenden Oberschenkelmuskulatur am dritten Beinpaar könnten sie – wie schon erwähnt – jeden Bodybuilder neidisch machen. Die meisten Vertreter dieser Gruppe pflegen stechend-saugend warmblütige Wirbeltiere, also Säuger und Vögel, zu piesacken. Sie gehören allesamt zur Ordnung der Flöhe (Siphonaptera). Etwa 2.200 verschiedene Floharten wurden bisher beschrieben. Dabei muss man etwas aufpassen, denn nicht alles, was Floh heißt, ist auch einer. Orientiert an der Verhaltensweise und Größe der echten Flöhe hat man eine ganze Reihe „Nicht-Flöhe" auch mit diesem Trivialnamen beehrt. So sind Wasserflöhe und Flohkrebse in Wahrheit freilebende Krebse und der Erdfloh ist ein winziges, harmloses Käferchen.

Flöhe sind, was ihre Wirte anbelangt, nicht sehr wählerisch. Mancher Hundebesitzer kann ein Lied davon singen. Die Flöhe ihrer Lieblinge gönnen sich schon mal gelegentlich einen Schluck Menschenblut. Auch der Igel, den man im Herbst meint, vor den Unbillen des Winters retten zu müssen, teilt seine Flöhe gerne mit den Menschen. Aber Flöhe haben grundsätzlich Präferenzwirte und entsprechend wurden sie auch im Deutschen benannt. Der klassische Menschenfloh hat den Namen *Pulex irritans*. „Pulex" heißt im Lateinischen, wie könnte es anders sein, natürlich auch Floh. Der Artname (*irritans*/lat. = erregend) deutet allerdings nur milde an, was dieser kleine Frechdachs bei seinem Wirt anrichten kann. Einmal pro Tag, besser gesagt pro Nacht, schlägt der Lümmel zu. Bis zu zwei Stunden saugt er sich genüsslich den Bauch voll und hinterlässt extrem juckende, rote Einstichbeulen. Dagegen sind Mückenstiche harmlos. Der Stechapparat der Flöhe enthält nämlich zwei Kanäle. Durch den dickeren Gang saugt er das Blut an und über den dünneren Part wird kontinuierlich gerinnungshemmender Speichel in den Wirtskörper gepumpt, der zu heftigen allergischen Symptomen führen kann. Etwa zwei Jahre lang werden vom weiblichen Menschenfloh portionsweise bis zu 500 Eier abgelegt. Da die meisten Flöhe Nestparasiten sind, schlüpfen die winzigen, fußlosen Larven sozusagen ins gemachte Nest. Dort ernähren sie sich gemächlich von organischem Detritus. Das sind alle fressbaren Partikel, die den eigentlichen Nestbewohnern vom Körper fallen. Es können dessen Hautschuppen sein, aber auch gerne der Kot von der eigenen Mama, in dem sich immer noch nahrhafte Blutbestandteile befinden.

So unangenehm Flohstiche auch sind, noch schlimmer ist es, dass dadurch diverse Krankheitserreger übertragen werden. So wurde die gefürchtete Pest im Mittelalter vorrangig von Rattenflöhen auf Menschen übertragen. Da nützte es wenig, wenn die Menschen ihre Kranken isolierten, um eine direkte Ansteckung durch Körpersekrete zu verhindern. Der „Schwarze Tod" hat früher in bestimmten Zeitfenstern unzählige Menschen dahingerafft und im Mittelalter ganze Landstriche entvölkert. Auch heute noch sind die Pestbakterien (= *Yersinia pestis*) leider nicht vollständig ausgerottet. Insbesondere in den Slums einiger Großstädte kann es immer mal wieder zu gefürchteten lokalen Ausbrüchen dieser gefährlichen Erkrankung kommen. Selbst Anfang dieses Jahrhunderts hat es schon mehrere Vorfälle mit dieser Seuche gegeben, wie zum Beispiel 2003 in Algerien oder 2013 und 2014 auf der Insel Madagaskar. Die vom Floh mit der Blutmahlzeit aufgenommenen Pestbakterien vermehren sich in deren Darm so stark, dass es zwangsläufig beim nächsten Stechakt zu einer Übertragung auf den jeweiligen Wirt kommt. Hunde- und Katzenflöhe fungieren übrigens sogar als Zwischenwirte für Bandwürmer. Zerbeißt also Pluto oder Waldi einen seiner Flöhe, handelt er sich nicht selten damit einen Darmparasiten ein.

Üblicherweise gehören die meisten Flöhe zur Kategorie der temporären Ektoparasiten. Einige besonders unerfreuliche Ausnahmen von dieser Regel haben sich aber für die stationäre Lebensweise entschieden. Dazu zählt der berüchtigte Sandfloh. Ganz unerwartet wurde ich vor vielen Jahren mit einem von diesen Parasiten erzeugten Krankheitssymptom konfrontiert. Eine Studentin bat mich, ihre Wade zu inspizieren. Sie hätte sich das Problem in einem Urlaub an südlichen Stränden zugezogen. Gut sah die betroffene Hautpartie nicht aus. Rot und geschwollen präsentierte sich mir eine offensichtliche massive Hautentzündung. Ich empfahl der jungen Studentin daher, ein Tropeninstitut zu kontaktieren. Die Ursache wurde dort schnell gefunden. Sie hatte sich mit *Tunga penetrans*, dem Sandfloh, infiziert. Nicht selten wird das von ihm verursachte Krankheitsbild – wie in diesem Fall – noch durch eine Sekundärinfektion deutlich verschlimmert. Dieser Sandfloh wurde schon zu Zeiten des Sklavenhandels ausgehend von Süd- und Mittelamerika in Afrika und letztlich in alle wärmeren Regionen der Welt verbreitet. Nicht wenige Hotels warnen in beliebten Urlaubsregionen davor, sich bei Dunkelheit am Strand im Sand aufzuhalten. Dort lauern die gemeinen Biester in Mengen auf ihre Beute. Die weiblichen Flöhe dringen so tief in die menschliche Epidermis ein, dass sie nur noch über eine kleine Atemöffnung mit der Umwelt verbunden sind. Über diesen Zugang findet die Begattung statt und später werden von dort aus auch die Eier in die Umwelt abgegeben. Das anfangs zierliche Weibchen schwillt in der Epidermis des Menschen im Rahmen der Eireifung bis auf Erbsengröße an. So entstehen die äußerlich deutlich sichtbaren, charakteristischen Tunga-Beulen. Währenddessen leben die männlichen Tiere wie ein normaler Floh bescheiden an der Körperoberfläche der Wirte. Das Gefährlichste an dieser Infektion sind die häufig damit verbundenen, oben schon erwähnten Sekundärinfektionen. Das kann im schlimmsten Fall ein Tetanus-Erreger sein.

Krabbler mit Klammerbeinen

Haben Sie schon mal etwas von einem Weichselzopf gehört? Wahrscheinlich nicht, denn es gibt ihn heutzutage kaum noch. Aber die Soldaten Napoleons begegneten dem Weichselzopf in Russland nicht selten und waren sehr erstaunt über den Anblick, der sich ihnen dort mannigfaltig bot. Fasziniert berichteten sie also von einer merkwürdigen Haartracht der Landbevölkerung, die wie ein dicker, verfilzter Teppich an den Köpfen vieler Menschen hing. Mal waren es klumpig verklebte, plattenartige Gebilde, mal sah das Ganze aus wie ungepflegte, verzottelte Rastazöpfe. Hinter diesem Phänomen steckte in den meisten Fällen ein starker, völlig unbehandelter Läusebefall. Im Internet kann man sich solche Weichselzöpfe in mehreren Variationen anschauen. Werden Läuse nicht bekämpft und die Haare nicht gepflegt, kommt es durch die Saugtätigkeit der kleinen Krabbeltiere zu einem permanenten Juckreiz. Die davon betroffenen Menschen waren immer wieder damit beschäftigt, sich die Kopfhaut zu kratzen. Dadurch und auf Grund der Saugtätigkeit dieser kleinen, fiesen Schmarotzer entstanden dermale Wucherungen, die mit den Haaren verwuchsen. Die im Haar klebenden zahlreichen Läuseeier, die Nissen, verstärkten noch den Verfilzungsprozess. All das führte zu einer „Kopfpracht", der letztlich nur noch operativ beizukommen war.

Läuse, die Gruppe der Anoplura, sind permanent stationäre Ektoparasiten. Ihre gesamte Entwicklung findet auf ein und demselben Wirt statt. Sie sind allerdings stets an der Eroberung eines neuen Terrains interessiert und dafür können sie auch schon mal ein gewisses Bewegungstempo an den Tag legen. Wann immer sich die Gelegenheit bietet, krabbeln sie recht flink in die Haare neuer Wirte. Wen wundert es da, dass besonders Kinder sich schnell untereinander anstecken. Im Kindergarten, in der Grundschule, überall dort, wo die Köpfe gerne einmal zusammengesteckt werden, schlägt für diesen Parasiten die Stunde des Partnerwechsels. Gut gucken können diese Insekten mit ihren mickerigen Punktaugen zwar nicht, aber ihr Geruchssinn funktioniert hervorragend, und der ist auf die

Eroberung eines neuen Wirtes eingestellt. Das erste Schuljahr war auch der Moment, in dem eine meiner Mitschülerinnen, eine „Lüsangel", wie man im Plattdeutschen sagt, es schaffte, in kürzester Zeit unsere ganze Klasse anzustecken. Ich höre noch den entsetzten Aufschrei meiner Mutter: „Das Kind hat Läuse!". An meinen dunklen Haaren sah man die festgeklebten, weißlichen Nissen gar zu deutlich. Es folgte eine hektische Maßnahme nach der anderen, um diesem Pack auf meinem Kopf den Garaus zu machen. Anschließend übte sich meine Mutter tagelang im Auskämmen der verräterischen Nissen. Sie werden von den weiblichen Läusen mit einem wasserfesten Kitt an die Haare geklebt. Essigwasser und ein besonders feinzinkiger Kamm, der natürlich Läusekamm genannt wird, brachten meine Haarpracht wieder in die Reihe. Zöpfe, Kränzchen und Affenschaukeln durften meinen Kopf nun wieder schmücken.

Die weiblichen Läuse sind keine fleißigen Eierleger. Da sie nicht auf einen Wirtswechsel angewiesen sind, kleben sie gerade mal 3 bis 4 Eier pro Tag in die Haare. Aus diesen Nissen schlüpfen nach einigen Tagen Jungtiere, also Nymphen, die zuvor von ihrer Eihülle ein Deckelchen abgesprengt haben. Nach einer dreimaligen Häutung entstehen wieder neue geschlechtsreife Tiere. Stechend-saugend werden von ihnen mehrmals täglich Blutmahlzeiten aufgenommen. Lange hungern können Läuse nicht. Ohne Nahrung segnen sie schon nach kurzer Zeit rasch das Zeitliche.

Läuse sind sehr stenök. So nennt man Parasiten, die sich immer und ausschließlich die gleiche Tierart als Wirt aussucht. Drei Läusearten haben sich für ihre Aktivitäten den Menschen und niemand anderen auserkoren. Es sind die schon erwähnte Kopflaus (*Pediculus humanus capitis*) und die sehr nahe damit verwandte Kleiderlaus (*Pediculus humanus humanus*), welche sich nicht an Körperhaaren, sondern an Stofffasern festklammert. Ein besonders peinlicher Mitbewohner ist die dritte Art im Bunde, die Filzlaus (*Phthirus pubis*). Dieser Krabbler ist besonders breit gebaut und benötigt daher Körperbereiche als Domizil, in denen die Haare nicht so eng wie auf dem Kopf zusammenstehen. Außerdem sind seine Klammerextremitäten für das Festhalten an dickeren Haaren spezialisiert. Gerne siedeln Filzläuse sich darum im Schambereich des Menschen an. Vorrangig werden sie daher beim Geschlechtsverkehr übertragen. So steht es wenigstens in der Fachliteratur. Das aber stimmt nicht immer, so verriet mir einmal eine Studentin. Sie hätte sich die Biester in einem Jeansshop zugezogen. Eine andere Möglichkeit gäbe es nicht, denn sie sei zu dem damaligen Zeitpunkt ein keuscher Single gewesen. Verwunderlich ist diese Geschichte nicht, wenn man bedenkt, wie viele junge Mädchen heimlich in der Umkleidekabine den Schlüpfer ausziehen, damit die neue, angepeilte Jeans besonders knackig sitzt. Diese Geschichte klingt natürlich in der heutigen Zeit der Ganzkörperrasuren etwas überholt und altmodisch. Filzläuse dürften es derzeit tatsächlich bei uns nicht immer leicht haben, neues Terrain zu besiedeln. Aber da gibt es ja noch die Augenbrauen und die Wimpern. Das Areal entspricht durchaus auch ihren Bedürfnissen. Gerade bei Kleinkindern ist es früher nicht selten vorgekommen, dass Filzläuse sich nachts stark in ihren Wimpern verklammert hatten. Ein Augenöffnen war dadurch oft nicht mehr möglich.

Kleiderläuse waren und sind vor allem in Kriegszeiten ein häufiges Problem gewesen. Die Bekleidung wird von den Soldaten in Gefechtzeiten selten bis gar nicht gewechselt. Dadurch entwickelt sich ein wahres Eldorado für diese Läuseart. Wer im Kino das amerikanische Südstaatenepos „Vom Winde verweht" gesehen hat, wird sich sicherlich noch an eine dementsprechende, köstliche Szene erinnern: Konföderierte Kriegsheimkehrer mussten sich versteckt hinter einer Wolldecke, die über eine Wäscheleine gelegt worden war, völlig entkleiden. Davor stand die resolute, dicke, dunkelhäutige Sklaven-Mammy und nahm die Kleidungsstücke knurrend und murrend energisch in Empfang, um sie anschließend wegen der Kleiderläuse in einem großen Wasserbottich über offenem Feuer abzukochen.

Nach dem bis hierher Gesagten klingt es, als sei ein Läusebefall nicht viel mehr als ein kleines Ärgernis. Das gilt insbesondere deshalb, weil es heute in der Apotheke sehr wirksame Lotionen zur Bekämpfung dieser Parasitenbande gibt. Aber Läuse haben auch eine rabenschwarze Seite und das ist ihre ausgeprägte Fähigkeit, diverse Krankheitserreger zu übertragen, die in früheren Zeiten mit einer hohen Mortalitätsrate beim Menschen verbunden waren. Vorzugsweise Bakterien der Spirochaetengruppe erzeugen dabei viele verschiedene fiebrige Infektionen. Am bekanntesten ist sicherlich das Läuserückfallfieber, aber es gibt auch noch den Flecktyphus und das Wolhynische Fieber. Beim Flecktyphus weiß man inzwischen, dass diese Infektion nicht durch den Läusestich selbst übertragen wird. Stattdessen infizieren sich die Menschen durch das Einatmen des eingetrockneten Kotes der Läuse. Mal kräftig die Bettdecke geschüttelt und schon hatte man sich eine Infektion eingefangen. Seien wir also froh, dass Läuse bei uns zwar leider wieder vermehrt vorkommen, sie aber in der Regel kaum Zeit haben, uns mit irgendetwas zu infizieren. In anderen Ländern sieht es da anders aus. Dort, wo Läuse auch heute noch zum Alltag gehören, pflegt man übrigens häufig den Kindern prophylaktisch die Köpfe zu scheren.

Abschließend zu diesem Thema möchte ich noch über eine sehr spannende Erkenntnis zum Stoffwechsel der Läuse berichten. Diese Information habe ich vor einiger Zeit in einem kurzen Zeitungsbericht gelesen. Demnach konnten amerikanische Forscher im US-Staat Maryland nachweisen, dass Läuse in einer essentiellen Symbiose mit bestimmten Bakterien leben, die ihnen das für sie überlebenswichtige Vitamin B5 produzieren. Schon seit Urzeiten existiert diese enge Beziehung zwischen den beiden Partnern. Nie hatten diese Bakterien Kontakt mit einem Antibiotikum. Der üble Begriff „Antibiotika-Resistenz" ist daher für diese Mikroorganismen ein Fremdwort. Sie lassen sich somit auch noch mit älteren, ansonsten normalerweise wirkungslosen Antibiotika abtöten. Damit aber wird den Läusen ihre Lebensgrundlage entzogen. Sicherlich hat diese Erkenntnis das Potential zu einer neuen, wirkungsvollen Bekämpfungsmethode gegen diese Ektoparasiten.

Ein ungeliebter Bettgenosse

Normalerweise sucht man sich seinen Bettpartner gerne selbst aus. Aber es gibt auch Schlitzohren, die schleichen sich ungefragt unter unsere Bettdecke. Es sind die Bettwanzen. Sie haben deshalb einen unglaublich schlechten Ruf! Auf der Negativskala menschlicher Empfindungen rangieren sie noch weit vor Flöhen und Läusen. Wanzen gelten ganz einfach als etwas Asoziales. Dass dem so ist, konnte ich schon als Kind in der frühen Nachkriegszeit einmal sehr deutlich selbst erfahren. Damals ging ein Schreckensschrei durch unser total überbelegtes Mehrfamilienhaus: „Die von ganz oben haben Wanzen!" Entsetzt flüsterte es ein Nachbar dem anderen zu. Ich spürte als Kind, das musste etwas ganz Furchtbares sein. Aber die zusammen gewürfelte Hausgemeinschaft wusste es ja schon immer: Die unter dem Dach einquartierte Familie taugte nichts. Man mochte sie nicht. Es wurde sogar gemunkelt, „dieses Pack" würde Wäsche von der Leine klauen. Außerdem kamen sie aus dem Osten und das war in der Nachkriegszeit gerne auch mal ein Makel an sich. Alles Üble wurde ihnen zugetraut. Und nun gab es da auch noch Wanzen! Was diese Flüchtlinge kurz vorher auf ihrer schrecklichen Flucht durchlebt hatten, interessierte damals niemanden. Es hatte schließlich jeder sein Päckchen zu tragen. Kurzerhand wurde also ein Schädlingsbekämpfer herbei geordert, um die Wohnung zu entwesen. Was dabei an Giften zum Einsatz kam, möchte ich heute lieber gar nicht wissen. Aber das besagte Wanzenproblem war damit in unserem Haus ein für alle Mal ganz schnell beseitigt und der Frieden wiederhergestellt.

Nun fragt man sich, was macht die Wanze eigentlich so besonders schrecklich? Ich möchte so fair sein, und zunächst etwas Positives über diesen Parasiten berichten: Bettwanzen sind keine Krankheitsüberträger! Aber sie benehmen sich einfach schlecht! Ihre nächtlichen Stiche sind sehr schmerzhaft und hinterlassen große, stark juckende Quaddelfelder. Außerdem stinken sie! Mit dem Sekret ihrer Stinkdrüsen sorgen sie für den typischen, unangenehmen Geruch verwanzter Wohnungen und so etwas ist einfach das Hinterletzte.

Cimex lectularis (cimex/lat. = Wanze; lectularis/lat. = zum Bett „gehörig") ist der in seiner Aussage etwas dreiste wissenschaftliche Name für eine bei uns in den nördlichen Regionen der Erde vorkommende Bettwanze. Anders als die an anderer Stelle erwähnten Raubwanzen, die in Südamerika die Chagas-Krankheit übertragen, sind diese Wanzen flügellos. Maximal 6 mm groß und dabei rundlich breit sowie sehr flach gebaut wurden sie bestens von der Natur für ihr Dasein eingerichtet. Nächtens, wenn sie hungrig werden, zieht es die Bettwanzen in die kuschelige Wärme unter das Federbett eines Menschen. In dieser Zeit liegt ihre präferierte Wohlfühltemperatur bei 37 °C. Wenn sie sich jedoch satt gesaugt haben, mögen sie es lieber etwas kühler. Bereiche mit normaler Zimmertemperatur werden nun bevorzugt aufgesucht. Dafür verlassen sie das gemütliche Bett wieder und wandern immer auf den gleichen bekannten Pfaden ab in schmale Ritzen wie zum Beispiel unter Tapeten, hinter Bilderrahmen sowie in andere enge Nischen. Man nennt Wanzen deshalb auch im Volksmund „Tapetenflunder". Verräterisch ist ihr Wanderweg in diese Verstecke. Als unbeherrschte Ferkel, die sie nun mal sind, geben sie auf ihrer Reise ins Tagesquartier in regelmäßigen Abständen kleine, braune Kottröpfchen von sich.

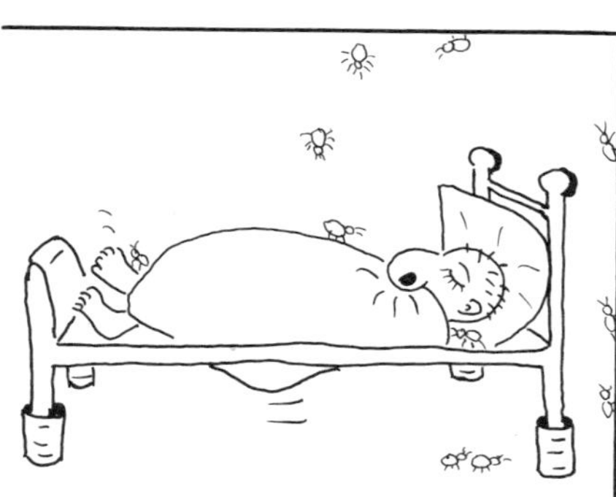

Ein ungeliebter Bettgenosse.

Im Krieg hatten Soldaten besonders in den Feldlagern nicht selten mit diesen nächtlichen Quälgeistern zu tun. Um sich zu schützen, stellten sie die Beine ihrer Betten in Konservendosen, die mit Wasser gefüllt waren. Leider half dieser kluge Trick immer nur sehr kurzfristig, weil die Wanzen schnell lernten, ihn auszutricksen. Sie krabbelten einfach die Wände hoch und ließen sich, oben angekommen, von der Zimmerdecke aus auf die angepeilte leckere

Beute im Bett darunter fallen. Ihr hervorragender Geruchssinn half ihnen, das Ziel exakt zu treffen.

Ein altes Hausmittel gegen die Wanzen waren insbesondere in östlichen Ländern Bohnenblätter. Die Erfahrung hatte gezeigt, dass die winzigen Krabbler sich unentrinnbar in den zahlreichen, mikroskopisch kleinen Häkchen auf der Oberseite dieser Blätter verfingen. Man verteilte die Bohnenblätter daher als unüberwindbare Barriere rund um die gefährdeten Betten auf dem Boden. Inzwischen versucht man Textilien mit derartigen Häkchen zu entwickeln, die dann im Bedarfsfall eine Art Teppichersatz sein könnten. Eine gute Idee, denn wer will heutzutage schon auf Dauer ständig frische Bohnenblätter rund um seine Schlafstelle liegen haben?

Cimex lectularis ist nicht sehr wirtsspezifisch. Auch wenn der Mensch ihr bevorzugter Lieblingswirt ist, können diese Quälgeister ihren Blutdurst in der Not auch anderweitig stillen. Nicht selten findet man sie in Geflügelställen, wo sie das arme Federvieh drangsalieren.

In den sogenannten Wirtschaftswunderjahren nach der kargen Nachkriegszeit verschwanden Wanzen bei uns so gut wie vollständig. Heute aber, in den Zeiten der Zunahme des internationalen Tourismus, werden Wanzen wieder vermehrt auch in unsere Hotels eingeschleppt. Ein unerfreuliches Thema, über das nicht gerne gesprochen wird. Da man nie weiß, ob einem in dem jeweiligen Hotel, was man sich ausgesucht hat, Unheil droht, sollte man bestimmte Verhaltensmaßnahmen beachten. Ein schneller Blick unter die Matratze kann potentiell die Wanderwege dieser Lästlinge verraten. Auch sollte man seinen Koffer nie auf dem Bett auspacken oder ihn dort gar für eine Weile liegen lassen. Am besten aufgehoben ist er auf einem Tisch oder einem Stuhl. Diese cleveren Ektoparasiten möchte schließlich niemand wirklich bei sich zuhause einquartieren. Anders als Läuse können Bettwanzen nämlich sehr lange hungern und dadurch auch Durststrecken während eines unfreiwilligen, längeren Transportes überdauern.

Ein Parasit, so treu wie Gold

Eng verwandt mit den Anoplura, den Läusen, sind die Mallophaga. Bei ihnen handelt es sich um eine artenreiche Gruppe winziger Krabbeltiere, die sich sowohl im Pelz aller Säugetiere als auch im Gefieder der Vögel häuslich eingerichtet haben. Entsprechend ihres Vorkommens bezeichnet man sie daher auch als Haarlinge bzw. Federlinge. Anders als die blutrünstigen Anoplura ernähren Mallophagen (mallos/grch. = Wolle, Pelz; phagein/grch. = fressen) sich weitestgehend kauend-beißend von dem Keratin der Haare oder Federn, von Talg und allem, was so auf der Haut herumliegt. Man nennt sie daher auch Beißläuse, während die Anoplura typische Saugläuse sind.

Mallophagen schmarotzen als vergleichsweise harmlose Ektoparasiten. Sie kommen meist in einer relativ geringen Individuendichte bei ihren Wirten vor. Nur in Ausnahmefällen, dann, wenn Tiere sich zum Beispiel in einem schlechten Gesundheitszustand befinden oder gezwungenermaßen eng zusammen leben, verursachen sie bei Säugetieren räudeähnliche Krankheitssymptome. Bei Vögeln können sie sich gelegentlich am Federkiel entlang an eine Blutmahlzeit heranknabbern und das Gefieder dadurch lokal verunstalten. Einige Arten fungieren auch als Zwischenwirte für Bandwürmer und andere Parasiten. Aber summa summarum sind diese kleinen Ektoparasiten zumeist harmlose Kostgänger, mit denen die von ihnen befallenen Säugetiere und Vögel sich gut arrangieren können. Beim Menschen mit seiner weitgehend nackten, wenig behaarten Körperhaut kommen Mallophagen nicht vor. Wir liefern ihnen einfach zu wenig Futter und Versteckmöglichkeiten. Da fragt sich nun mancher sicherlich: Was haben diese Krabbler in einem Parasitenbuch überhaupt verloren, warum werden sie hier erwähnt? Das hat – es sei verraten – ganz einfach mit dem Thema „treu wie Gold" zu tun. Aus biologischer Sicht sind diese Ektoparasiten nämlich eine überaus interessante Tiergruppe, die darum auch unbedingt vorgestellt werden soll. „Treu wie Gold", bedeutet im Klartext: Mallophagen sind extrem stenök! Jede Art kommt immer nur auf ein und derselben Wirtsart vor. Dort vermehren sie sich auch und durchlaufen über Häutungen ihre gesamte Entwicklung. Mehr noch, sie sitzen zudem auf ihrem Wirt oft auf denselben Körperpartien. Einige Arten befinden sich dann zum Beispiel nur am Hals, andere wiederum besiedeln den Bauch oder den Rücken oder den Po. Man muss ganz einfach feststellen, dass es wahrlich „stenöker" nicht geht! In der Regel wechseln sie nur auf ein neues Wirtstier der gleichen Art, wenn die Gelegenheit dafür gerade mal günstig ist. Jungtiere bekommen so ihre erste Ladung Mallophagen von der Mama beim

Säugen oder Kuscheln gratis geliefert. Auch wenn ihre Wirte mit dem Liebesspiel beschäftigt sind, wechseln die kleinen Biester gerne den Partner. Aber – das ist wichtig – sie verirren sich nie auf eine andere Tierart! Dort würden sie rasch verhungern und absterben.

Wie konsequent die Mallophagen ihrem Wirt treu bleiben, zeigt das Beispiel Kuckuck. Obwohl dessen Jungvögel bekanntermaßen immer von einer fremden und unfreiwilligen Pflegemama großgezogen werden, haben sie nie deren Mallophagen übernommen. Trotzdem bleibt der Kuckuck nicht lebenslang frei von diesen Hautparasiten. Er infiziert sich mit seinen Federlingen zumeist, wenn erwachsene Vögel mit der Familienplanung beginnen und einer der beiden Partner dummerweise schon von den Krabbeltieren befallen ist.

Nun soll es aber noch spannender werden, denn Mallophagen erlauben uns auf Grund ihrer treuen Stetigkeit, Rückschlüsse auf verwandtschaftliche Beziehungen zwischen verschiedenen Tierarten zu ziehen. Dafür gibt es sogar eine nach ihrem Ersteller benannte Fahrenholzsche Regel, die da lautet: „Bei stetigen (= stenöken) Parasiten lässt sich aus der Systematik der Parasiten meist unmittelbar auf die Verwandtschaft der Wirte schließen". Diese Aussage kann man mit einem wunderbaren Beispiel belegen. So rätselten frühere Zoologen lange Zeit über die systematische Stellung der Flamingos im Reich der Vögel. Man stritt sich darüber, ob diese eleganten Vögel näher mit den Störchen oder mit den Enten verwandt seien. Für die klammheimlich favorisierte Storchenverwandtschaft sprechen ihre langen Beine, ihr langer Hals und die Tatsache, dass beide Elternteile Brutpflege betreiben. Auf der anderen Seite aber haben Flamingos genauso wie die Enten einen Siebschnabel sowie Schwimmhäute zwischen den Zehen und ihre Jungvögel sind Nestflüchter. Das Rätsel schien seinerzeit, als DNA-Untersuchungen noch unbekannt waren, unlösbar, bis die Mallophagen ins Spiel kamen. Drei verschiedene Federlingsarten tummeln sich im zumeist rosa getönten Gefieder der hübschen Vögel. Zwar nicht die gleichen Mallophagen, aber doch sehr eng verwandte Arten findet man aber nur am Körper von Enten. Damit war das Problem gelöst: Flamingos gehören nicht in die Sippe der Störche, sondern sind ganz offensichtlich Angehörige der Gruppe der Entenvögel.

Auch bei anderen Tierarten werden die verwandtschaftlichen Beziehungen auf Grund ihrer Mallophagen deutlich bestätigt. Das gilt zum Beispiel für den afrikanischen Strauß und den südamerikanischen Nandu ebenso wie für Dromedare und die Lamas der Neuen Welt. Auch Giraffen und die kurzhalsigen Okapis, die Waldgiraffen, haben verwandte Mallophagen. Man sieht, dass auch scheinbar unauffällige und harmlose Parasiten dem Biologen spannende Geschichten erzählen können.

Maden im lebendigen Leib

Die letzten beiden Kapitel dieses Buches beschäftigen sich mit einem wahrlich faszinierend widerlichen Endoparasitismus. Dabei geht es um Fliegenmaden, diese fußlosen, dicken, weißlichen Walzen, deren Anblick an sich schon nichts Erbauliches ist. Einige von ihnen schmarotzen obendrein im lebenden Gewebe von Menschen und Tieren.

Mit diesem Thema wurde ich vor vielen Jahren, als ich noch zur Schule ging, erstmals konfrontiert. Damals gab es in der Lokalpresse einen Bericht über einen Flugzeugabsturz im brasilianischen Urwald. Alle Insassen bis auf ein etwa 12-jähriges Mädchen waren dabei ums Leben gekommen. Dieses halbwüchsige Kind irrte nach dem Absturz leicht verletzt tagelang im Urwald herum. Als Tochter eines bei dem Unglück umgekommenen Biologen verstand sie es, sich entlang fließender Gewässer zu orientieren und so tatsächlich eine menschliche Siedlung zu erreichen. Ich fand diesen Bericht überaus spannend, konnte aber damals kaum glauben, was außerdem dazu berichtet wurde. Die mit Schürfwunden versehenen Beine des Mädchens wären – so wurde beschrieben – reichlich mit lebenden Fliegenmaden durchsetzt gewesen. Diese Vorstellung verursachte bei mir ein schreckliches Unbehagen. Eigentlich mochte ich sogar diesen Teil der Schilderung auch nicht wirklich glauben, weil ich so etwas bis dahin noch nie gehört hatte. Fliegenmaden in einem tierischen Kadaver oder auch im stinkenden Käse, das war für mich eine bekannte Tatsache. Maden aber im lebendigen Menschen schienen mir einfach undenkbar. Dabei macht es im Endeffekt für die Maden wenig Unterschied, ob sie sich im lebenden oder im toten Gewebe aufhalten. Aber das muss man zunächst einmal gelernt haben.

Heute weiß ich, dass die Maden, welche sich in der Haut der Beine des Mädchens angesiedelt hatten, wahrscheinlich Angehörige der Fliegenfamilie Calliphoridae waren. Das nun ist wahrlich ein prächtiger Name für eine hässliche Sache. „Kallos“ (grch.) ist die Schönheit und „phorein“ (grch.) bedeutet tragen. Fliegen sollen demnach also „die Schönheit tragen“. Den Ursprung dieses großartigen Namens begreift man erst, wenn man einen Trivialnamen für diese Fliegengruppe betrachtet. Im Volksmund werden sie gelegentlich „Blaue Brummer“ genannt. Jeder kennt sie als unliebsame Besiedler unerfreulicher Hinterlassenschaften eines Hundes oder eines Mauskadavers. Vergisst man aber die unappetitliche Lebensweise dieser Insekten, dann muss man eigentlich zugeben, dass diese Fliegen wirklich schön sind. Blaugrün schillert bei vielen Arten ihr prächtiger Körper. Weniger klangvoll werden sie allerdings alternativ auch gerne nach ihrer Lebensweise benannt. Dann nämlich sind sie Schmeiß- oder

Fleischfliegen. Die meisten Vertreter dieser Fliegengruppe leben – wie eben beschrieben – saprophag. Sie tummeln sich in größeren Ansammlungen auf Dingen, die für uns als Kinder mit „bäh, bäh" betitelt wurden. Bei dieser Art der Leibspeisen ist es grundsätzlich aber nur ein kleiner Schritt zu einer noch übleren Ernährungsart und darauf haben sich etliche Angehörige der Calliphoridae spezialisiert. Sie befallen noch lebende Organismen! Die meisten Vertreter werden von Wunden und eiternden Hautverletzungen magisch angezogen. Dort legen die Fliegen ihre Eier ab und wissen damit ihren madigen Nachwuchs gut versorgt. Bleiben die Maden in dem eigentlichen Wundbereich, dann erzeugen sie dort eine Wundmyiasis. Myiasis – diese Infektion wird im Deutschen auch als Fliegenkrankheit bezeichnet.

Einige Arten – und das sind die besonders schlimmen Vertreter – verstehen es, sich ausgehend vom eigentlichen Wundbereich strahlförmig auch in gesundes Gewebe hinein zu fressen. Sie sind ganz einfach unersättlich und das ruft dann eine „echte Myiasis" hervor. Die Maden sitzen im intakten Fleisch, während die Einstiegsstelle, die mehr oder weniger große Hautwunde, längst abgeheilt ist. Bei bestimmten Fliegen reicht es schon aus, wenn die Hautverletzung nur ein einfacher, winziger Mückenstich ist. Darauf haben sich solche Arten derart spezialisiert, dass die erwachsenen Fliegen gar nicht mehr selbst Kontakt mit den angepeilten Wirten aufnehmen müssen. Stattdessen heften sie einfach frech ihre Mini-Eier –und zwar durchaus 100 auf einmal – an Stechmücken dran. Unfreiwillig transportieren diese nun als lebende Taxis die angeklebte Fracht, welche man auch „Mückenwürmer" nennt, an den Zielort, einen Menschen oder ein Tier. Über den nach der Blutmahlzeit der Mücke frei werdenden Stichkanal wandern die frisch aus dem Ei geschlüpften kleinen Maden alsbald in den lebenden Körper ein und befallen jetzt gesundes Gewebe. Nachdem sich die Larven im Körper zweimal gehäutet haben, verlassen sie ihren Wirt erst kurz vor ihrer Verpuppung.

Weidetiere, ganz besonders häufig Schafe, haben unter dem Befall solcher Schmeißfliegen oft zu leiden. Nicht selten verenden die Tiere sogar an diesem schrecklichen Parasitenbefall. Insbesondere die kleinen Hautverletzungen, die beim Scheren der Schafe entstehen, dienen den aggressiven Schmarotzern als ideale Eintrittstelle in den Körper der Tiere. Gerne wird auch ihre Analregion von den Maden attackiert. Kleinste Geweberisse oder auch Kastrationswunden ermöglichen dem Ekelpack das Eindringen ins Innere der wolligen Wirte. Auch Menschen können an einer Myiasis sterben. Ein besonders bösartiger Erreger der Fliegenkrankheit bei uns ist die Art *Wohlfahrtia magnifica*. Sie ist, wie der Name „*magnifica*" schon andeutet, eine besonders schöne, grün gescheckte, große Fliege, die in Südeuropa, Asien und Afrika ihr Unwesen treibt. Andere Wohlfahrtia-Arten tun ihr böses Werk in Südamerika. Auch *Dermatobia hominis* wird dem Menschen mit ihrer beeindruckend großen und dicken Made, die bis zu 18 mm lang wird, häufig sehr gefährlich. Sie verankert sich tief in der Wirtshaut und lässt nur einen kleinen hinteren Körperabschnitt an die Oberfläche ragen. Dort befindet sich ihre Stigmenplatte. Das ist eine siebähnliche Einrichtung, die den Zugang zu dem besonders gebauten Atemsystem der Insekten, den Luft führenden kanalartigen Tracheen, bildet. Die fetten Larven von *Dermatobia hominis* befestigen sich zur eigenen Sicherheit mit Hilfe von Widerhaken im Wirtsgewebe. Dadurch verhindern sie, dass man sie einfach herausziehen kann. Beim Menschen müssen sie darum häufig operativ entfernt werden.

Aber abschließend gibt es ausnahmsweise noch etwas Gutes über diese parasitären Schmeißfliegen zu berichten. Schon in früheren Zeiten, als Antibiotika noch unbekannt waren, behandelte man eitrige Schuss- und Stichverletzungen bei Soldaten mit den Larven von *Lucilia sericata*. Nun hat man diese Heilmethode für die moderne Medizin wiederentdeckt. Man bedient sich ihrer bei Patienten mit schlecht heilenden Wunden, wie sie zum Beispiel nicht selten am Fuß von Diabetikern vorkommen. Wenn kein Antibiotikum mehr greift, was heute leider immer häufiger der Fall ist, müsste in letzter Konsequenz der Fuß amputiert werden, um den Patienten zu retten. Der Einsatz von *Lucilia* aber vermag diesen Eingriff oft zu verhindern. Ihre steril aufgezogenen Maden, die über den Fachhandel bezogen werden können, setzt der Arzt gezielt in solche schwärenden Wunden ein. Dort futtern diese kleinen Fressmaschinen eifrig das gesamte nekrotische Gewebe weg. Die Wunde wird von ihnen dabei akribisch gereinigt. Nach getaner Arbeit entfernt man die in diesem Fall so hilfreichen Maden. Die Heilerfolge durch diese Therapiemaßnahmen sind beeindruckend. Dafür wird ein gebeutelter Patient meistens gerne sein Unbehagen über diese etwas gewöhnungsbedürftige Behandlungsmethode ertragen.

Noch mehr Maden

Im vorangegangenen Kapitel wurden Fliegenarten vorgestellt, die neben vielen Tieren leider auch dem Menschen gefährlich werden können. Es gibt aber darüber hinaus in dieser Kategorie noch eine ganze Reihe anderer geflügelter Insekten, welche hauptsächlich die Tierwelt bedrohen. Fliegenmaden zum Beispiel, die bei Kröten von der Nasenhöhle ausgehend letztlich den gesamten Kopf zerstören können. Dies alles zu berichten, würde hier allerdings etwas zu weit führen. Daher werden im Folgenden nur parasitische Fliegen beschrieben werden, die auch in der Nutztierhaltung eine bedeutende Rolle spielen. Im Fokus stehen dabei zwei Gruppen der Dasselfliegen, die sogenannten Oestridae.

Zu den Oestridae gehören die Nasen- oder Rachenbremsen sowie die Gruppe der Hautdasselfliegen. Für alle Vertreter der Oestridae ist grundsätzlich charakteristisch, dass deren erwachsene Tiere nur sehr kurzlebig sind. In der beschränkten, ihnen zur Verfügung stehenden Zeit konzentrieren sie sich voll auf das Liebesleben und die damit verbundene erfolgreiche Fortpflanzung. Dieses Geschäft betreiben sie so engagiert, dass ihnen für eine Nahrungsaufnahme keinerlei Zeit übrig bleibt. Befriedigt und ein bisschen verhungert beenden sie nach dem Akt der Vermehrung ihr Leben.

Nasen- oder Rachenbremsen haben es – wie zu vermuten – auf die Atemwege ihrer Wirte abgesehen. Im Flug steuern die befruchteten Mütter die Nüstern von Tieren an und befördern dabei ihre Eier in deren Nasenhöhle. Diese unangenehme Attacke kann in seltenen Fällen auch beim Menschen stattfinden. Aber zum Glück sind wir Fehlwirte, so dass uns das vollständige Procedere erspart bleibt. Trotzdem richten die Larven auch beim Menschen einiges Unheil an. Es kommt zu Entzündungen der Nase und des Tränennasengangs, im schlimmsten Fall können auch die Augen betroffen sein.

Die andere, wesentlich bekanntere Gruppe der Oestridae sind die Hautdasselfliegen. Mit wissenschaftlichem Namen werden sie Hypoderminae genannt, was aus dem Griechischen kommt und so viel wie „unter der Haut" bedeutet. Sie sind berüchtigt dafür, dass sie besonders bei Rindern, aber auch bei anderen Huftieren, schwere Hautschäden verursachen. Gegerbte Häute solcher infizierten Tiere weisen charakteristische Lederschäden in Form von zahlreichen Löchern auf, die vom Unwesen der Dasselfliegenlarven zeugen. Im Flug legen diese Parasiten ihre zahlreichen Eier an Tierhaaren ab. Von dort bohren sich die kleinen geschlüpften Maden am Haarschaft entlang über die Haarwurzel in die Haut der Wirte ein. Die erste Larve ist noch sehr unternehmensfreudig. Sie führt eine längere Körperwanderung durch. Nach der Häutung, als zweite Larve, begibt sie sich zum zweiten Mal unter die Haut. Dort wird es dann für den Wirt ungemütlich. Es entstehen die berüchtigten eitrigen Dasselbeulen, in denen es sich die Larve erst einmal gut gehen lässt. Sie kommuniziert aber schon über die Stigmen ihrer hinteren Atemöffnung vergnüglich mit der Umwelt. Irgendwann fallen die Maden aus der üblen Beule heraus, verpuppen sich in der Erde und machen sich schließlich als ausgewachsene Fliege wieder auf Beutezug. Rinder fürchten sich vor den Dasselfliegen. Sie versuchen zu fliehen, was man in der Landwirtschaft „biesen" nennt. Biesfliegen werden deshalb die Dasselfliegen auch gerne genannt. Auch der

Mensch kann wiederum als Fehlwirt ausnahmsweise von Dasselfliegen befallen werden. Obwohl auch in diesen Fällen keine vollständige Entwicklung stattfindet, können sich bei uns durch solche Infektion schwere Augenmyiasen entwickeln.

Abschließend sollen hier noch die Gasterophilinae vorgestellt werden. Das Wort stammt aus dem Griechischen und bedeutet „die den Magen liebenden". Man mag es kaum glauben, aber diese Magenbremsen bevölkern in einer bestimmten Phase ihres Lebens wahr und wahrhaftig die Magenschleimhaut. Magenbremsen treten besonders gerne bei Pferden und Eseln auf. Die Eier dieses Parasiten werden von den weiblichen Fliegen im Fell abgelegt und dort von den Pferden arglos aufgeleckt. In der Maulschleimhaut entwickelt sich das erste Larvenstadium. Man nennt dieses Phänomen auch Sommerekzem. Pferdebesitzer werden es sicherlich kennen. Abgeschluckt befinden sich das zweite und auch das dritte Larvenstadium im Magen. Dicht an dicht sitzen die walzenförmigen, äußerlich geringelten Maden fest verankert in dessen Schleimhaut. Bis zu 200 dieser Parasiten werden von den Tieren meist klaglos erduldet. Aber bei Obduktionen von Pferden, die an diesem Befall gestorben waren, hat man schon bis zu 1.500 Larven im Magen gezählt. Jungtiere leiden ganz besonders unter diesem Parasitenbefall. Am Schluss, wenn der Reifungsprozess abgeschlossen ist, lösen sich die Maden von der Magenschleimhaut und lassen sich nach der Darmpassage über die Pferdeäpfel ins Freie befördern. Auch bei diesem Parasiten kann der Mensch dummerweise als Fehlwirt fungieren. Die bei ihm eingedrungen Larven erlauben sich aber nur eine kleine Hautwanderung und erzeugen dabei die äußerlich sichtbaren Kriechspuren, die man wie in solchen Fällen üblich Hautmaulwurf nennt.

Wenn ich im Sommer an einer Pferdeweide vorbei gehe, tun die Tiere mir immer außerordentlich leid. Unmengen von Fliegen umschwirren ihre Körper. Zahlreiche Blutsauger und eben auch die Dasselfliegen versuchen, ihr Ziel zu erreichen. Mit ihrer langen Mähne und den Schwanzhaaren bemühen sich die Pferde, die Plagen abzuwehren. In ihrer Verzweifelung – so konnte ich oft beobachten – stellen Pferde sich immer wechselseitig aneinander, so dass ihr Kopf jeweils zwischen den wedelnden Schwanzhaaren des Partners hängt. In dieser Situation bedaure ich immer besonders die Pferde, denen „der Schönheit wegen" Mähnen- und Schwanzhaare gestutzt wurden. Sie sind den Attacken der Lästlinge hoffnungslos ausgesetzt. Ich denke, die Natur hat den Pferden nicht ohne Grund ihre prächtige Haarpracht mitgegeben, und daran sollte man deshalb eigentlich nichts ändern.

Verwendete und weiterführende Literatur

Borchert, A.: Lehrbuch der Parasitologie. Leipzig: S. Hirzig 1970.

Frank, W.: Parasitologie. Stuttgart: Ulmer 1976.

Gruner, H. E. (Hrsg.): Kaestner, A.: Lehrbuch der speziellen Zoologie. Band 1 Wirbellose Tiere. Stuttgart: G. Fischer 1984.

Matthews, B. E.: An Introduction to Parasitology. Cambridge University Press. 1998.

Mehlhorn, H.; Eichenlaub, D.; Löscher, T. u. Peters, W.: Diagnostik und Therapie der Parasitosen des Menschen. Stuttgart; Jena; New York: G. Fischer 1995.

Mehlhorn, H. u. Piekarski, G.: Grundriß der Parasitenkunde. Stuttgart; New York: G. Fischer 1989.

Odening, K.: Parasitismus – Grundfragen und Grundbegriffe. Braunschweig: Vieweg u. Sohn 1974.

Osche, G.: Die Welt der Parasiten. Berlin, Heidelberg, New York: Springer 1966.

Tischler, W.: Grundriß der Humanparasitologie. Stuttgart, New York: G. Fischer 1982.

Ergänzende Quellen

Einleitung

Poinar, G. and Yanoviak, S. P. (2008). *Myrmeconema neotropicum* n g, n sp, a new tetradonematid nematode parasitising South American populations of *Cephalotes atratus* (Hymenoptera: Formicidae), with the discovery of an apparent parasite-induced host morph. Systematic Parasitology. 69 (2): 145–153.

Shik, J. Z.; Kaspari, M and Yanoviak, S. P. (2011). Preliminary Assessment of Metabolic Costs of the Nematode Myrmeconema neotropicum on its Host, the Tropical Ant *Cephalotes atratus*. Journal of Parasitology: Vol. 97, No. 5, 958–959.

Yanoviak, S. P.; Kaspari, M; Dudley, R. and Poinar, G. (2008). Parasite-induced fruit mimicry in a tropical canopy ant. The American Naturalist 171:4, 536–544.

Protozoa – Einzeller

Baig, A. M. (2015). “Pathogenesis of amoebic encephalitis: Are the amoebae being credited to an ‘inside job’ done by the host immune response?” Acta Trop. 148: 72–6.

Langousis, G. and Hill, K. L. (2014). Motility and more: The flagellum of *Trypanosoma brucei*. Nature Reviews Microbiology vo. 12, 505–518.

Wang, S. and Ghosh, A. K. et al. (2012). Fighting malaria with engineered symbiotic bacteria from vector mosquitoes. Proceedings of the National Academy of Sciences. Band 109, 12734–12739.

Wiesner, J.; Ortmann, R.; Jomaa, H. und Schlitzer, M. (2003): Neue Antimalaria-Wirkstoffe. Angewandte Chemie. Band 115, Heft 43, 5432–5451.

Yoder J. S; Eddy, B. A.; Visvesvara, G. S.; Capewell, L. and Beach, M. J. (2010). The epidemiology of primary amoebic meningoencephalitis in the USA, Epidemiol. Infect. 968–975.

Trematoda – Saugwürmer

Frohberg, H. (1982). Toxikologisches Profil von Praziquantel. Merck 10–11.

Helmy, M. M. and Al-Mathal, E. M. (2003) Human infection with *Dicrocoelium dendriticum* in Riyadh district (Saudi Arabia). J. Egypt. Soc. of Parasitology 33 (1), 139–144.

Noël, H.; Ruello, M.; Maccary, A.; Pelat, C.; Sommen, C.; Boissier, J. et al. (2017). Large outbreak of urogenital schistosomiasis acquired in Southern Corsica, France: monitoring early signs of endemicization? Clin. Microbiol. Infect. 1198–743.

O'Neill S. M.; Brady, M. T.; Callanan, J. J.; Mulcahy, G.; Joyce, P.; Mills, K. H. and Dalton, J. P. (2000). *Fasciola hepatica* infection downregulates Th1 responses in mice. Parasite Immunol. Mar; 22 (3), 147–55.

Ruffer, M. A. (1910). Note on the presence of „Bilharzia haematobia" in egyptian mummies of the twentieth dynasty. British Medical Journal. 1, Nr. 2557, S. 16.

Schadwaldt, H. (1982). Die Geschichte der Bilharziose. Merck 12–19.

Tebeje, B. M.; Jarvis, M.; You, H.; Loukas, A. and McManus, D. P. (2016). Schistosomiasis vaccines: where do we stand? Parasites & Vectors. 9 (1), 528.

Thesing, J. (1982). Praziquantel – gemeinsame Entwicklung von Bayer und Merck. Merck 5–6.

Thomas, H. (1982). Entwicklung von Praziquantel im Institut für Chemotherapie – Wirkungsspektrum aus experimenteller Sicht. Merck 7–8.

Wegner, D. H. G. (1982). Ergebnisse der klinischen Forschung. Merck 8–10.

Cestoda – Bandwürmer

Fleury, A.; Dessein, A.; Preux, P. M.; Dumas, M.; Tapia, G.; Larralde, C. and Sciutto, E. (2004). Symptomatic human neurocysticercosis-age, sex and exposure factors relating with disease heterogeneity. J. Neurology. 251 (7): 830–7.

Sotelo, J.; Escobedo, F.; Rodriguez-Carbajal, J.; Torres, B. and Rubio-Donnadieu, F. (1984). Therapy of Parenchymal Brain Cysticercosis with Praziquantel. N. Engl. J. Med. 310, 1001–7.

Nematoda – Fadenwürmer

Bandi, C.; McCall, J. W.; Genchi, C.; Corona, S.; Venco, L. and Sacchi, L. (1999). Effects of tetracycline on the filarial worms *Brugia pahangi* and *Dirofilaria immitis* and their bacterial endosymbionts *Wolbachia*. Int. J. Parasitol. 29, 357–364.

Bazzocchi, C.; Mortarino, M.; Grandi, G.; Kramer, L. H.; Genchi, C.; Bandi, C.; Genchi, M.; Sacchi, L. and McCall, J. W. (2008). Combined ivermectin and doxycycline treatment has microfilaricidal and adulticidal activity against *Dirofilaria immitis* in experimentally infected dogs. Int. J. Parasitol. 38, 1401–1410.

Grundler, F. M. W. und Heinen, P. (2006). Wo der Wurm drin ist. Spektrum der Wissenschaft 69–75.

King, C. L.; Suamani, J.; Sanuku, N.; Cheng, Y.-C. and Satofan, S. (2018): A Trial of a Triple-Drug Treatment for Lymphatic Filariasis. N. Eng. J. Med. 379: 1801–1810.

Arthropoda - Gliederfüßer

Hüttemann, D. (2017). Mittel gegen Krätze: Richtig anwenden, Resistenz vermeiden.

Pharmazeutische-Zeitung, Ausgabe 47.

Danksagung

Dass mein vorliegendes Buch über das Leben von Parasiten im Quelle und Meyer Verlag erscheint, verdanke ich dessen Verleger Gerhard Stahl. Damit habe ich das große Glück gehabt, an einen Verleger zu geraten, der sich außerordentlich engagiert und sehr persönlich um seine Autoren und deren Manuskripte kümmert. Ihm gebührt daher mein ganz besonders herzliches Dankeschön für sein Wohlwollen meinem Projekt gegenüber. Meinem Mann danke ich dafür, dass er klaglos alle Aufregungen, die mit dem Erstellen eines Buches verbunden sind, ertragen hat und dabei zudem immer gerne bereit war, meine Texte kritisch durchzulesen. Die Aufgabe des Korrekturlesens hat zusätzlich auch meine liebe Freundin und ehemalige Klassenkameradin Christiane Koch-Rein bereitwillig übernommen. Zu meiner Freude wurde dadurch auch ihr Mann Wulf zum freiwilligen Mitleser. Das war für mich von ganz besonderer Bedeutung, weil ich nun weiß, dass mein Parasitenthema auch einen gestandenen Juristen begeistern kann. Nicht zuletzt möchte ich mich auch bei meinem Lektor Fabian Kaschinski bedanken, der seiner Tätigkeit außerordentlich gründlich nachkam.

Die Autorin

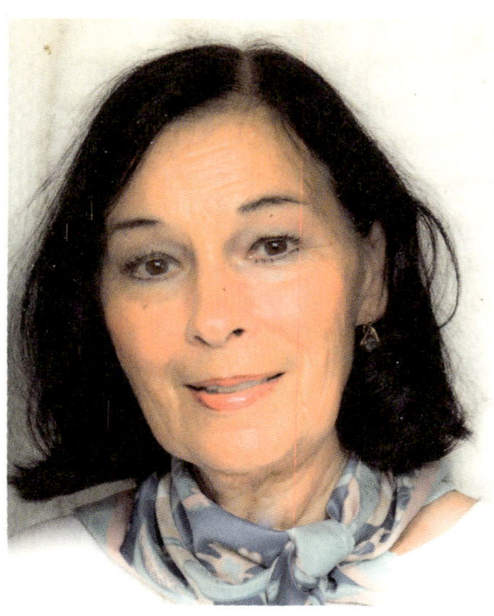
Angela Wöhrmann-Repenning.

Angela Wöhrmann-Repenning, geboren am 07.09.1944 in Sielbeck (Schleswig-Holstein), absolvierte nach dem Abitur an der Universität Gießen ein Lehramtsstudium mit den Fächern Kunst und Biologie. Nach dem Ersten Staatsexamen für das Lehramt ergänzte sie ihre Ausbildung noch durch ein zweites Studium mit dem Abschluss Diplom-Biologin. Es folgten Promotion, Habilitation und die Ernennung zur Professorin für Allgemeine Zoologie und vergleichende funktionelle Anatomie an der Universität Kassel. Seit 2008 ist sie im Ruhestand. Bis zum Ausbruch der Corona-Pandemie hat sie weiterhin noch regelmäßig zwei Vorlesungen gehalten. Bei den Studenten besonders beliebt war dabei die Veranstaltung über Parasitismus im Tierreich. Dem steten Wunsch vieler Studenten folgend, fand sie jetzt endlich Zeit und Muße, über dieses Thema ein Buch zu schreiben, welches von ihr bewusst nicht nur für Biologen, sondern auch für jeden interessierten Leser als eine überaus spannende und dabei sehr unterhaltsame Lektüre konzipiert wurde.